A MEDICINA DA PESSOA
NO SÉCULO XXI

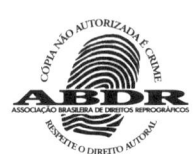 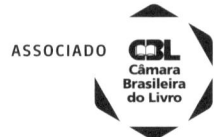

```
C173m    Camargo, J.J.
             A medicina da pessoa no século XXI / Editor J.J.
         Camargo. – Porto Alegre : Artmed, 2024.
             xxi, 346 p. ; 23 cm.

             ISBN 978-65-5882-231-8

             1. Medicina. 2. Pacientes. 3. Ensaio. I. Título.

                                              CDU 614.254:82
```

Catalogação na publicação: Karin Lorien Menoncin – CRB 10/2147

J.J. Camargo
Editor

A MEDICINA DA
PESSOA
NO **SÉCULO XXI**

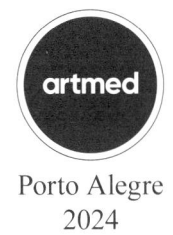

Porto Alegre
2024

© GA Educação Ltda., 2024.

Coordenador editorial: *Alberto Schwanke*

Editora: *Mirian Raquel Fachinetto*

Preparação de originais: *Ana Laura Vedana*

Leitura final: *Netuno*

Capa: *Paola Manica | Brand&Book*

Editoração: *Clic Editoração Eletrônica Ltda.*

Reservados todos os direitos de publicação, em língua portuguesa, ao GA EDUCAÇÃO LTDA.
(Artmed é um selo editorial do GA EDUCAÇÃO LTDA.)

Rua Ernesto Alves, 150 – Bairro Floresta
90220-190 – Porto Alegre – RS
Fone: (51) 3027-7000
SAC 0800 703 3444 – www.grupoa.com.br

É proibida a duplicação ou reprodução deste volume, no todo ou em parte, sob quaisquer formas ou por quaisquer meios (eletrônico, mecânico, gravação, fotocópia, distribuição na Web e outros), sem permissão expressa da Editora.

IMPRESSO NO BRASIL
PRINTED IN BRAZIL

Dedicatória

Este livro é dedicado ao acadêmico da Academia Nacional de Medicina RICARDO LOPES DA CRUZ (*in memoriam*), criador do Programa Humanidades na Saúde no Hospital Samaritano (RJ) e batalhador incansável pela formação médica baseada em afeto, empatia e compaixão.

É dedicado também ao professor DANILO PERESTRELLO (*in memoriam*), o precursor da Medicina da Pessoa (1982).

Agradecimentos

À Universidade Federal de Ciências da Saúde de Porto Alegre, na pessoa da Professora Maria Eugênia Pinto, digníssima Diretora do Curso de Medicina.

Ao professor Antônio Kalil, Diretor Médico e do Centro de Ensino e Pesquisa da Santa Casa de Porto Alegre.

Ao Sindicato Médico do Rio Grande do Sul, na pessoa do seu presidente, Dr. Marcos Rovinski, e ao Conselho Regional de Medicina (Cremers), na pessoa do Dr. Eduardo Trindade, pelo suporte econômico ao curso – Medicina da pessoa – que deu origem a este livro.

Aos monitores do Curso, Diego Siebel, Wanessa Rabelo e Rafaela Andrade.

Ao responsável pelo suporte técnico em tecnologia da informação do Curso, Erick Souza.

Aos professores do corpo docente que graciosamente emprestaram sua experiência, sabedoria e grandeza às quatro edições do curso Medicina da Pessoa.

E por fim, e decisivamente, à Editora Artmed que reconheceu o valor desse projeto e soube – com disponibilidade, determinação e extrema competência – transformar em realidade um sonho que, sem essa ajuda, seria impossível.

A todos, o agradecimento em nome da geração de futuros médicos que, por esse requinte de formação acadêmica, certamente cuidarão melhor dos seus felizardos pacientes.

Autores

J.J. Camargo

Cirurgião torácico formado pela Universidade Federal do Rio Grande do Sul (UFRGS). Professor emérito da Universidade Federal de Ciências da Saúde de Porto Alegre (UFCSPA), responsável pela Disciplina de Cirurgia Torácica dessa instituição por 48 anos. Diretor do Centro de Transplantes da Santa Casa de Porto Alegre. Coordenador do curso Medicina da Pessoa da UFCSPA (atualmente na quarta edição). Cronista semanal do Jornal ZH. Em 1989 foi pioneiro em transplante de pulmão na América Latina, tendo também realizado, em 1999, o primeiro transplante de pulmão com doadores vivos fora dos Estados Unidos (EUA). Coordenador do grupo responsável por 50% dos transplantes de pulmão no Brasil até 2024. Membro titular da Academia Nacional de Medicina e da Academia Brasileira de Médicos Escritores. Membro honorário da Academia Brasileira de Medicina de Reabilitação. Autor dos livros de crônicas: *Não pensem por mim*; *A tristeza pode esperar*; *Do que você precisa para ser feliz*; *O que cabe em um abraço*; *Se você para, você cai*; *Felicidade é o que conta*; *Para onde vamos com essa pressa?*; *Se for pra chorar, que seja de emoção* e *De novo e sempre. A esperança*.

* * *

Ana Coradazzi

Oncologista clínica do Hospital Amaral Carvalho, em Jaú. Responsável pela equipe de Oncologia Clínica da Faculdade de Medicina de Botucatu da Universidade Estadual Paulista "Júlio de Mesquita Filho" (FMB-Unesp). Doutora em Fisiopatologia em Clínica Médica pela FMB-Unesp. Autora de *De mãos dadas* e *No final do corredor*. Coautora de *Slow medicine: sem pressa para cuidar bem*; *O médico e o rio: histórias, experiências e lições de vida*; *Pancadas na cabeça: as dificuldades na formação e na prática da medicina*; *Cuidados paliativos: diretrizes para melhores práticas* e *Quando a morte chega em casa*.

Ana Luisa Rocha Mallet

Cardiologista. Médica da Universidade Federal do Rio de Janeiro (UFRJ) e do Hospital Federal de Bonsucesso. Professora da Universidade Estácio de Sá. Graduação em Literaturas de Língua Inglesa com Pós-doutorado em Literatura Comparada na Universidade Estadual do Rio de Janeiro (UERJ). Mestra e Doutora em Medicina: Cardiologia pela UFRJ. Pesquisadora na área de Educação Médica, com ênfase na interação entre arte e medicina.

Ana Luiza de Faro Novis

Psicóloga clínica. Terapeuta de família em consultório particular. Especialista em

Saúde Mental Infantojuvenil e em Psicologia Médica pela Pontifícia Universidade Católica do Rio de Janeiro (PUC-RJ) e pela Santa Casa de Misericórdia do Rio de Janeiro. Autora de *A visita inesperada: quando uma doença chega à sua casa para tumultuar* e *O que os olhos leem, o coração sente*.

Aníbal Gil Lopes

Médico. Professor titular de Fisiologia do Instituto de Biofísica da UFRJ. Doutor e Livre-docente pela Universidade de São Paulo (USP). Pós-doutorado na Yale University (EUA). Graduado em Teologia pelo Seminário Arquidiocesano de São Paulo. Membro titular da Academia Nacional de Medicina, da Academia Brasileira de Medicina de Reabilitação e da Academia Fides et Ratio.

Antonio E. Nardi

Psiquiatra. Professor titular de Psiquiatria da UFRJ. Uma de suas diversas linhas de pesquisa envolve o estudo do transtorno de pânico, com o objetivo de identificar alterações fisiológicas à exposição em ambiente de realidade virtual. Mestre e Doutor em Psiquiatria pela UFRJ. Membro titular da Academia Nacional de Medicina, da Academia Brasileira de Ciências e da Academia Brasileira de Medicina Militar. Membro Honorário da Academia Fides et Ratio e da Academia Brasileira de Medicina de Reabilitação.

Betina Mariante Cardoso

Psiquiatra e psicoterapeuta em consultório particular. Especialista em Psicoterapia de Orientação Analítica pela UFRGS. Mestre em Psiquiatria pela UFRGS e em Letras: Teoria da Literatura pela Pontifícia Universidade Católica do Rio Grande do Sul (PUCRS). Membro dos Setores de Psicoterapia, de Literatura e Psiquiatria e de Psiquiatria Transcultural da World Psychiatry Association. Autora de ensaios e capítulos de livros na área de Humanidades Médicas, campo em que ministra aulas e palestras.

Carlos Antonio Mascia Gottschall

Cardiologista. Professor titular e médico do Instituto de Cardiologia do Rio Grande do Sul – Fundação Universitária de Cardiologia. Doutor em Ciências da Saúde: Cardiologia e Ciências Cardiovasculares pela UFRGS. Pós-doutorado na University of Edinburgh (Escócia) e na University of London (Inglaterra). Livre-docente pela UFRGS. Membro titular da Academia Nacional de Medicina.

Carlos Fernando de M. Francesconi

Gastroenterologista. Professor titular de Gastroenterologia do Departamento de Medicina Interna da UFRGS. Especialista em Gastroenterologia com aperfeiçoamento em Gastroenterologia e Nutrição pela University of North Carolina System (Chapel Hill, EUA). Especialista em Endoscopia Digestiva pela Sociedade Brasileira de Endoscopia Digestiva (Sobed). Especialista em Métodos e Técnicas de Ensino Superior pela PUCRS. *Fellow* no American College of Gastroenterology e da Rome Foundation. Doutor em Gastroenterologia pelo PPG de Ciências em Gastroenterologia e Hepatologia da UFRGS. Bolsista patrocinado da Japanese International Cooperation Agency, do Rotary Foundation e do Kennedy Institute of Ethics. Membro de corpo editorial dos periódicos médicos *Neurogastro*, *Latam* e do *International Journal of Inflammatory Bowel Disease*. Membro da Comissão Nacional de Ética em Pesquisa e dos Comitês de Ética em Pesquisa da UFRGS, do Hospital de Clínicas de Porto Alegre e da PUCRS. Criador do primeiro Comitê de Bioética do Brasil. Membro honorário da Academia Nacional de Medicina.

Dagoberto Vanoni de Godoy

Pneumologista. Professor adjunto de Pneumologia e de Bioética do Curso de Medicina da Universidade de Caxias do Sul (UCS). Mestre e Doutor em Pneumologia pela UFRGS. Membro da Sociedade Brasileira de Pneumologia e Tisiologia, da Associação Latino-Americana do Tórax, da Sociedade Respiratória Europeia e da Associação Brasileira de Educação Médica.

Daniel Azevedo

Geriatra. Especialista em Medicina Paliativa pela Sociedade Brasileira de Geriatria e Gerontologia (SBGG). Doutor em Saúde Coletiva pelo Instituto de Estudos em Saúde Coletiva (IESC) da UFRJ. Ex-presidente da Seção Rio de Janeiro da SBGG. Membro da Comisión de Geriatria da Asociación Latino-Americana de Cuidados Paliativos. Autor de *O melhor lugar para morrer* e *Vidas asiladas*.

Daniel Goldberg Tabak

Oncologista. Coordenador da Onco-hematologia da Dasa Oncologia no Rio de Janeiro. Especialista em Medicina Interna pela Jackson Memorial Hospital-Miami University e em Hematologia-Oncologia pela Washington University (EUA). Foi Presidente da Sociedade Brasileira de Transplante de Medula Óssea (1998). Membro do Conselho Editorial da revista *Bone Marrow Transplantation* e da *Revista Brasileira de Cancerologia*. Membro titular da Academia Nacional de Medicina.

Darcy Ribeiro Pinto Filho

Cirurgião torácico. Professor de Cirurgia Torácica da UCS. Chefe do Serviço de Cirurgia Torácica do Hospital Geral da Fundação UCS. Especialista em Cirurgia Torácica pelo Pavilhão Pereira Filho da Santa Casa de Porto Alegre. Mestre e Doutor em Medicina: Pneumologia pela UFRGS. Membro titular da Sociedade Brasileira de Cirurgia Torácica, do Colégio Brasileiro de Cirurgiões e da Academia Sul-Rio-Grandense de Medicina.

Débora da Silva Noal

Psicóloga. Consultora em Desastres para Organização Panamericana da Saúde, Ministério da Saúde do Brasil e do Chile. Desde 2008 atua em projetos voltados à saúde mental de sobreviventes de desastres e emergências em saúde pública nos continentes Americano, Africano e Asiático. Coordenou a equipe de Pesquisadores da Fundação Oswaldo Cruz (Fiocruz) na temática sobre Saúde mental e Atenção Psicossocial em Desastres e Pandemias durante a pandemia covid-19. Especialista em Saúde Coletiva pela Universidade Federal de Sergipe (UFS). Mestra e Doutora em Processos do Desenvolvimento Humano e Saúde pela Universidade de Brasília (UnB), com Doutorado Sanduíche na Division of Social and Transcultural Psychiatry da McGill University (Canadá). Pós-doutorado em Saúde Pública na Fiocruz. Membro da Equipo

Regional de Respuesta en Salud da Organização Panamericana da Saúde.

Eduardo Garcia

Pneumologista. Professor associado e chefe do Departamento de Clínica Médica da UFCSPA. Especialista em Geriatria pela PUCRS. Doutor em Pneumologia pela UFRGS. Presidente da Comissão de Ética Médica da Santa Casa de Porto Alegre. Autor e coautor de diversos livros publicados.

Eloisa Grossman

Pediatra. Professora associada de Medicina de Adolescentes da Faculdade de Ciências Médicas (FCM) da UERJ. Especialista em Educação de Profissionais de Saúde pela Universidade Federal do Ceará (UFC) em parceria com o Programa da Foundation for Advancement of International Medical Education and Research (Faimer-Brasil). Especialista em Formação do Escritor pela PUC-RJ. Mestre e Doutora em Ciências pelo Instituto Nacional de Saúde da Mulher, da Criança e do Adolescente Fernandes Figueira (IFF) da Fiocruz. Organizadora de *Histórias da adolescência: guia de livros e filmes para profissionais de saúde* e *Literatura e Saúde: diálogos sobre o cuidado*

Fabricio Farias da Fontoura

Fisioterapeuta e educador físico. Professor e pesquisador da Universidade LaSalle Canoas. Membro do corpo clínico da Santa Casa de Porto Alegre. Proprietário da MetaCardioPulmonar. Especialista em Fisioterapia Respiratória e Cardiovascular pela Associação Brasileira de Fisioterapia Respiratória, Fisioterapia Cardiovascular e Fisioterapia em Terapia Intensiva (Assobrafir) e Conselho Federal de Fisioterapia e Terapia Ocupacional (Coffito). Mestre e Doutor em Ciências Pneumológicas pela UFRGS.

Flavio José Kanter

Cardiologista e internista. Autor de diversos artigos publicados e do livro *Bom dia pra você: com um sorriso.*

Flávio Kapczinski

Psiquiatra. Professor titular do Departamento de Psiquiatria da UFRGS. Professor visitante do Department of Psychiatry and Behavioural Neurosciences da McMaster University (Canadá). Mestre em Ciências Médicas pela UFRGS. Doutor em Psiquiatria pela University of London (Inglaterra). Pós-doutorado na McGill University (Canadá). Em 2021, foi reconhecido pela plataforma Expertscape, como um dos quatro maiores especialistas em transtorno bipolar no mundo. Membro da Academia Nacional de Medicina, Academia Brasileira de Ciências e da Academia Sul-Rio-Grandense de Medicina.

Ivan Carlos Antonello

Nefrologista. Professor titular de Medicina Interna da PUCRS. Coordenador médico do Projeto de Extensão Integrado entre Medicina e Letras da PUCRS. Mestre em Medicina: Nefrologia pela UFRGS. Doutor em Medicina e Ciências da Saúde pela PUCRS. Avaliador e conselheiro do Sistema de Acreditação de Escolas Médicas (Saeme), o qual é reconhecido pela World Federation for Medical Education.

Jaderson Costa da Costa

Neurologista. Professor titular de Neurologia da Escola de Medicina da PUCRS.

Diretor do Instituto do Cérebro da PUCRS. *Research Fellowship* em Neurologia: Neurofisiologia Clínica na Harvard Medical School (EUA). Mestre em Ciências Biológicas: Neurociências pela UFRGS. Mestre e Doutor em Ciências Biológicas: Fisiologia pela UFRGS. Fundador do Centro de Terapia Celular da PUCRS. Membro do Conselho Superior da Fundação de Amparo à Pesquisa do Estado do Rio Grande do Sul (Fapergs). Pesquisador do Conselho Nacional de Desenvolvimento Científico e Tecnológico (CNPq). Consultor da Coordenação de Aperfeiçoamento de Pessoal de Nível Superior (Capes). Ex-editor do *Journal of Epilepsy and Clinical Neurophysiology.*

James Fleck

Oncologista clínico. Professor titular de Oncologia Clínica da Faculdade de Medicina da UFRGS. Com 35 anos de experiência no cuidado de pacientes com câncer, traz experiência acumulada em sistemas de saúde pública, avanços em diagnóstico e tratamento de câncer, metodologia de ensaios clínicos e tecnologia da informação aplicada aos cuidados em saúde. *Fellowship* em Oncologia Clínica na Indiana University Cancer Center (EUA). Mestre e Doutor em Medicina pela UFRGS. Pós-doutorado no Tumor Biology Laboratory, VA Medical Center, Indianapolis (EUA). Palestrante, publicou seis livros e mais de 500 artigos/editoriais.

José Galvão-Alves

Gastroenterologista. Chefe da 18ª enfermaria, coordenador geral e diretor de Ensino e Pesquisa da Santa Casa de Misericórdia do Rio de Janeiro. Professor titular da PUC-Rio. Doutor em Gastroenterologia pela Universidade Federal de Minas Gerais (UFMG). Membro titular do Colégio Brasileiro de Cirurgiões e da Academia Nacional de Medicina.

Julia Lima

Neurologista infantil. Pós-graduação em Autismo pelo Child Behavior Institute (CBI) of Miami. Observership em Neurologia Infantil no Miami Children's Hospital e no Boston Children's Hospital (EUA).

Marcelo Marsillac Matias

Ginecologista e obstetra. Professor da Faculdade de Medicina da Universidade Luterana do Brasil (Ulbra). Ex-presidente do Sindicato Médico do Rio Grande do sul (Simers).

Margareth Pretti Dalcolmo

Pneumologista. Médica e Pesquisadora da Fiocruz. Especialista em Pneumologia Sanitária pela Fiocruz. Cronista semanal do Jornal O Globo (A Hora da Ciência). Doutora em Medicina: Pneumologia pela Escola Paulista de Medicina da Universidade Federal de São Paulo (EPM-Unifesp). Presidente da Sociedade Brasileira de Pneumologia e Tisiologia (SBPT) (2023-24). Membro titular da Academia Nacional de Medicina. Autora de *Um tempo para não esquecer: a visão da ciência no enfrentamento da pandemia do coronavírus.*

Maria Helena Itaqui Lopes

Gastroenterologista. Professora de Clínica Médica da UCS. *Visiting professor* da University of North Carolina (Chapel Hill, EUA). Foi professora titular, coordenadora dos departamentos de Medicina Interna, de Saúde Coletiva e do Internato, além de vice-diretora e coordenadora do Curso de Medicina da PUCRS. Especialista em Educação pela PUCRS. Doutora em Clínica Médica pela PUCRS. Membro titular da Academia Sul-Rio-Grandense de Medicina.

Paulo Niemeyer Filho

Neurocirurgião. Professor titular de Neurocirurgia da PUC-RJ. Diretor médico do Instituto Estadual do Cérebro Paulo Niemeyer. Membro titular da Academia Nacional de Medicina.

Roberto H. Cooper

Pediatra. Professor da Universidade Estácio de Sá e da Universidade Veiga de Almeida. Especialista em Pediatria pela Sociedade Brasileira de Pediatria. Mestre em Saúde da Família pela Universidade Estácio de Sá.

Rubens Belfort Jr.

Oftalmologista. Professor sênior do Departamento de Oftalmologia da EPM-Unifesp. Pesquisador sênior do CNPq. Doutor em Oftalmologia pela UFMG e em Microbiologia e Imunologia pela EPM-Unifesp. *Fellow* na University of California (EUA). Ex-*visiting scientist* no National Eye Institute do National Institutes of Health (NIH) (EUA). Presidente do Instituto da Visão. Membro titular da Academia Nacional de Medicina (presidente em 2020-2022) e da Academia Ophthalmologica Internationalis. *Board member* da Ophthalmology Foundation. Ordem do Mérito Científico Nacional, Classe Grã-Cruz. Prêmio Conrado Wessel. Autor do livro *Geriatria Ocular* (Prêmio Jabuti).

Sérgio de Paula Ramos

Psiquiatra e psicanalista. Ex-coordenador médico da Unidade de Dependência Química do Hospital Mãe de Deus, em Porto Alegre. Especialista em Dependência Química pela Unidade de Pesquisa em Álcool e Drogas (Uniad) da Unifesp. Doutor em Psiquiatria pela Unifesp. Membro da Academia Sul-Rio-Grandense de Medicina. Membro do Conselho Consultivo e ex-presidente por dois mandatos da Associação Brasileira de Álcool e Outras Drogas (Abead).

Sergio Zaidhaft

Médico e psicanalista. Professor de Psicologia Médica e de Bioética da Faculdade de Medicina da UFRJ e do Curso de Medicina da Universidade Estácio de Sá (Unesa). Ex-diretor do Curso de Graduação da Faculdade de Medicina da UFRJ. Especialista em Educação para as Profissões da Saúde pela UFC/Faimer. Mestre em Psiquiatria pela UFRJ. Autor de Morte e formação médica.

Victoria Pacini

Médica. Voluntária no Hospital Infantil Memorial da Guerra da Cruz Vermelha na Cidade do Cabo (África do Sul), como contadora de histórias e acompanhante infantil. Foi coordenadora de Comunicação, Cultura e Eventos no Centro Acadêmico Carlos Chagas, durante o Curso de Medicina.

Prefácio

Muito se tem discutido, e com angústia assumida, sobre os rumos da medicina acelerada do século XXI, exercida por médicos apressados, que não se deram conta que a única ânsia que os pacientes têm é a de serem ouvidos sem pressa.

Quando fui convidado, em 2011, pela direção do Jornal Zero Hora de Porto Alegre, RS, para assumir um espaço semanal no Caderno Vida – ocupado com brilhantismo por 20 anos pelo imortal Moacyr Scliar –, após ter superado o temor de assumir o compromisso de uma crônica semanal, percebi uma oportunidade ímpar de tentar humanizar a medicina e passar adiante as maiores lições que ela me ensinou. A percepção de que, em um hospital, os primeiros meses do ano eram tumultuados pela presença de novos residentes, porque eles não conseguiam convencer os pacientes das condutas que lhes sugeriam, sinalizava uma formação acadêmica insuficiente no aspecto da relação humana, obscurecendo os méritos de uma formação técnica qualificada. Para enfrentar esse descompasso, a experiência acumulada em centros de excelência recomenda a estimulação da inteligência emocional, que sabidamente é o substrato de uma relação médico-paciente sólida, fraterna e generosa.

As melhores universidades do Ocidente perceberam que é urgente o resgate do humanismo – e que muito provavelmente a arte é o instrumento mais efetivo para desenvolver a inteligência emocional –, desde sempre indispensável no trabalho de quem cuida não somente de doenças, mas também, e muito, das pessoas que adoecem.

Depois de 53 anos de graduação, 47 dos quais dedicados ao magistério e à medicina de alta complexidade, aprendi que os melhores médicos são em parte técnicos e em parte artistas, e que desta mistura saudável e estimulante emergirão os melhores profissionais.

O lado técnico do médico usa, com racionalidade, todos os recursos da medicina moderna a fim de obter os diagnósticos mais apurados e indicar os tratamentos mais efetivos para cada paciente. Enquanto isso, o lado do artista é aquele que percebe quando nada é mais importante do que a delicadeza de um abraço.

O técnico, super qualificado, é capaz de introduzir uma agulha longa nas profundezas do pulmão e de lá obter células diagnósticas, mas é o artista que, tendo recebido o laudo diagnóstico numa sexta-feira à tarde, anuncia à família que o resultado definitivo só sai na segunda-feira, porque está preocupado em poupar aquela avó, que tem o casamento da sua única neta no sábado.

O lado técnico do médico, flagrando-se impotente diante da irreversibilidade da doença, instintivamente se retrai, cedendo espaço para que seu lado artista assuma o comando e se ofereça como parceiro para ajudar, naquele transe doloroso, o pobre paciente e a sua sofrida família. É pelo que o lado artista faz que nos encantamos, cada vez mais, com os prodígios dessa maravilhosa profissão.

Assim, o curso *A medicina da pessoa* foi idealizado e chegou com a pretensão de fornecer as indispensáveis ferramentas para o exercício de uma medicina mais solidária e mais humana. O slogan do curso, "Venha ouvir aqui o que nunca te contaram na faculdade", pode parecer pretensioso, mas não temos nenhuma dificuldade de assumir que essa era mesmo a intenção, que na maioria das vezes fortalece o ânimo dos que se sentem estimulados pelos desafios.

Para dar consistência ao projeto, contamos com apoio indispensável do grupo médico que durante mais de seis anos vinha alimentando um programa de Humanidades na Saúde no Hospital Samaritano, no Rio de Janeiro, e foi extremamente gratificante ver o entusiasmo e a acolhida que recebemos de cada um dos convidados.

A expectativa, na eleição dos temas e na seleção dos palestrantes – sendo que muitos deles agora são autores deste livro –, é sempre a de oferecer a oportunidade do exercício pleno da arte de cuidar, trazendo empatia a quem cuida e gratidão a quem é cuidado. E, de uma maneira entusiasta e otimista, espera-se que as diferentes expressões de humanismo se revelem em cada encontro – e aqui, em cada capítulo –, porque a nossa profissão é, acima de tudo, a arte do encontro.

J.J. Camargo
Editor

Sumário

Parte 1 — A formação de novos médicos

Capítulo 1 O médico que pretendemos formar: um convite à reflexão 1
Darcy Ribeiro Pinto Filho

Capítulo 2 O que o aluno de medicina espera do professor? 11
Victoria Pacini

Capítulo 3 A arte na formação da medicina:
a sutileza e a veemência da vida 19
Margareth Pretti Dalcolmo

Capítulo 4 A narrativa como ferramenta na educação médica 31
Eloisa Grossman

Parte 2 — A humanização no cuidado em geral

Capítulo 5 As dez maiores descobertas da medicina 37
Carlos Antonio Mascia Gottschall

Capítulo 6 Dicas para o sucesso da primeira consulta 43
Flavio José Kanter

Capítulo 7 Atendimento de emergência no Brasil: aspectos psicossociais 50
José Galvão-Alves

Capítulo 8 As sutilezas da prática médica 61
J.J. Camargo

Capítulo 9 Saber ouvir: uma arte fundamental no cuidar 71
Ana Luiza de Faro Novis

Capítulo 10 A importância da inteligência emocional
na relação médico-paciente 81
Sergio Zaidhaft

Capítulo 11 A música como aliada no requinte da sensibilidade 90
Sergio Zaidhaft

Capítulo 12 "Você é nova por aqui?":
perspectivas da demência no cinema 104
Daniel Azevedo

Capítulo 13 O médico que somos é o melhor que podemos ser?............114
J.J. Camargo

Capítulo 14 O convívio do médico com a finitude humana 126
Aníbal Gil Lopes

Capítulo 15 Transmissão de más notícias 130
Carlos Fernando de M. Francesconi e Maria Helena Itaqui Lopes

Capítulo 16 A verdade completa ou a verdade útil......................... 138
James Fleck

Capítulo 17 A monitoração da qualidade do atendimento médico 148
J.J. Camargo

Capítulo 18 Telemedicina: precedentes, atualidades e perspectivas 153
Marcelo Marsillac Matias

Parte 3 A humanização no cuidado de crianças

Capítulo 19 A medicina da saúde em pediatria 165
Roberto H. Cooper

Capítulo 20 A criança autista: diagnóstico e condução 172
Julia Lima

Parte 4 A humanização no cuidado de pacientes com doenças crônicas e oncológicas

Capítulo 21 Exigências da relação médico-paciente em doença crônica 180
Dagoberto Vanoni de Godoy

Capítulo 22 Vínculos afetivos na relação médico-paciente
em doença crônica...191
Ivan Carlos Antonello

Capítulo 23 Os requintes da relação médico-paciente em oncologia 198
Daniel Goldberg Tabak

Capítulo 24 O direito à negação 208
Daniel Goldberg Tabak

Parte 5 A humanização no cuidado de idosos

Capítulo 25 Ser médico em um país envelhecido:
o envelhecimento no Brasil e o paradoxo de Cumas............. 213
Eduardo Garcia

Capítulo 26 O papel da reabilitação no paciente idoso 225
Fabricio Farias da Fontoura

Capítulo 27 Condução da demência no seio familiar 233
Jaderson Costa da Costa

Capítulo 28 Envelhecer com sabedoria................................242
J.J. Camargo

Parte 6 A humanização nos cuidados com a saúde mental

Capítulo 29 Quando encaminhar um paciente ao psicoterapeuta?..........247
Betina Mariante Cardoso e Flávio Kapczinski

Capítulo 30 Podemos tornar as pessoas melhores?......................260
Ana Luisa Rocha Mallet

Capítulo 31 Uso de drogas na adolescência e a tendência suicida 271
Sérgio de Paula Ramos

Parte 7 A humanização em contextos de desastres

Capítulo 32 Os limites do cuidado humano em situações de desastres 285
Débora da Silva Noal

Parte 8 As nossas muitas mortes

Capítulo 33 A morte do eu..292
Paulo Niemeyer Filho

Capítulo 34 A morte antecipada: o suicídio 297
Antonio E. Nardi

Capítulo 35 A morte do amanhã: a depressão............................308
Betina Mariante Cardoso e Flávio Kapczinski

Capítulo 36 A morte da visão: a cegueira 315
Rubens Belfort Jr.

Capítulo 37 A morte da esperança é a soma de todas as mortes.............320
J.J. Camargo

Parte 9 A humanização na terminalidade e nos cuidados paliativos

Capítulo 38 Por que os médicos fogem do paciente terminal?...............329
J.J. Camargo

Capítulo 39 Prioridades no cuidado do paciente terminal...................334
Ana Coradazzi

Capítulo 40 Conceito de morte digna 343
J.J. Camargo

CAPÍTULO 1
O médico que pretendemos formar: um convite à reflexão

Darcy Ribeiro Pinto Filho

"A arte na medicina às vezes cura, de vez em quando alivia, mas sempre consola"*

É sabido que, quando a vida é generosa e aponta o caminho, temos apenas que perceber seus sinais e não os contrariar. Por óbvio essa não é a regra, e a percepção deste bafejo da vida pode ser uma difícil caminhada em que buscamos a plenitude do nosso fazer, estribados na aventurada coincidência do nosso querer.

Minha primeira lembrança de um médico veio das madrugadas em que acordava com batidas ansiosas nas janelas e portas da minha casa em Tramandaí, RS: "Doutor Darcy! Doutor Darcy!". As vozes de quem procurava ajuda eram sofridas, mas tinham um tanto de esperança que sempre me chamou a atenção. Aos poucos fui percebendo os motivos para esse misto de sofrimento e esperança: aquelas pessoas estavam em busca de ajuda para a dor e sabiam que ali estava o lenitivo, o abrigo, o alívio, o caminho para o que viria pela frente; ali estava um médico. Dr. Darcy Ribeiro Pinto, meu pai, foi o primeiro médico radicado em Tramandaí, um pouco mais do que uma vila de pescadores naqueles longínquos anos 1960. Durante muitos anos foi o único profissional daquele lugar. Jamais vi meu pai deixar de acordar e atender a quem buscava ajuda, na sala da minha casa, de pijama, algumas vezes por longas horas, sempre seguidas de comovidos agradecimentos e abraços

---

*Frase inspirada no excerto do Juramento de Hipócrates: "Curar quando possível; aliviar quando necessário; consolar sempre".

afetuosos que eu, criança insone, interpretava com orgulho e admiração. Nunca duvidei de que meu amor pela medicina nasceu naquelas madrugadas e na figura daquele médico. Era isso o que eu queria ser, e ali estava a vida e sua generosidade... Nasci médico fascinado pelo humanismo da medicina.

* * *

Partindo da premissa de que humanidades e formação médica são indissociáveis, mesmo que o contemporâneo insista em ameaçá-las, é preciso refletir sobre os caminhos de agora e para onde nos levarão os dias que estão chegando. E posso confessar: em 35 anos de docência, nunca vivi um tempo tão desafiador. Treinados para ensinar medicina, estamos agora pressionados pelo avanço avassalador da inteligência artificial e seu séquito tecnológico, encantados com o "como é possível?" e refletindo sobre onde essa novidade entra nas nossas vidas e como ela se encaixa no aprendizado dos alunos. Visto que já não há muita dúvida quanto aos seus benefícios para o ensino da medicina, a questão é o quanto e como esse novo mundo impactará na educação dos médicos em formação.

A formação médica é pauta em minha vida há muito tempo. Ingressei como professor da Universidade de Caxias do Sul em 1988, assumi a coordenação do curso de medicina em 1996, e por seis anos estive à frente da criação de um novo projeto pedagógico, num período especial daquela escola. Na necessidade de quebrarmos paradigmas e com a chegada dos novos cenários de ensino, conseguimos construir com muitas mãos um projeto que foi assumido pelo corpo docente e discente. Isso significa muito quando precisamos avançar, pois é a cumplicidade explícita do objetivo comum. Desse tempo herdei o olhar atento para o médico que estávamos nos propondo a formar e jamais deixei esse olhar arrefecer.

Reflexões sobre o médico que pretendemos formar

A formação médica, num sentido estrito, nasce da definição do perfil do egresso, construído no projeto pedagógico dos cursos de medicina com base nas diretrizes curriculares instituídas pelo Ministério da Educação por meio da Resolução nº 3, de 20 de junho de 2014. Em seu Capítulo I – Das Diretrizes, o Art. 3º expressa o seguinte:

> O graduado em medicina terá formação geral, humanista, crítica, reflexiva e ética, com capacidade para atuar nos diferentes níveis de atenção à saúde, com ações de promoção, prevenção, recuperação e reabilitação da saúde, nos

âmbitos individual e coletivo, com responsabilidade social e compromisso com a defesa da cidadania, da dignidade humana, da saúde integral do ser humano e tendo como transversalidade em sua prática, sempre, a determinação social do processo de saúde e doença (Brasil, 2014, art. 3).

Possivelmente a motivação para essas reflexões esteja na constatação de que esse perfil, por mais inclusivo e completo que pareça ser, ainda carece de aprimoramento. Essas reflexões estão estribadas no entendimento da abismal diferença entre cursar medicina e ser médico e na necessidade de adaptação ao contemporâneo, sem renegar os fundamentos que nos trouxeram até aqui, como se pudéssemos esquecê-los no mofo das prateleiras ou na nostalgia dos sonhadores. Minha impressão, pois, é de que a formação médica carece de cenários e encontros como este proposto pelo projeto da Medicina da Pessoa – e que muitos outros venham a se somar. Perceber e participar destes debates na fase de formação é atalhar o caminho, é juntar munição para o que vem pela frente. Esse me parece o ponto de convergência do que eu gostaria de trazer para a reflexão.

Mas afinal, por onde caminharemos para atingir essa formação? Por onde andar no ensino de valores e atitudes? A seguir, elenco 10 pontos que me parecem pertinentes para tentarmos responder a esses questionamentos e provocarmos a inquietação.

1. A motivação para o estudo da medicina

O que leva alguém a buscar a carreira médica? Ajudar ao próximo? *Status* social? Ganho financeiro? Não tenho tão claramente que na tenra idade da escolha essas razões sejam tão nítidas para os alunos. Talvez uma enquete entre estudantes dos cursos de medicina possa surpreender outras razões ou mesmo nenhuma específica. Mas, aceitando que essas seriam possíveis motivações mais frequentes, não é difícil imaginar que esse conjunto componha a justificativa mais comum para a escolha. Que outra profissão seria capaz de abarcar razões tão sedutoras?

Nessa linha, a elevada média de candidatos por vaga para os cursos de medicina tem se mantido inalterada por muitos anos. A perpetuação desse fascínio também carece de reflexão. Gosto de pensar que a escolha dos alunos, mesmo que estes não se deem conta, está na inegável proximidade com aquele que precisa de ajuda, e vibro ao perceber nos recém ingressantes o quanto estão felizes com esta conquista.

Também é insignificante o número de estudantes que abandona o curso no seu transcorrer ou mesmo o número de médicos formados que tenham trocado de profissão. Por outro lado, não é desprezível o percentual de alunos com pouco interesse no aprendizado e muito menos o número de médicos frustrados com sua labuta – não raramente, transferindo a frustração para seus pacientes. Em algum momento dessa trajetória, houve um erro de avaliação, trazendo um lamento dolorido de enfrentar e conviver.

De todos os pré-requisitos para a melhor adequação ao exercício da medicina, elenco o "gostar de gente", que é a definição mais explícita de empatia, e o gosto pelos estudos como verdadeiramente imprescindíveis para o encantamento e o sucesso profissional. Assim, o médico que pretendemos formar deverá ter sólido conhecimento científico e comprometida formação humanista, pois uma consistente base de conhecimentos terá pouca aplicação sem o caminho do humanismo para fazê-la chegar ao paciente.

2. O papel das escolas médicas

Baseado no tripé projeto pedagógico, infraestrutura e corpo docente, é reconhecido que uma boa parte das escolas médicas têm desenvolvido um trabalho muito sustentado sobre essas questões. As diretrizes curriculares propostas pelo Ministério da Educação são habitualmente amplas, nem sempre objetivas, muitas vezes distantes da realidade, outras vezes carentes de discussões pertinentes à implementação em cenários tão distintos deste país continental. Mostram o rumo e que se o cumpra! As reconheço imprescindíveis, sem dúvida, e fico feliz por não serem pétreas.

O que é necessário debater, no entanto, está relacionado ao cumprimento dessas diretrizes e ao monitoramento de sua execução. E, neste ponto, a imperiosa necessidade de reconhecer o quanto ensinar é muito mais simples do que educar.

É abundante a criação de novos cursos de medicina sob pretextos patéticos ou a manutenção de cursos sem qualquer suficiência pedagógica, estrutural ou de corpo docente. Identifico como pífio o enfrentamento por nossas entidades de classe a este cenário, como se lhes faltasse capacidade de argumentação. Neste país com quase 400 cursos de medicina, minha atenção não está no número, e sim na capacidade desses cursos de formar médicos. Criar um curso de medicina é fácil, construir uma escola médica é tarefa que demanda muito mais do que interesses políticos e econômicos.

O médico que pretendemos formar precisa nascer de escolas médicas e de governos verdadeiramente comprometidos com sua formação.

3. A medicina humanista e a tecnologia

O mundo tecnológico a serviço da medicina contemporânea aumentou a capacidade diagnóstica e terapêutica, permitiu que a expectativa de vida aumentasse, aprimorou as pesquisas, salvou vidas, aliviou a dor, trouxe a esperança, motivou o aprendizado, incluiu e excluiu, mexeu com a inércia, atiçou a vaidade, apontou novos caminhos e não para de crescer. Ao saudarmos, com justo entusiasmo, todos estes avanços, é preciso estender um pouco o olhar para perceber o sutil distanciamento entre o médico e o paciente imposto por estes novos tempos.

Lembro-me de um paciente internado no quarto 523B do Hospital Geral de Caxias do Sul. O 523B tinha 65 anos, era fumante desde criança, época em que fazia palheiros escondido, e fez uma radiografia de tórax por conta de uma tosse que não lhe dava tréguas. O exame mostrou uma "mancha" no pulmão. Assustado, de pronto prometeu aos filhos que não iria mais fumar. Tarde demais. Os achados eram muito característicos de câncer no pulmão, e ele sabia disso.

Foi então encaminhado ao hospital para o diagnóstico definitivo. A equipe médica ficou a postos e a conduta foi definida: se a lesão não for alcançável pela broncoscopia flexível, será feita então uma tomografia com punção aspirativa do seu tumor, num aparelho de última geração com 127 canais e *multislice*. Os achados anatomo e citopatológicos serão seguidos de análise imuno-histoquímica que irá definir com precisão o tipo histológico; os testes genéticos e moleculares poderão ofertar medicamentos contra as quais o tumor jamais havia se deparado. A terapia-alvo, a imunoterapia! O estágio da doença será definido pelos achados da ressonância magnética, da cintilografia, da tomografia por emissão de pósitrons (PET-CT). Os riscos de uma intervenção cirúrgica serão avaliados através de uma ecocardiografia sob *stress* (mais estresse!), talvez um cateterismo cardíaco. Nos testes de espirometria, gasometria arterial e capacidade de difusão do monóxido de carbono, será avaliada sua função pulmonar, e nas dosagens da creatinina e albumina, no hemograma e nos testes de coagulação, saberemos tudo sobre as suas condições orgânicas. Será feita a retirada do tumor se tudo isso estiver nos conformes. A ressecção será minimamente invasiva, pois temos disponíveis as maravilhas da cirurgia vídeo-assistida, utilizaremos grampeadores de última geração, selantes e energia sem produção de calor. E já estamos sonhando com a tecnologia robótica!

Estando os exames em ordem, a equipe traz a sentença: "Que sorte, 523B! Você nasceu no tempo certo para ter essa doença. Fique tranquilo, vai dar tudo certo, seus exames estão bem, a cirurgia está agendada para amanhã às 7h30min, fique em jejum a partir da meia noite, hein!". A equipe pensa: "Próximo caso, vamos em frente!". Uma condução médica perfeita. Toda a tecnologia a serviço de um paciente portador de uma doença que mata 8 em cada 10 pessoas que a desenvolvem: "Que fantástica a medicina que podemos oferecer a você, 523B! Vamos colocá-lo nos 20% que sobrevivem!". Na saída do quarto a equipe se entreolha, orgulhosa da capacidade tecnológica oferecida ao caso: "Vamos curá-lo!". Mas o entusiasmo daquele grupo não parecia ter sido compartilhado pelo paciente. Que estranho...

Os encantos da medicina tecnológica contemporânea não tiveram o mínimo impacto sobre os medos e dúvidas do 523B, e talvez até tenham potencializado suas angústias. Naquele momento de orgulho pelos recursos empregados ninguém foi capaz de imaginar como seria a noite pré-operatória? Como foram tratados os seus temores? Quem foi capaz de entender o olhar raso e a palavra sussurrada? Quem foi capaz de lhe pegar a mão e sentir o suor frio da ansiedade se transformar em uma mão aquecida e afetuosa que se sentiu alcançada? Quem foi capaz de sentar para conversar, mesmo que de forma improvisada no próprio leito, gentilmente cedido para que a conversa fosse inteira – uma conversa de mãos dadas, se possível? Quem foi capaz de entender a revolta por estar ali, indefeso, suscetível, atropelado pelo diagnóstico e pelo tratamento? Quem foi capaz de questionar: "Que médico eu fui para o 523B"? Como ninguém foi capaz de se fazer essas perguntas, a promessa feita aos filhos foi quebrada: trancado no banheiro, o 523B "pitou" para aliviar a dor da alma. Na verdade, ele queria que pelo menos o chamassem pelo nome. Se não pudermos nem ser capazes deste pequeno reconhecimento, o exercício da medicina será de pouca valia, enfadonho e sofrido, não raramente discutido em tribunais.

A pandemia de covid-19 abriu espaço para o argumento da telemedicina, trazendo a reboque o esquecimento de que não há medicina sem a cumplicidade do olho no olho e do toque na mão, porque são inerentes à expectativa que o paciente tem sobre seu médico. Acho muito pouco provável que essa expectativa, do ponto de vista de quem precisa de ajuda, seja substituída pela sedução tecnológica. Agora surgem também os novos conceitos e modelos da inteligência artificial, que se propõe a dar mais tempo aos médicos para exercerem a relação médico-paciente com mais calma – é preciso esperar para ver. De qualquer forma, o médico que pretendemos formar não precisará prescindir destas ferramentas, mas, obrigatoriamente, terá que estabelecer um limite para sua utilização. A barreira mais sensível será a interferência nas relações interpessoais.

4. A busca do conhecimento

O reconhecimento de um médico por seus pares e pela sociedade está firmemente amparado no quanto esse profissional sabe sobre medicina e no quanto é capaz de sentir a dor do outro. Há uma "condenação" explícita ao exercermos nossa profissão: estamos condenados a jamais deixar de estudar. Se isso lhe parecer um fardo, pode ser necessário repensar a escolha profissional.

Para que seu trabalho tenha sentido e seja útil, o médico que pretendemos formar deve ser incentivado e orientado para a busca do conhecimento, por todos os caminhos disponíveis. Hoje vivemos a busca instantânea ("dá um 'google' aí!"), sem dúvida muito prática e resolutiva, mas deve-se ter cuidado: essa busca, frente à ampla gama de opções, sem estar atrelada à tutoria docente, pode estabelecer deformações de muito difícil correção, com inegável impacto sobre sua atuação profissional.

5. O exemplo profissional

É muito difícil que um estudante de medicina seja capaz de construir sozinho um exemplo profissional. Mesmo que a base de conhecimento seja robusta e o desprendimento para o humanismo esteja inserido em sua formação pessoal, os exemplos de médico que possam apontar o melhor caminho se fazem muito necessários. Há muito sabemos o quanto é intenso o aprendizado pelo exemplo, muitas vezes superando o que se busca nos livros. Por outro lado, quantos professores de medicina estarão preparados para servirem de exemplo aos seus alunos, seja através do conhecimento científico ou da maneira como expõem seu comportamento social? O médico que pretendemos formar terá uma maior chance de sucesso profissional se exposto a modelos condizentes com as bases da sua profissão: solidez científica e exercício devotado das relações interpessoais.

6. A relação entre médicos

Durante os seis anos da graduação, os alunos dos cursos de Medicina experimentam uma convivência fraterna e, muito frequentemente, vitalícia! Isso é facilmente comprovado nos encontros comemorativos aos anos de formados que se sucedem e são festejados com pelo menos duas características perenes: as mesmas histórias e os mesmos afetos. Saibam que esse é um bem muito precioso que levarão para a vida toda.

O grande choque de realidade na relação entre os médicos ocorre quando o mercado de trabalho precisa ser conquistado. Nesse momento, a relação muda de configuração, o afeto e a amizade saem de cena, e surgem dois elementos balizadores da vida real: profissionalismo e respeito. Se ao ler o código de ética médica pudéssemos extrair o seu sumo, estejam certos de que dali sairiam essencialmente o cuidado com o seu profissionalismo, definido como tal, e o respeito ao colega e ao paciente. Cultivar a boa relação entre nossos pares proporcionará, fundamentalmente, disponibilidade para ajudar, postura ética e empatia.

O médico que pretendemos formar deverá ser um guardião desses preceitos e não se afastar deles sob nenhuma circunstância, pois serão sempre norteadores das suas rotinas de trabalho e do seu cotidiano.

7. Trabalho multidisciplinar

O ato médico precisa ser entendido no contexto multidisciplinar. A premissa de que os seis anos de graduação sejam capazes de atribuir ao médico a capacidade de gerenciar todas as demandas da saúde está obviamente ultrapassada. Dentre as tantas novidades da medicina contemporânea, o trabalho multidisciplinar é tido como um grande avanço nos cuidados aos pacientes, pois é capaz de melhorar em muito a assistência e trazer uma agradável sensação de cumplicidade produtiva para seus executores. Comprem essa ideia!

O médico que pretendemos formar deverá ter a capacidade de integrar-se ao trabalho multidisciplinar, assumindo a liderança dos processos de promoção a saúde e admitindo, efetivamente, que a interação com os demais profissionais estará a contribuir para uma maior qualidade assistencial.

8. Posicionamento político

No exercício de sua atividade, o médico deverá estar inteirado, integrado e candidato ao protagonismo da construção das políticas de saúde do seu país.

A ignorância frente ao que está sendo proposto para sua atuação é determinante da incapacidade de reação ou, talvez ainda mais nocivo, da reação desorientada e emocional. Uma fórmula fadada ao fracasso.

Um comportamento corporativo, que busque a preservação da dignidade profissional frente ao aviltamento imposto pelos operadores de saúde, é muito recomendado. O médico que pretendemos formar deverá ter postura crítica frente aos desmandos, estar imbuído de sentido de classe e não se intimidar perante a desvalorização do seu trabalho.

9. A expectativa para o mercado de trabalho

Em algum momento da formação, será necessário enfrentar a entrada no mercado de trabalho: o grande desafio de caminhar com as próprias pernas. As questões referentes a esse momento, tais como remuneração – deve-se ter cuidado para não começar na vida médica pelo dinheiro, pois ele será sempre consequência de um bom trabalho –, atenção ao comportamento ético, competitividade, reconhecimento e espaço para o exercício profissional, são as variáveis mais frequentemente contempladas. Hoje em dia, essas variáveis são muito alimentadas pelo crescimento exponencial de médicos formados em nosso país. Trata-se de uma realidade com pouca perspectiva de mudança a curto ou médio prazo, considerando que outro mercado, o do ensino médico, mantém-se muito promissor.

O médico que pretendemos formar deverá manter o firme propósito de não se deixar levar pelos arautos do apocalipse, pelos pessimistas irremediáveis e pelos dissimulados e falsos conselheiros de plantão e jamais pode deixar arrefecer o objetivo de se tornar um médico de verdade. Um médico como esse, estejam certos, terá sempre seu espaço profissional respeitado e justificado. Ao inverter essa premissa, ou não reconhecê-la, estará encurtando o caminho para frustração, sentimento traiçoeiro no exercício da medicina.

10. O que a sociedade espera do médico que pretendemos formar?

Ainda que as políticas governamentais e talvez o próprio comportamento de alguns colegas tenham colaborado para uma aparente, e obviamente equivocada, minimização da atuação médica, a figura do médico e sua capacidade singular de aproximar-se do sofrimento e amenizá-lo seguem contribuindo para a percepção sensível e inequívoca de que nada será capaz de substituir a mão que alivia a dor: a mão do médico.

O médico que queremos formar não poderá prescindir, sob nenhuma circunstância, do seu humanismo, exercitado na sua capacidade de doar-se, de comover-se com o sofrimento alheio, de não se conformar com suas limitações, de jamais permitir que a esperança morra antes do seu paciente e de proporcionar alívio obsessiva e incondicionalmente.

Referência

BRASIL. Ministério da Educação. *Resolução n. 3, de 20 de junho de 2014*. Institui Diretrizes Curriculares Nacionais do Curso de Graduação em Medicina e dá outras providências. Brasília: MEC, 2014.

Leituras recomendadas

ALMEIDA, H. O. *et al*. Desenvolvendo competências em comunicação: uma expêriencia com a medicina narrativa. *Revista Brasileira de Educação Médica,* v. 29, n. 3, 2005.
BLASCO, P. B.; ROSSINI, G. A.; MORETO, G. Profissionalismo em educação médica: formando médicos humanistas e competentes. *Revista Médica*, v. 102, n. 1, 2023.
COSTA, F. D.; AZEVEDO, R. C. Empatia, relação médico-paciente e formação em medicina: um olhar qualitativo. *Revista Brasileira de Educação Médica,* v. 34, n. 2, p. 261-269, 2010.
GARCIA, M. A.; FERREIRA, F. P.; FERRONATO, F. A. Experiências de humanização por estudante de medicina. *Trabalho, Educação e Saúde*, v. 10 n. 1, p. 87-106, 2012.
MATHEW, R. The pursuit of being a good doctor. *BMJ,* v. 366, 2019.
MORETTO, G.; BLASCO, P. G. A erosão da empatia nos estudantes de medicina: um desafio educacional. *Sobramfa*, 2013.
RIZO, C. A. *et al*. O que um bom médico faz. *BMJ,* v. 25, n. 7366, p. 711, 2002.
SASSI, A. P. *et al*. O ideal profissional na formação médica. *Revista Brasileira Educação Médica,* v. 44, n. 1, 2020.

CAPÍTULO 2
O que o aluno de medicina espera do professor?

Victoria Pacini

Se a relação médico-paciente é ainda muito atravessada pelo mecanicismo do modelo tradicional biomédico, o fenômeno se repete no que tange ao vínculo entre aluno e mestre durante a graduação. O pedestal que separa as duas categorias não apenas afasta os estudantes do gosto pelo aprender, mas estabelece como padrão o medo como motor para o estudo, o distanciamento pessoal como norma relacional e o temor em ser contrariado ou questionado como exemplo a seguir. Estabelece-se uma rígida hierarquia de poder entre aquele que ensina e aquele que aprende. No que se baseia, portanto, esse ensino até então proposto? Como podemos modificá-lo a fim de gerar verdadeiras melhorias na formação médica? Como cativar a geração atual e as futuras para uma formação integral, humanista e tecnológica? Afinal, o que esperam os futuros médicos ao se depararem com seus pares na posição de professores?

Para compreender o que desejam aqueles, é preciso aprofundar-se no contexto no qual estão inseridos. Sob a ótica da pedagogia do oprimido (Freire, 1974), compreendemos que o modelo acadêmico implementado em nossa sociedade está alinhado aos princípios do liberalismo, baseando-se em uma educação bancária. O termo, cunhado por Paulo Freire na década de 1970, refere-se a uma relação fundamentalmente vertical entre mestre e alunos, sendo estes considerados mero depósito de informações e conteúdos. A própria alcunha "aluno" descreve o sujeito sem luz, sem saber. Nesse cenário não cabe ao aprendiz questionar sua realidade ou as ideias que lhe são transmitidas; parte-se de uma realidade inerte, a qual não está sujeita ao compartilhamento, diálogo e construção conjunta, mas é em si completa, estática, unidirecional. Sabemos que, em contrapartida, o conhecimento científico no qual se baseia a medicina está em constante desenvolvimento, tal qual as tecnologias de ensino, reiterando a obsolescência do modelo educacional vigente.

Quem serão os médicos do futuro?

A análise etnográfica dos novos acadêmicos de medicina também nos auxilia a compreender suas expectativas. No ano de 2023, de acordo com o Conselho Federal de Medicina, o Brasil possuía 353 faculdades de medicina, sendo 173 delas fundadas nos últimos dez anos. A título de comparação, nos Estados Unidos esse número cai para 155 cursos em todo o país. No mesmo ano, o Ministério da Educação e Cultura aprovou a abertura de 180 novas escolas para os próximos dez anos, que formarão até 2025 cerca de 18 médicos a cada 100 mil habitantes, número que colocaria o país em terceiro lugar no *ranking* de países que mais formam médicos *per capita*, atrás apenas da Dinamarca e da Irlanda. As instituições existentes são majoritariamente privadas (57% em 2019, predominantemente localizadas no Sudeste, de acordo com levantamento realizado pelo Governo Federal e publicado na plataforma digital do MEC) e seus ingressantes, mulheres, brancos e oriundos de instituições de ensino médio também privadas, demonstrando que, apesar das políticas de inclusão racial e de classe, ainda há grande elitismo no acesso à profissão (Brasil, 2022).

Para além das características dispostas, no entanto, nos interessa a tentativa de traçar um perfil subjetivo dos que se interessam por ingressar na medicina. Sabe-se que a carreira costuma ser opção daqueles que têm grande apreço pelo estudo, são os alunos com maior destaque acadêmico de suas turmas e apresentam notas altas em avaliações teóricas dos conteúdos programáticos no colégio. A avaliação dos recém egressos do curso médico em 2019, realizada pelo Enade, revelou que 58% declararam estudar por mais de oito horas semanais, além dos horários previstos de atividades curriculares, que chegam a totalizar 40 horas em diversas instituições. Geralmente, são também indivíduos preocupados com o cuidar e o sentir, importam-se com a justiça social e muitos orgulham-se de seu histórico caridoso. Um terceiro ponto, o qual não se pode negar, é que se preocupam com o sucesso financeiro e o *status* que a profissão ainda carrega, talvez interessados em ser admirados, talvez em busca de uma posição de destaque que os diferencie dos demais. Fato é que, na história do fazer médico, pode-se deduzir algumas características gerais que unem seus atores. A nova geração não estaria, portanto, isenta desse padrão, mas, inundada por tecnologias de comunicação que massificam o pensar, elevam as exigências à perfeição e divulgam em redes sociais o sucesso imediato e a todo momento.

Qual o papel da tecnologia na educação médica?

A percepção do tempo diante das mudanças tecnológicas estabeleceu outros paradigmas complexos para o ensino superior em saúde. Os jovens que hoje circulam em hospitais por todo o país demonstram novas expectativas diante de suas formações, buscando flexibilidade e agilidade. O acesso rápido e fácil à informação é provavelmente o marco mais importante das últimas décadas e tem transformado todas as esferas da sociedade, desde o consumo até o tão rígido modelo de educação. Não apenas o conhecimento formal se tornou acessível a todos com apenas um toque, como o compartilhamento de experiências mudou a percepção dos jovens sobre o que seria aceitável ou não em termos de tratamento interpessoal. A ideia do mestre que detém todo o conhecimento cai por terra: uma lupa e um "google" garantem o conteúdo em um artigo simples, já traduzido, muito superior na urgência do dia a dia quando comparado a duas horas de aulas expositivas, sujeitas às dificuldades técnicas e metodológicas do palestrante. A percepção do tempo mudou e tem se tornado difícil concentrar-se em vídeos que duram mais de 30 segundos. Os cursos preparatórios para concursos de residência médica parecem ter percebido a exigência e já propõem uma espécie de Netflix para os estudos – tudo sob demanda, rápido, objetivo. Não há mais espaço para notas de rodapé, mas também já não se permite os abusos de poder outrora cometidos. Perdem-se as interações entre mestre e discípulo, primeiro por já não enxergarem muitas vezes parte desta hierarquia, mas principalmente por já serem raros os que ensinam pelo toque, pelo exemplo, pelo "aprender fazendo".

Em associações digitais, estudantes compartilham vivências e exigem relações mais horizontalizadas, pautadas em respeito mútuo e na compreensão das particularidades de cada indivíduo, tendo ainda a saúde mental dos discentes ganhado relevância nesse cenário. Ao se depararem, portanto, com um ambiente acadêmico ainda muito rígido, tanto em suas relações interpessoais atravessadas pelo distanciamento dos mestres, quanto em análise do currículo proposto pelas Universidades mais tradicionais, os jovens dos anos 2020 frustram-se, de forma imatura e antecipada, com a carreira ainda há pouco escolhida com afinco.

O professor ideal

A capacidade de conectar-se de maneira igualitária com os estudantes torna-se, dessa forma, um diferencial aos preceptores. Aqueles dotados do atributo destacam-se entre os alunos, tornam-se referência por serem o futuro palpável que contradiz as recentes decepções: médicos de excelência que não se dobraram à rigidez do sistema de ensino. Comumente são também aqueles que se mantêm atualizados não apenas em assuntos acadêmicos e científicos, mas estão a par das novas tecnologias de informação e ensino, proporcionando um saber em sala de aula sumarizado, que apresenta com clareza os pontos mais relevantes para um primeiro contato com a vasta gama de detalhes, sinais, sintomas e condutas que nos exige a medicina. Estes, que chamaremos de *professores ideais*, demonstram a humildade da certeza de seus conhecimentos finitos; permitem ao alunato a participação na construção do ensino; trocam experiências horizontalmente, valorizando aquilo que o jovem traz para a sala de aula; preocupam-se verdadeiramente com os seres humanos, e não apenas com os médicos que estão sendo formados nos auditórios de hospitais, no ensino à beira leito e nos congressos acadêmicos; ensinam com afinco, mas mantém outras atividades de saúde e lazer, pois sabem que a vida não se sustenta apenas em função da profissão; são, assim, os exemplos a serem seguidos e acabam por tornar-se professores homenageados, paraninfos e patronos das turmas que lecionam.

Como reagem, porém, os estudantes, ao se depararem com esses raros indivíduos que parecem carregar algo além do saber médico? Pela experiência, há de se pensar em dois caminhos possíveis: em um deles, o mestre se torna amado pela grande massa estudantil; todos gostariam de ser seus companheiros de enfermaria e estar ao seu lado diariamente para aproveitar ao vivo seus saberes técnicos e humanísticos. Aqueles que lecionam disciplinas teóricas, no entanto, acabam revelando uma falha nas mudanças tão desejadas pelos discentes. Por habitualmente questionarem o sistema de ensino, esses professores tendem a propor mudanças. Por vezes, lecionam matérias cujas aulas não exigem presença do alunato, já que compreendem eventuais faltas; acabam, contudo, vendo suas turmas esvaziadas por alunos que não valorizam o gesto e passam a enxergar as disciplinas como "menos relevantes" academicamente. Torna-se evidente que não compreenderam o aprender universitário, que, diferente do Ensino Médio, com regras estritas, procura promover a autonomia na busca pelo conhecimento, esta nunca antes exercida em suas vidas escolares. Seriam esses os verdadeiros *alumni*? Incapazes de compreender a importância daquilo que não lhes é obrigatório e passível de punição, passam a ignorar as possibilidades que se abrem quando se tornam atores principais do próprio ensino. Os mestres, por vezes, permitem ainda a formulação de avaliações menos rígidas e mais completas e complexas do que meras provas de múltipla-escolha, como apresentações de seminários, formulações de casos clínicos e leituras para além da teoria médica. Novamente, são valorizados por uma pequena parcela de estudantes que seguem dedicados ao estudo mesmo após saberem que não serão testados de forma objetiva e superficial por seus conhecimentos. De tal maneira, mesmo ao depararmo-nos com o *professor ideal*, percebemos que a problemática da rigidez está também presente no alunato. Diante da inflexibilidade do ensino tradicional, esperam, quase inconscientemente, que os professores lhes deem o passo a passo, mastigado, parcialmente digerido, do saber médico, o que muito lhes priva do desbravar científico e acadêmico.

Para além da capacidade pedagógica equilibrada, busca-se no *professor ideal* uma ética ímpar. Não se trata apenas da ética médica, que pressupõe a benevolência e não maleficência em todos os casos, além do serviço prestado ao povo com cautela, prudência e dedicação, mas, ainda mais importante, da ética como ser social, agente político de uma comunidade com grande relevância pelo *status* que a profissão carrega. Ensinar o futuro médico a exercer essa função deve ser também prática do mestre. O *professor ideal* é não apenas o médico que gostaríamos de ser no futuro, mas aquele que gostaríamos de ter ao nosso lado durante a vida, dentro e fora da medicina, já que seu exemplo moral e ético supera as fronteiras do saber médico.

Este deve ser difundido de forma interdisciplinar, pois é característica marcante das novas gerações a capacidade de mesclar saberes e trabalhar de forma intensamente social, necessitando de *feedbacks* e mentores capazes de guiar ao conhecimento de forma justa, demonstrando humildade e paciência. A interdisciplinaridade esperada encontra-se na mescla entre saberes sociais – como a filosofia, a antropologia e a sociologia –, biológicos e, por que não, artísticos. O contato do professor de medicina com as artes plásticas, a música, a literatura e o cinema lhe fornece ferramentas para melhor compreensão do funcionamento humano, habilidade que lhe será útil no lidar tanto com seus próprios pacientes como com seus pupilos. Restringir-se aos saberes tecnocratas médicos, sob essa ótica, constitui-se como uma espécie de aprisionamento do potencial profissional.

Cabe ressaltar aqui, também, a relevância que esses saberes exercem na formação do indivíduo, ainda que jovem adulto. A personalidade, apesar de formada, ainda está em constante adaptação nos primeiros anos de graduação, já que ali começa a se formar a persona profissional, ainda não explorada pelo indivíduo. Para a construção dessa persona, o indivíduo deve aprender a lidar com as frustrações de uma carreira difícil como a médica, na qual as respostas nem sempre estarão óbvias e os resultados nem sempre serão como planejados. O professor completo acompanha o acadêmico por essa encruzilhada que, como veremos, vai de encontro ao que ele já está acostumado em termos de aquisição de informações objetivas.

Considerações finais

Alcançar todos esses aspectos e tornar-se o *professor ideal,* que propositalmente escrevemos em destaque para reafirmar a inexistência do cargo na prática, é de tal maneira praticamente impossível. Parece urgente, no entanto, reduzir as discrepâncias entre o que se espera e o que se vê nas universidades. Para tanto, faz-se essencial uma formação de mestres e doutores focada não apenas em bancadas de laboratório e artigos estrangeiros, mas na didática diária, na tecnologia de ensino e na prática docente pessoal e subjetiva. Olhar no olho do aluno, assustado, em seu primeiro encontro com seu primeiro paciente, deve ensinar mais do que poderiam os livros. Compreender como fundamentais e ampliar a obrigatoriedade de disciplinas da área pedagógica nos doutoramentos seriam medidas efetivas, mas selecionar como docentes aqueles que de fato interessam-se pelo ato de ensinar é de suma importância. É evidente que o fazer científico é necessário para o desenvolvimento e reconhecimento das universidades. Todavia, preencher todo o quadro de professores com cientistas que nunca pisaram em uma sala de aula torna o ensino humano, que deveria ser o foco de uma instituição de nível superior, ineficiente.

Podemos reforçar, ainda, a necessidade de atualização dos docentes diante das tecnologias. A cada nova leva de alunos se experienciará mais e mais o *gap* geracional deixado pelas redes sociais, inteligência artificial e metaverso. Um estudo de 2020 em São José do Rio Preto, São Paulo, afirmou que 1 a cada 5 estudantes de medicina tem familiaridade com tecnologia computacional desde os 5 anos de idade, além de terem como hábito o uso dessas plataformas com propósito estudantil. Há muitas vantagens em adaptar-se ao ensino alinhado com as atuais tecnologias de informação, como a possibilidade do ensino remoto, permitindo contato entre mestres e estudantes de todo o mundo. Simuladores de pacientes e a possibilidade de um universo digital incorporado ao mundo real também surgem como inovações promissoras no ensino. Já a inteligência artificial, cujas consequências pouco foram estudadas até o momento, parece proporcionar aos estudantes uma aceleração ainda maior na busca por informações. O próprio corpo discente, no entanto, muitas vezes não possui treinamento para lidar com tamanha diversidade de aparato eletrônico, reforçando a necessidade da inclusão curricular desse aspecto. Utilizar-se das ferramentas digitais para coordenação do ensino deve ser prioridade dentro das instituições, visualizando suas potencialidades e perigos para que possamos ensinar aos mais novos como e quando acessar as tecnologias diante de um saber milenar como o médico. Não há substituição possível do professor pela tecnologia, já que para ensinar, como propomos neste capítulo, não basta despejar informações sobre um ouvinte inerte. Construir de forma segura e assertiva uma metodologia de uso das ferramentas disponíveis é o grande desafio que enfrentamos quando nos deparamos com a nova dinâmica tecnológica.

Por fim, voltamos aos conceitos de Paulo Freire (1974) em *Pedagogia do oprimido*, com a frase corrente que sintetiza seu pensar: "quando a educação não é libertadora, o sonho do oprimido é tornar-se opressor". A responsabilidade em educar médicos está além de ensinar-lhes os conhecimentos técnicos essenciais para o atendimento ao público: é preciso ensinar o médico a gerar autonomia para si mesmo e para os outros, principalmente seus próprios pacientes. A partir desta premissa se evidencia a verdadeira relevância da construção conjunta de conhecimento durante a graduação: apresentar um modelo possível, menos hierarquizado, de relações interpessoais, que permitam ao médico acolher os saberes de seus clientes e integrá-los aos cuidados propostos. Ensinar medicina deve ser, sobretudo, ensinar a aprender.

Referências

BRASIL. Ministério da Educação. *Conheça o perfil dos recém-formados em medicina.* Brasília: MEC, 2022.

FREIRE, P. *Pedagogia do oprimido.* São Paulo: Paz e Terra, 1974.

Leituras recomendadas

AARON, M. M.; LEVENBERG, P. The millennials in medicine: tips for teaching the next generation of physicians. *Journal of Academic Ophthalmology*, v. 10, n. 1. 2018.

BRASIL, M. A. A. *et al. Psicologia médica:* a dimensão psicossocial da prática médica. Rio de Janeiro: Guanabara Koogan, 2017.

BROWN, M. E. L. *et al.* Exploring the Hidden curriculum's impact on medical students: professionalism, identity formation and the need for transparency. *Medical Science Educator,* v. 30, n. 3, p. 1107-1121, 2020.

FREIRE, P. *Pedagogia da libertação*. São Paulo: Paz e Terra, 2018.

GARCIA, M. A. A.; SILVA, A. L. B. Um perfil do docente de medicina e sua participação na reestruturação curricular. *Revista Brasileira de Educação Médica*, v. 35, n. 1, p. 58-68. 2011.

MACHADO, L.; BUONO, R. Muitos médicos nas capitais, poucos no interior. *Piauí,* fev. 2023.

TAMOTO, P. *et al.* Learning of the millennial generation in medical schools. *Bioética*, v. 28, n. 4, 2020.

CAPÍTULO 3
A arte na formação da medicina: a sutileza e a veemência da vida

Margareth Pretti Dalcolmo

> *"A arte existe porque a vida não basta"*
> (Ferreira Gullar)

Fora da especificidade dos diferentes domínios artísticos, a formação médica é, sem dúvida, a que permite as melhores incursões nas sete artes, a saber: arquitetura, escultura, pintura, música, literatura, dança e cinema. Este foi incorporado à lista como sétima arte em 1923, ano em que foi publicado o *Manifesto das sete artes e estética da sétima arte*, escrito pelo intelectual italiano Ricciotto Canudo. E por que aos médicos é dado esse privilégio? Porque a arte, inexaurível que é, permite, além da observação e da fruição, uma compreensão maior da intervenção humana, desde a capacidade de criar e recriar até a de destruir.

Segundo Umberto Eco (2004, p. 131), "'Belo' – junto com 'gracioso', 'bonito' ou 'sublime', 'maravilhoso', 'soberbo' e expressões similares", são termos utilizados para indicar qualquer coisa que nos dê prazer. "Nesse sentido belo é igual a bom, e as diferentes épocas históricas não se furtaram a estabelecer uma ligação estreita entre esses dois conceitos". Nossos desejos são estimulados por algo bom, bonito, um bem, seja qual for. No caso de nós, médicos, ao realizarmos ou evocarmos algo bom, o fazemos quase idealisticamente, com gosto especial de compartilhar. Como a maioria dos seres humanos, podemos ser ensinados a pensar, fazer e conhecer, porém não podemos ser ensinados a sentir. Isso é da nossa natureza, como da de outros seres vivos, e cabe-nos, com a consciência que é só nossa, conciliar intuição e vontade.

É preciso entender que a arte é campo infinito, imprescindível ao desenvolvimento da expressão pessoal, social e cultural, uma vez que ela é capaz de articular o imaginário, a razão e a emoção. A arte, podemos dizer nesses tempos de transdisciplinaridade e de inteligência artificial, é conceitualmente o que estimula a capacidade crítica e o entendimento de princípios estéticos e históricos através da observação e leitura, tornando-nos mais sensíveis, mais criativos e menos estereotipados nas experiências socioculturais que vivemos. No fundo, a vida é um longo e apaixonante despertar, um buscar permanente de nós mesmos e de nosso lugar no mundo, sempre em ebulição. A grande jornalista e escritora Dorrit Harazim escreveu em um de seus recentes artigos, que "se adiássemos a busca do conhecimento e a procura do belo até haver alguma paz, nem sequer as pinturas rupestres existiriam". Ou seja, nesse mundo de conflitos e tensões permanentes, nos é dado o direito e o dever de admirar o que a humanidade foi e é capaz de criar, bem mais do que numa contemplação passiva, ou numa "pedagogia do ver" (atenção profunda), segundo a definição usada pelo filósofo coreano-alemão Byung-Chul Han (2015), uma voz inovadora da atualidade, em seu livro *Sociedade do cansaço*.

À guisa de nos fazer pensar nesse sentido, discorro sobre alguns exemplos, entre tantos que, aos borbotões, como uma cabeça d'água de cachoeira, me vêm à mente enquanto penso no que percorri nesse nosso planeta, tão pequeno frente à Via Láctea, e tão infinito nas descobertas que permite. É um pouco do que gostaria de conversar com jovens médicos, compartilhando impressões e aprendizados, além da semiologia e propedêutica diagnóstica ou tratamentos complexos que fazem parte de nosso cotidiano. Viajar penetra mais do que no espaço, novo ou revisitado; penetra sobretudo no tempo, se revelando uma experiência a ser vivida em sua plenitude, seja pela captura de um momento intenso ou a recuperação de uma vaga lembrança. Hoje, viajar nos é permitido até sem sair de uma tela, por meio dos modernos meios de comunicação, que nos possibilitam acesso a informações sobre toda sorte de lugar, obras de arte, música, literatura, filmes, e até mesmo sobre nossas origens.

Posso dizer do quanto me extasiei, naquele sopé de escada do Museu do Louvre, em Paris, quando vi pela primeira vez Vitória de Samotrácia, (escultura que representa a deusa grega Nice e cujos pedaços foram descobertos em 1863, nas ruínas do santuário dos grandes deuses da ilha de Samotrácia), e do quanto ainda me emociono ao lembrar desse momento;

ou da admiração que senti pelo desenho de Leonardo da Vinci, *O homem vitruviano* (1490), e sua perfeição matemática que transcende o tangível, na Gallerie dell'Accademia em Veneza; ou da mesma emoção que vivenciei com as figuras humanas em seus labores e detalhes preciosos do Mestre Vitalino (artesão, ceramista popular e músico, um dos maiores artistas da história da arte do barro no Brasil) do nosso Nordeste infinito ou com a sofisticada espontaneidade das mensagens e figuras humanas dos ex-votos que se multiplicam nas sacristias de igrejas brasileiras e latinas; ou, ainda, do quanto me maravilhei andando entre as esculturas dos *Doze Profetas*, de Aleijadinho (Antônio Francisco Lisboa), em Congonhas do Campo, em Minas Gerais, tanto quanto na avenida dos Leões, na ilha de Delos, na Grécia; ou, ainda, no esplendor do barroco, com as igrejas de São Bento, no Rio de Janeiro; ou no maneirismo de São Francisco, na Bahia; ou no Convento de São Francisco, tesouro escondido na cidade do México.

Também posso falar sobre o quanto admirei, no limite da intimidação, por suas dimensões, o Mosteiro da Batalha e suas Capelas Imperfeitas, em Portugal, na exuberância manuelina e suavidade gótica; ou ainda, sobre quando parei e observei cada detalhe dos painéis de *Guerra e paz*, de Candido Portinari, na ONU, em Nova York; ou os murais de Diego Rivera, no "el Zócalo" da cidade do México; ou o épico trágico da *Guernica*, de Pablo Picasso, hoje no Museu Reina Sofia, em Madrid; ou a pureza da forma das cabeças e corpos cicládicos (das Ilhas Cíclades, no Mar Egeu), em vários museus, que chegaram até a decantação das linhas contemporâneas do grande escultor romeno Constantin Brâncuși; ou sobre descobrir em cada novo olhar um detalhe no imaginário único do gênio Hyeronimus Bosch, em seu tríptico *O jardim das delícias*. Posso admitir quanto me encantam, cada uma delas, as gárgulas das catedrais medievais, com suas expressões assustadoras e formas surpreendentes, sempre parecendo que nos vão gritar alguma coisa; ou as carrancas nas proas dos barcos, a nos chamar para navegar pelo nosso deslumbrante Rio São Francisco.

E por que não confessar o encantamento que me tomou ao percorrer os andares da nova Biblioteca de Alexandria e seu acervo extraordinário, e imaginar a original, no mesmo local; e também poder percorrer as ruelas antigas em busca da casa do poeta Konstantínos Kaváfis (1863-1933); e, no Rio de Janeiro, o igual encantamento de cada vez em redescobrir a Biblioteca Nacional, suas obras raras e seu ambiente único. Não citarei, por fim, isso ou aquilo, mas, na poesia, o prazer repetido de percorrer as sevilhanas de João Cabral de Melo Neto, ou ler mansamente *Uma faca só lâmina*, desse nosso poeta maior; bem como adoçar o ânimo nos poemas sensualíssimos de Carlos Drummond de Andrade, mergulhar por vezes na densidade de mar da poesia da portuguesa Sophia de Mello Andresen, ou no lirismo de John Keats, esse grande e precoce poeta inglês, morto de hemoptise na Escalinata de Roma e que nos deixa um dos versos mais perfeitos da poética universal: "*A thing of beauty is a joy forever*" ("Uma coisa bela é uma alegria para sempre", tradução nossa).

É muito bom guardar firme e docemente na memória todo o belo que a vida me deu a ver – que todos mereceríamos ter visto –, aquilo de melhor da criação humana, porém hoje inacessível ou destruído: os templos de Palmira, aquele espanto de beleza no meio do deserto; a antiga Sinagoga e a cidade de Aleppo, na Síria, arruinados pela insanidade da guerra; as construções milenares e únicas do Iêmen, ecoando o riso dos meninos de coletes, adaga na cintura e falcões no ombro; as montanhas de Hadramaute, na fantasia de conhecer a terra da rainha de Sabá; e a casa onde vivera o poeta Arthur Rimbaud que, em minhas andanças por Aden, tive a decepção de encontrar substituída por um neon cintilando grotescamente a palavra "*rainbow*". Restam-nos vivas, em sua força da história e da beleza, para a nossa admiração, as colunas gigantescas de Baalbek, no Líbano, as de Agrigento e Segesta, na Sicília (como descritas por Marguerite Yourcenar em seu testamento: "o silêncio de admirar Segesta"); as de Karnak e Abu Simbel, no Egito; as do Partenon e suas cariátides, em Atenas; as de Persépolis, no Irã, ladeadas pelos búfalos bicéfalos, únicos na antiguidade; as do mais impressionante espaço cívico composto pelas mesquitas da praça Reguistão, em Samarcanda, no Uzbequistão, segurando minaretes no azul lindo de sua cerâmica; ou os templos de Angkor Wat, no Camboja, com suas longas paredes decoradas com os versos do épico Mahabharata e as ninfas dançarinas apsarás, que a mata e o abandono protegeram da destruição pela sanha alucinada do Khmer Vermelho; ou as inacreditáveis estruturas de madeira dos castelos Kinkaku-ji de Quioto, de mais de 800 anos, cujos liames sem pregos, apenas encaixes, vêm resistindo aos terremotos que atingem o Japão com frequência.

Posso narrar também a emoção singular que tive ao visitar o túmulo de Confúcio (552-489 a.C.) no imenso bosque que cerca sua cidade natal Qufu, em Jining, na província de Shandong, China, e receber a deferência de ali me aproximar para depositar flores. O imenso bosque e estelas tumulares milenares dos seus milhares de descendentes é, por si só, uma obra de arte única. Observo que o neoconfucionismo é um fato histórico-cultural presente na China atual entre intelectuais de grande relevância, valorizando acima de tudo a centralidade do ser humano, com justiça e sinceridade nas relações sociais, razão essa de meu interesse pessoal.

Posso contar também da emoção ao ir em busca de Pasárgada, instada pelo poema de Manuel Bandeira ("Vou-me embora para Pasárgada / Lá sou amigo do rei"), que hoje é apenas um pequeno vilarejo ao lado de Persépolis onde se encontra o túmulo de Ciro, o Grande, rei da Pérsia, fundador do Império Aquemênida, cujo reinado se deu entre 559 a.C. e 530 a.C.

A Índia, milenar, imensa, mais do que visitas múltiplas, nos permite uma real vivência. Ninguém passa impune pelo *ethos* e pelo *pathos* das diferentes regiões, línguas e culturas indianas, pelos contrastes, desde o alto desenvolvimento tecnológico à obscena e conformada pobreza, tão marcados quanto os nossos. Bangalore e seus centros de tecnologia da informação, Mumbai e seus contrastes difíceis de assimilar, e o encanto do Rajastão, entre outros, nos instam a mergulhar na sua história. Regem as tensões, o inacreditável sistema de castas, a retroalimentar a exclusão social, ainda a vigorar no século XXI. Inspira sempre a força de suas figuras icônicas de Gandhi, Nehru, Indira ou o grande poeta Rabindranath Tagore (1861-1941). Após as cerimônias diárias à beira do Ganges em Varanasi, fui a Calcutá, onde pude conhecer a biblioteca do poeta Tagore em sua casa, hoje museu. Ainda em Calcutá, vivi uma das experiências pessoais mais transcendentes que já tive ao conseguir visitar o sobrado onde viveu Madre Teresa de Calcutá e realizar uma entrevista privada, que passou de formal ao puro afeto, com sua sucessora Madre Nirmala Joshi (1934-2015), nepalesa de origem brâmane, que detinha a mesma força espiritual e persuasiva de sua antecessora. Ver o singelo túmulo da Madre Teresa na sala onde rezava e sobre o qual diariamente é composta a frase *"you did it to me"* ("você fez isso comigo") com pétalas de flores frescas, e visitar um de seus centros de acolhimento das pessoas que são retiradas das ruas, onde estavam por doença e miséria, para receber cuidados e morte digna, me permitiu, definitivamente, compreender que a diferença entre o nada e o quase nada é abissal.

"Se queres prever o futuro, estudes bem o passado" (Confúcio)

Conta-se que, ao terminar de esculpir a estátua de Moisés, Michelangelo teria tido um momento de alucinação diante da beleza de sua obra. Bateu com um martelo na estátua e começou a gritar: "Por que não falas?". Pensemos: entre tantos momentos de êxtase, ao largo da história, que nada tem de transe, porquanto prevalece a razão, é justo nos perguntarmos: o que sentia Alexandre, o Grande, em suas batalhas, como a de Gaugamela, quando derrotou o persa Dario, olhando suas formações humanas em falanges inexpugnáveis? E como se viu Dante Alighieri quando completou *A divina comédia* e olhou seus espaços paradisíacos, infernais ou purgatoriais, com o aguilhão do amor por Beatriz? Ou Giotto quando, numa mirada maior, viu a sua incomparável obra da Cappella degli Scrovegni pronta, em Pádua, e as celas do Convento de San Marco, em Florença, cada uma por si só pura criação do bem? Ou Leonardo da Vinci, quando perenizou o rictos do sorriso da *Monalisa*? Ou Brunelleschi, quando em 1419, seguro, ganhou o concurso para a cúpula do Duomo de Florença, até hoje a maior construída, e pôde vê-la pronta em 1436? Ou Toussaint Louverture, negro, escravizado e líder da Revolução Haitiana, ao se ver proclamando a primeira libertação de escravizados nas Américas, a do Haiti, em 1804? Ou Antoni Gaudí, quando concebeu a construção da catedral Sagrada Família, em Barcelona? Ou Louis Pasteur, pai da microbiologia, quando, tendo vencido tantas adversidades e perdas pessoais, se viu eleito à Academia de Medicina da França e pode criar o instituto que hoje leva seu nome? Ou Marie Curie, ao se saber a primeira mulher a receber um Prêmio Nobel e, posteriormente, ganhar um segundo pela descoberta da radioatividade? Ou André Malraux, quando compôs o seu *O museu imaginário* e escreveu com tudo o que havia visto de extraordinário em suas viagens pelo Oriente? Ou Umberto Eco, quando selecionou todas as obras que compõem o seu magnífico livro *História da beleza*? Ou Marguerite Yourcenar, quando, após 30 anos de pesquisa, publicou seu seminal *Memórias de Adriano*? Ou José Saramago, sob a forja telúrica de suas terras de nascimento, quando publicou em 1981 seu incomparável *Viagem a Portugal*, definindo seu país como uma espécie de epílogo sem prefácio? Ou Edvard Munch, quando pintou seu quarto exemplar do quadro *O grito* em homenagem às mortas de sua família por tuberculose?

Ou Van Gogh, no seu misto do mais vigoroso expressionismo e loucura, com os quadros *Lírios* e *Noite estrelada*? Ou Chopin, que, entre uma febre, tosse e hemoptises, produziu seus mais deslumbrantes *Nocturnes*? Ou Gustav Mahler, quando em sua *Quinta sinfonia* alcançou o sublime em seu adagietto? Ou nosso Pixinguinha, em 1917, que, em meio à primeira Grande Guerra, compõe *Carinhoso*, para nos encantar sempre? Ou Guimarães Rosa, ao concluir seu *Grande sertão: veredas*? Ou João Ubaldo, na sua identificação convicta de *Viva o povo brasileiro*? Ou Oscar Niemeyer, quando olhou Brasília pronta, com os anjos de Alfredo Ceschiatti flutuando com cânticos em sua Catedral?

O que sentiram os três astronautas William Anders, Jim Lovell e Frank Borman quando a espaçonave da missão Apollo 8 orbitava a lua, na véspera do Natal de 1968, e contritos, juntos, leram o Gênesis do espaço? Uma sensação única e impartilhável, certamente. Algo muito próximo do divino, pois no terceiro dia da criação Deus manda as águas se juntarem em um lugar e a terra seca aparecer (o terceiro comando é: "Ajuntem-se num só lugar as águas, que estão debaixo do céu, e apareça o elemento seco"). E ao separar as águas da terra, "viu que era bom". E seguiu-se o quarto dia: "Haja luzeiros no firmamento do céu, que façam a separação entre o dia e a noite; sejam eles para sinais, e para tempos determinados, e para dias e anos; e sejam para luzeiros no firmamento do céu a fim de alumiar a terra". As luzes e as cores que a órbita lhes permitiu ver na distância os fez entender a grandeza do homem à semelhança de Deus.

E o que sentiria William Shakespeare ao ver filmados, ou encenados os seus Ricardo III ou Hamlet nos palcos londrinos, sob a Escola Britânica de Teatro, em primorosas produções atuais?

"Todo o bem e todo mal residem na sensação; ora a morte é a privação da sensação." – Epicuro, carta a Meneceu (Diógenes Laércio, X, 124).

Singela, épica, sutil, exuberante, obscena, chocante, misteriosa, fugidia, experimental, disruptiva, contemplativa, ou um pouco de cada um destes qualificativos, uma obra de arte faz parte do cardápio indispensável à formação de quem estuda para cuidar, e de quem produz conhecimento para gerar cuidado de outros. Intencionalidade e imaginário se desprendem como o melhor de nossa sensibilidade diante de algo que nos encanta e intriga, assim como, para um cientista, a repetição obstinada de um experimento cuja hipótese formulada precisa ser demonstrada. Rita Levi-Montalcini, neurocientista italiana e ganhadora do Prêmio Nobel de Medicina em 1986 pela descoberta do fator de crescimento da célula nervosa, nos ensina que "O conhecimento é, por definição, um bem, talvez o bem supremo do homem, porque sem ele não poderiam existir outros valores fundamentais aos quais apelamos sempre". E cita Dante, no canto XXVI do Inferno: "Não fostes feitos para viver como brutos/mas para buscar virtude e conhecimento". Immanuel Kant (1724-1804), expoente do Iluminismo, em sua *Crítica da razão pura* (2015, p. 21), por outro lado nos diz: "Tenha a coragem de se servir de seu próprio intelecto" – para conhecer e, naturalmente, viver melhor.

Medidas as devidas proporções, o que sente um médico que, após um parto difícil, ouve chorar o recém-nascido saudável, a aplicar-lhe, aliviado, uma tabela de Apgar? O que sentimos, cada um de nós, de satisfação pessoal, puro prazer, sem adjetivos, quando damos alta a um paciente curado após vencer a batalha de uma doença grave? Mesmo quando a família, à guisa de mostrar gratidão, nos diz apenas "graças a Deus"? Sublimamos qualquer vaidade, o júbilo é saber que fizemos bem o bem que aprendemos. São misteriosas e singulares as sensações pessoais de cada um diante de algo que prende a respiração, seja pela admiração, pelo encantamento, pela descoberta de um olhar inaugural, ou pela redescoberta permitida pela releitura de um novo olhar. A aventura de conceber uma obra, artística ou médica, pode estar associada a um projeto cronológico ou não, trivial ou muito meditado, ou produzido ao ritmo de solicitações internas. Uma obra é sempre uma história única, porém reconhecível e que permite ser compartilhada na medida em que se oferece ao outro. Como um ideal de uma vida bela ou essencialmente estética, como gostaríamos de viver e sobretudo compartilhar – posto que gregários somos, por nossa cultura latina – se precisamos conciliar o tempo todo emoção e coragem, para poder sobreviver às tantas misérias do mundo que nos é coetâneo? Mais do que uma caneta ou um teclado para registro, é uma consciência livre e crítica que nos permite contemplar, extasiar, e nos enternecer diante de uma obra de arte, seja ela literária, arquitetônica, visual, teatral, poética, do saber popular ou das diferentes culturas.

O grande historiador de arte brasileiro Paulo Sergio Duarte (2023) nos ensina: do século XV ao século XVI vivemos um mundo sem chão, as grandes navegações colocam o Ocidente em contato direto com outras culturas. Se as viagens de Marco Polo, no século XIV, já haviam antecipado esse contato, com as grandes descobertas e o mercantilismo, este passava a ser sistemático. Mais do que isso, na esfera do pensamento passava-se uma revolução que logo iria se popularizar. O mundo de Ptolomeu seria substituído por aquele de Copérnico: a Terra deixa de ser o centro do Universo e não é mais plana, mas uma esfera que gira em torno do Sol. É igualmente a época da Reforma Luterana e do Movimento Calvinista. Isso foi uma verdadeira experiência de um mundo sem chão. É nesse momento que surgem os *Ensaios* de Michel de Montaigne. Seria muito oportuno relê-los no momento em que vivemos. Em Montaigne não habitam certezas: ele se interroga e duvida das certezas da época.

Das epidemias na história do homem como arte

"A arte não é do humano, a arte é da vida e a vida é um fenômeno estético"
FRIEDRICH NIETZSCHE

Neste verdadeiro início do século XXI, após viver a pandemia da covid-19, que demarcou as nossas vidas, é mais que nunca necessário uma ampla compreensão de que os dois últimos milênios da história humana foram marcados por pestes e epidemias. E como tirar desses fatos históricos um olhar sobre o belo e o trágico, como entender que o sublime pode acontecer em meio à tragédia, seja num gesto, num registro escrito, num desenho, numa partitura, numa metáfora passada em linguagem oral? Ao reconhecer que a condição humana é composta de contendas, caos e dor, passa a ser um desafio maior entendermos como cada um desses episódios gerou um fenômeno cultural subsequente.

Nunca se viu tanto quanto hoje, conforme permitido pelas novas tecnologias de informação, sobre esses fenômenos biológicos e sociais que acompanham a humanidade e produzem beleza. Seriam inúmeras as ilustrações exemplares desses: entre elas, o *Decamerão* de Boccaccio rompe com a mítica medieval e descreve, semiologicamente, o flagelo da peste negra que devastava o continente europeu no final do século XIV. Uma das maiores consequências da peste negra (1347) foi a destruição do frágil sistema médico, centrado nos conceitos de Hipócrates, Galeno e Avicena, porém rígido e hermético na prática. Naquele momento, a resposta exigida das novas gerações resultou em mudanças e evolução que levaram à medicina clínica do século XVII em diante. O grande Petrarca, ao descrever a primeira peste, disse: "feliz a posteridade que não experimentou esse abismo e que olhará o nosso testemunho como se fosse uma fábula".

Desde a Peste Antonina, ou Praga de Galeno, no século II (que tem esse nome pela família que governava naquele momento), que matou 2 mil pessoas por dia em Roma, muitas vieram. O grande Galeno de Pergamo (129-217), pai da medicina, vivia então em Roma e tornara-se médico de Marco Aurélio, o imperador filósofo, que também pereceu vitimado pela peste e que, com sabedoria e estratégia de líder, disse "Não o faça se não é conveniente e não o diga se não é verdade" e afirmou com convicção que "[...] a destruição de inteligência é um mal maior do que qualquer epidemia".

A experimentação e o demonstrar de validade na ciência nos remete permanentemente à história da humanidade, a curiosidade intelectual pela descoberta e o prazer propiciado pela demonstração. O grande historiador e humanista do mundo magrebino, Ibn Khaldûn (1332-1406) certamente uma voz apenas comparável a Santo Agostinho de Hipona como conhecedor dos homens, nos ensina que mesmo um conhecimento extremo não isenta certeza alguma de ser posta à prova da crítica. Percebeu o tamanho do flagelo da peste e descreveu: "Ambas as civilizações ocidental e oriental, foram visitadas por uma praga destrutiva (até então chamada pestilência) levando ao desaparecimento de populações, destruindo muitas das boas coisas e criações do mundo inteiro". Nesse sentido, como o grande Averroés (1126-1198), de quem aprendera lições filosóficas como linha de conduta, Ibn Khaldûn defende a ciência, no que nos é tão presente e exigido, ou seja, a análise correta que revela o universo de afirmações infundadas. A peste negra ceifou, nas suas duas ondas, 30% e 50% da população europeia, respectivamente. Naquele momento, a resposta exigida das novas gerações resultou em mudanças e evolução que impulsionaram o avanço da medicina clínica do século XVII em diante. Num divisor de águas histórico, levaram sobretudo ao Renascimento e suas maravilhas.

A denominada gripe espanhola (ou pandemia do vírus da influenza) teve sua primeira onda em 1918, e exterminou aproximadamente 50 milhões de pessoas no mundo – o que equivaleria, na proporção de população atual do planeta, a mais de 200 milhões de mortes. A segunda onda da pandemia se deu meses após, no mesmo ano, e foi devastadora nos Estados Unidos, com cerca de 8% de letalidade. Matou, no mundo, mais pessoas que a aids em seus primeiros 25 anos. Na literatura, são imperdíveis os relatos de nosso grande memorialista e médico Pedro Nava, em seus volumes *Baú de ossos* e *Chão de ferro*, em que descreve o impacto da gripe espanhola no Rio de Janeiro, dando exemplos como o dos moradores retirando as tábuas corridas de suas casas para confeccionar caixões.

Relatos seguramente se somarão na história contemporânea, nas mais diferentes percepções culturais no planeta, desde os povos mais gregários até os de cultos mais contemplativos, sobre a experiência da covid-19 e o isolamento compulsório. A profusão de metáforas geradas nesse clima de dúvidas sobre as consequências do inimigo inesperado e invisível impressiona. A humanidade precisou chegar ao cume da tecnologia para entender, a um custo humanitário inadmissível, o que é vulnerabilidade generalizada diante do inimigo invisível distribuído pelo planeta pelos transportes aéreos, tão diferente da última grande pandemia da gripe espanhola, chegada de navio às Américas.

Os cenários prospectivos da medicina permitem que revisemos o Juramento de Hipócrates com a divisa do grande Paracelso, médico suíço do século XVI: "O fundamento da medicina é o amor". A honra da medicina e sua complexidade repousam sobre uma aliança de dever da ciência e do dever de humanidade, ou do que seja tratar o empirismo com o olhar crítico inarredável.

Em termos de imagens contemporâneas, como foram as máscaras faciais tão incorporadas às nossas vidas recentemente, vale o registro de um dos grandes poetas do século XX, o irlandês W. B. Yeats, que nos diz que cada um deveria fazer para si uma máscara, e usá-la, e tornar-se o que a máscara representa. De par com o isolamento social, nunca o uso de uma arma tão singela, que, a rigor, apenas esconderia rostos, revelou tantos olhares de angústia e de solidariedade, a nos amalgamar confiantes, num novo desenho de relações, num futuro mais generoso e necessariamente diferente daquele distante dezembro de 2019.

Sem recusar a cientificidade formal que torna os textos científicos e por vezes as descrições de descobertas tão complexos, buscamos um olhar novo, adoçado pela genuína curiosidade nas artes, como indispensável complemento em nossa formação e nutrido pelo melhor humanismo. O nascimento da medicina foi clínico, seu desenvolvimento semiológico, seu período de glória foi e é científico, seu futuro será necessariamente humano e social. Entretanto, essa medicina, cujo fundamento é olhar pelo outro, mesmo em tempo de inteligência artificial, tecnologia que é comparada por vezes à invenção da prensa de Gutenberg, só evoluirá sobre esse marco se permanecer fiel à grandeza das descobertas dos últimos séculos: o espírito crítico permanente, a recusa de dogmas e ideias pré-concebidas, a consideração do demonstrado pelo experimento científico, e hoje, como ontem, a exigência de descobrir e redescobrir o que seja a real transcendência através da arte.

Referências

DUARTE, P. S. *No mundo sem chão*: escritos sobre arte. Rio de Janeiro: Cobogó, 2023.
ECO, H. *Histoire de la beauté*. Paris: Flammarion, 2004.
HAN, B.-C. *Sociedade do cansaço*. Petrópolis: Vozes, 2015.
HARAZIN, D. Ser quem somos. *O Globo*, 10 mar. 2024. Disponível em: https://oglobo.globo.com/opiniao/dorrit-harazim/coluna/2024/03/ser-quem-somos.ghtml. Acesso em: 22 maio 2024.
KANT, I. *Crítica da razão pura*. 4. ed. Petrópolis: Vozes, 2015.

Leituras recomendadas

DALCOLMO, M. *Um tempo para não esquecer*. Rio de Janeiro: Bazar do Tempo, 2021.
DANTE poeta de toda a vida. Rio de Janeiro: Fundação Biblioteca Nacional, 2016.
DUBY, G. *An 1000 an 2000*: sur les traces de nos peurs. Paris: Textuel, 1995.
FACE aux épidémies: de la peste noire à nos jours. Cedex: Michel Lafond, 2022.
GOMBRICH, E. H. *The story of art*. New York: Phaidon, 2008.
NAVA, P. *Baú de ossos*. São Paulo: Companhia das Letras, 2012.
NAVA, P. *Chão de ferro*. São Paulo: Companhia das Letras, 2012.

CAPÍTULO 4
A narrativa como ferramenta na educação médica

Eloisa Grossman

Durante muitos anos, os seres humanos precisaram ser caçadores para sobreviver. Aprenderam a reconstruir as formas e os movimentos dos animais através da identificação, registro, interpretação e classificação de pistas, tais como pegadas na neve, na lama ou na areia, tufos de pelos, odores e galhos quebrados. A realidade experimentada indiretamente precisava, para o viver em coletividade, ser compartilhada.

Os caçadores teriam sido os primeiros a contar uma história, a partir da organização de pistas numa série coerente de acontecimentos ordenados no tempo e no espaço. Foi também observando e registrando sinais e sintomas que foram produzidas histórias acuradas de doenças (Ginzburg, 2011). Esse modelo de conhecimento indireto, indiciário e conjectural é empregado até hoje na prática da medicina.

O ato de narrar é condição intrínseca do viver do homem, é o tecido da vida. Narrar é uma das formas pelas quais seres humanos procuram dar sentido às experiências e ensaiam respostas para os seus dilemas. As histórias, portanto, são a forma como humanos entendem, experimentam, se comunicam e, de fato, criam a si mesmos. São também a maneira como tentam influenciar os outros (Launer, 2017).

A importância da competência narrativa no exercício da medicina

Ao buscar cuidados médicos, as pessoas necessitam compartilhar suas experiências de adoecimento, além de suas percepções, dúvidas e medos. Para contar suas histórias, é necessário que se sintam seguras e percebam que há um ouvinte interessado em seguir seus fios narrativos, apesar de muitas vezes os acontecimentos estarem em desordem, narrados como fragmentos de memórias simultâneas, que vêm à tona num turbilhão de emoções.

Ao iniciarem suas formações profissionais, os estudantes de medicina escutam de seus mestres que a anamnese é o primeiro passo para a compreensão da complexidade das doenças e dos modos de adoecer. É necessário ouvir e registrar uma história nos prontuários. É preciso organizar as informações para permitir a construção de um raciocínio clínico.

À primeira vista, esta não parece ser uma atividade complexa, visto que desde a infância as pessoas estão cercadas pelas histórias que são contadas a elas e por aquelas que as capturam a cada virada de páginas de um livro. Entretanto, imbuídos de coragem (por vezes lhes é ensinado que estudantes de medicina não podem falhar), os alunos confidenciam suas dificuldades nos primeiros contatos com a linguagem médica, uma língua estrangeira. Compartilham, atônitos e desestimulados, as diferenças percebidas entre as histórias construídas por eles e pelos seus professores. Dizem, ainda, que não entendem os motivos pelos quais os pacientes narram diferentes versões para os estudantes e para os mestres.

Esses são alguns dos argumentos que, por si só, já serviriam de justificativa para a importância de uma competência narrativa como atividade central no ofício de um médico. Sob uma perspectiva conceitual, medicina e narrativa caminham juntas, visto que múltiplas possibilidades narrativas são geradas pela doença: o adoecimento por ele mesmo, inscrito nos corpos; a descrição autobiográfica dos pacientes; a transformação dos relatos destes pelos médicos e o próprio curso da doença (Charon, 2001).

Mas não parece suficiente desenvolver estratégias de treinamento para a valorização das palavras e das histórias conosco compartilhadas. Há que se levar em consideração, previamente, que é preciso tempo, disposição e atitude favorável para ouvir de forma atenta, interessada e curiosa.

Vários estudos revelam a assimetria da relação médico-paciente. No Consenso de Toronto (Simpson *et al.*, 1991) está descrito que 54% dos pacientes consideram que a relação com o médico é motivo de reclamações, 45% das queixas dos pacientes não são levadas em consideração pelos médicos, e, em 50% das consultas, o paciente e o médico não concordam com a natureza do problema principal. No Brasil, há estudos que demonstram que não há uma preocupação dos profissionais com a compreensão dos pacientes a respeito das orientações terapêuticas (Caprara; 2004).

Em geral, a principal inquietação da pessoa que procura um profissional em busca de cuidado são suas respostas emocionais e cognitivas aos sintomas, que constituem sua queixa principal. Perguntar qual é a principal preocupação, logo após a queixa principal, permite que pacientes e cuidadores expressem seus medos, ansiedades e tristeza. Quando o médico aproveita a oportunidade para se solidarizar verbalmente com essas emoções, ao mesmo tempo em que atende à preocupação do paciente, o relacionamento começa a se desenvolver muito mais rapidamente do que se ele ficar com seus objetivos e prioridades, em vez de se preocupar com os daqueles que o procuram em busca de ajuda.

Até mesmo os ruídos ínfimos ou o silêncio, da mesma forma que os indícios permitiam aos caçadores sua sobrevivência, precisam ser valorizados. Há coisas que se contam em silêncio, na aparente quietude de um corpo que pouco fala. Dentre as várias importantes contribuições de Moacyr Scliar, ele ensina que a doença se manifesta através de múltiplas vozes: as vozes articuladas do paciente, por meio de suas queixas, relatos da doença e perguntas inquietas; as vozes misteriosas do corpo: o sopro, o sibilo, o borborigmo, a crepitação e o estridor; as vozes inarticuladas do paciente: o gemido, o grito e o estertor; e, por fim, a voz articulada do médico (Scliar, 1996).

Outro aspecto que merece atenção é a humildade narrativa, conceito cunhado por DasGupta (2008), que o define como a atitude que permite ao profissional de saúde reconhecer que cada história que ouve contém elementos desconhecidos – sejam eles culturais, socioeconômicos, sexuais, religiosos ou pessoais.

A vitalidade das interações entre corpo, arte e saúde

O uso das artes na educação médica não é algo novo. Há diversas descrições de programas que utilizam a literatura, a análise de filmes, o teatro e as visitas a museus para promover habilidades clínicas e práticas humanísticas. Entretanto, a incorporação das artes, englobadas no termo genérico "tecnologias leves", depende dos interesses pessoais de alguns professores e preceptores, em vez de serem fruto de decisões estratégicas que as incluiriam nas matrizes curriculares.

Estudiosos da educação médica realizaram uma análise de diferentes iniciativas com o objetivo de construir um modelo conceitual que ajudasse a organizar os pensamentos, as descobertas e as ideias contidas nas experiências relacionadas ao uso das artes na educação médica (Haidet *et al.*, 2016). De forma sucinta, é possível apontar os resultados: promover reflexão, interpretação e imaginação, bem como envolvimento afetivo; propiciar a autoconsciência; e auxiliar a lidar com a ambiguidade e com a compreensão mais sutil e profunda.

Um debate relacionado a essas atividades diz respeito ao momento adequado da formação de estudantes no qual a inserção do diálogo com as artes seria mais indicada. Muitos programas são oferecidos nos primeiros anos dos cursos de graduação, visto que têm como foco principal a relação médico-paciente e tomam como sustentação que o ingresso no mundo da clínica é permeado por narrativas, quer sejam as histórias contadas pelos pacientes, quer as recontadas pelos médicos a partir de modelos aprendidos. Essas iniciativas compõem a área das Humanidades Médicas e têm como objetivo promover uma prática de cuidado que associa à visão científica e às habilidades tecnológicas outras visões e habilidades que abrangem os fenômenos humanos sobre os quais elas atuam.

Em outras escolas, há propostas de criação de espaços para o compartilhamento das dificuldades enfrentadas por internos e residentes nas situações-limite que se apresentam em sua prática cotidiana de atenção às formas graves de adoecimento.

Charon (2001) foi a precursora da utilização de narrativas literárias no treino dos estudantes de medicina. Como premissa, a autora acredita que o treino narrativo potencializa o conhecimento de si, dos outros e do mundo e que o contato literário desenvolveria uma competência narrativa, que, por sua vez, permitiria aos futuros médicos reconhecer, interpretar e ser levados a atuar em função da situação crítica de outra pessoa.

Literatura e medicina compartilham uma longa trajetória de polinização cruzada (Hawkins; Mcentyre, 2000). Confrontados com a experiência da doença, os grupos humanos criam modelos para explicar o aparecimento, a cura ou a morte. Os textos literários, portanto, revelam ideias e valores de uma sociedade sobre saúde, doença e medicina. São relatos de experiências pessoais, narrativas sobre doenças e medicina e, em alguns, a doença pode funcionar como metáfora da cultura.

Sinéad Gleeson (2023, p. 157), em seu belíssimo *Constelações: ensaios do corpo*, diz:

> A doença é um posto avançado: lunar, ártico, difícil de alcançar. Local de uma experiência inenarrável e nunca totalmente compreendida por quem teve a sorte de evitá-la. Minha adolescência foi cheia de hospitais e de consultas, datas circuladas em calendários indicando cirurgias. A chegada de objetos desconhecidos sob a pele. Essa versão defeituosa de mim era um lugar novo e traiçoeiro. Eu não o conhecia, não falava sua língua. O corpo doente tem seu próprio impulso narrativo.

Como na ficção, os relatos médicos de cada caso particular envolvem subjetividades autorais, visto que o material é selecionado e organizado com o intuito de adquirir coerência e inteligibilidade. Entretanto, cabe lembrar que médicos habitam o espaço de testemunhas solidárias, o que exige a mobilização de estratégias de linguagem e categorias de pensamento que não desprezem os afetos. Ao continuar sua narrativa, a autora irlandesa ensina que cicatrizes são brechas que convidam a perguntar o que aconteceu e, a partir daí, pacientes contam ou tentam contar suas histórias.

Considerações finais

Reconhecer que a prática clínica requer um ajuste do conhecimento científico e das habilidades biomédicas em uma estrutura interpretativa, que perceba a singularidade e o valor da história do paciente e reconheça que essa história se constrói com novas partes, como uma narrativa em evolução e colaborativa entre profissional e paciente, parece ser um caminho profícuo para a formação de médicos que não reduzam os doentes à doença (Launer, 2017).

Nesse sentido, o estudo das narrativas se mostra relevante nos processos de diagnóstico e terapêutica, assim como na educação em saúde e na produção de conhecimento. As chamadas "tecnologias leves" passam, então, a ser encaradas como centrais à prática médica atenta às singularidades e complexidades de cada pessoa.

Referências

CAPRARA, A.; RODRIGUES, J. A relação assimétrica médico-paciente: repensando o vínculo terapêutico. *Ciência & Saúde Coletiva*, v. 9, n. 1, p. 139-146, 2004.

CHARON, R. Narrative medicine: a model for empathy, reflection, profession, and trust. *JAMA*, v. 286, n. 15, p. 18-97, 2001.

DASGUPTA, S. Narrative humility. *Lancet,* v. 371, n. 9617, p. 980-981, 2008.

GINZBURG, C. *Mitos, emblemas, sinais*: morfologia e história. 2. ed. São Paulo: Companhia das Letras, 2011.

GLEESON, S. *Constelações*: ensaios do corpo. Belo Horizonte: Relicário, 2023.

HAIDET, P. *et al.* A guiding framework to maximise the power of the arts in medical education: a systematic review and metasynthesis. *Medical Education*, v. 50, n. 3, p. 320-331, 2016.

HAWKINS, A. H.; MCENTYRE, M. C. (org.). *Teaching literature and medicine.* New York: Modern Language Association, 2000.

LAUNER, J. *Narrative-based primary carea practical guide.* Boca Raton: CRC, 2017.

SCLIAR, M. *A paixão transformada:* história da medicina na literatura. São Paulo: Companhia das Letras, 1996.

SIMPSON, M. *et al.* Doctor-patient communication: the Toronto consensus statement. *BMJ,* v. 303, n. 6814, p. 1385-1387, 1991.

CAPÍTULO 5

As dez maiores descobertas da medicina

Carlos Antonio Mascia Gottschall

Vários são os caminhos da benemerência. É difícil a tarefa de estabelecer as dez maiores descobertas da medicina. Ao ressaltar as que considero mais memoráveis, optei por usar critérios de veracidade (novo paradigma), abrangência (alcance generalizado) e significado (comprovação científica). Estas qualidades as levam à aplicabilidade geral nas mais diversas áreas da medicina, o que consequentemente acaba caindo no campo dos conceitos seminais, lembrando que uma imensa árvore começa sempre como uma semente. Mesmo assim, é também difícil condensar em apenas dez. Estabelecidas as premissas, vamos aos fatos.

1. Circulação do sangue

O primeiro impacto fundamental vem da descoberta da circulação do sangue, estabelecida por William Harvey na Inglaterra e publicada no seu livro *Exercitatio Anatomica de Motu Cordis et Sanguinis in Animalibus*, em 1628.

Esta é considerada a maior descoberta médica do segundo milênio – do ano de 1000 a 2000 –, e representa a aplicação inaugural do método científico na medicina (observação, experimentação, análise e conclusão), o que promoveu a medicina a ciência e destruiu concepções míticas milenares, baseadas no argumento da autoridade e em deduções a partir de premissas fantasiosas. Também inaugurou os primórdios do discurso médico moderno, dando coerência a achados anatômicos descobertos anteriormente.

A afirmação de que o sangue circula passou a ser o primeiro imutável paradigma científico na medicina. Além disso, a abordagem científica estimulou o uso de instrumentos para melhor observar fenômenos. Instrumentalismo passou a ser sinônimo de experimentalismo.

2. Instrumentos

Apesar de instrumentos simples já existirem desde a Antiguidade – usados em cirurgia, obstetrícia, escopias –, o novo impacto importante foi nas áreas de diagnóstico e pesquisa, em manifestações anatomofisiológicas reais. Quatro sobressaem nitidamente.

O microscópio, inventado pelo cortineiro holandês Anton van Leeuwenhoec no século XVII, no início foi considerado por Robert Hooke, criador do termo "célula", mera "diversão e passatempo". No fim do século XVIII, Morgagni e Bichat fundaram a anatomia patológica e a histologia apenas por macroscopia, pois não confiavam nos primeiros microscópios. Aperfeiçoado no século XIX, o microscópio permitiu criar a anatomia patológica moderna. Em 1859, Rudolph Virchow afirmou que toda célula provém de outra célula e que toda doença começa na célula. O microscópio foi fundamental para evoluir a teoria celular da doença e foi aplicado para estudar órgãos e sistemas normais e patológicos. Cem anos depois, o microscópio eletrônico desvendou as menores estruturas celulares.

O estetoscópio de René Laennec, aplicado à identificação de doenças pulmonares e cardíacas por volta de 1820, representou o maior avanço na medicina diagnóstica desde Hipócrates e dominou a semiologia médica no século XIX, sendo símbolo da medicina até hoje, pois foi o primeiro a evidenciar manifestações de órgãos internos por meio de sons.

Concomitantemente, a condução da medicina científica pela fisiologia no século XIX exigiu registros permanentes de fenômenos biológicos. Surgiu o quimógrafo de Carl Ludwig em 1847, capaz de reproduzir curvas de fenômenos vitais por uma agulha oscilante num tambor giratório enfumaçado. Essa ideia de quimógrafo para perenizar fenômenos biológicos é a mãe de todos os registradores usados atualmente, tais como eletrocardiógrafos, eletroencefalógrafos, osciloscópios e refinamentos de registros para pesquisa e diagnóstico.

Muitos anos depois do microscópio, do estetoscópio e do quimógrafo, surgiu o aparelho de raios X. Em 1895, o físico Willelm Röntgen, pesquisando, viu um tubo de raios catódicos envolvido com papelão preto emitir descargas elétricas. A placa de bário próxima começou a brilhar por meio de radiação, que chamou de raios X, por ser desconhecida. A radiografia inaugural no mundo foi da mão de sua esposa Berta, mostrando a solidez do casamento pela presença da aliança. Foi descoberto, assim, o primeiro método capaz de visualizar o interior do corpo humano além do revestimento das mucosas.

O exame radiológico é o pai de todos os métodos de imagem atuais. Além do extraordinário desenvolvimento da radiologia, a difração por raios X, em 1952, junto com a microscopia eletrônica, permitiu desvendar a estrutura do DNA.

3. Medicina baseada em evidências

Até as primeiras décadas do século XIX, as teorias sobre doenças eram intuitivas, absurdas. Exemplo paradigmal: indicava-se sangria, o tratamento que mais matou na história, para "limpar o sangue" em todas as doenças, até para tratar anemia, além de outros absurdos.

Foi Pierre Charles Alexandre Louis quem demonstrou com números a nocividade da sangria como tratamento. Munido de exame clínico, estetoscópio e bloco de notas, emparelhou dois grupos de pacientes com pneumonia tratados com e sem sangria e registrou numericamente achados e desfechos. Sua análise de resultados acabou com a indicação de sangria.

Seus artigos de 1828 foram publicados em livro, ridicularizados na Europa, mas aceitos nos Estados Unidos. Antes de existir a estatística médica, Alexandre Louis fez por ser reconhecido atualmente como o criador da medicina baseada em evidências, por meio de uma visão que estava cem anos à frente de seu tempo. A medicina baseada em evidências descartou adivinhações e facilitou o estudo da história natural das doenças, prognósticos e tratamentos.

4. Anestesia

Ainda em meados do século XIX, cirurgias eram evitadas, pela tortura da dor e pela possibilidade de morte por infecção no pós-operatório. Para submeterem-se a cirurgias, pacientes precisavam ser amarrados ou alcoolizados.

O dentista William Morton introduziu a máscara anestésica com clorofórmio no Massachusetts General Hospital, em 1846. É célebre a frase para o cirurgião: "Dr. Warren, seu paciente está pronto". E a resposta do cirurgião após o tranquilo ato cirúrgico: "Cavalheiros, isto não é uma encenação".

A anestesia foi definitivamente aceita, vencendo preconceitos religiosos – já que a Bíblia previa parto entre dores –, depois de aplicada pelo doutor John Snow no parto do oitavo filho da rainha Vitória. A anestesia local com cocaína foi aplicada pela primeira vez em 1884 por Karl Koller.

Vencida a dor, a anestesia abriu caminho para tudo que viria depois em cirurgia. A multiplicação de cirurgias e partos propiciou o desenvolvimento da antissepsia.

5. Antissepsia

Até a segunda metade do século XIX, pacientes cirúrgicos e parturientes sofriam pelo flagelo das infecções, estas explicadas pelos "miasmas", algo misterioso, proveniente geralmente de putrefações.

Em Viena, nessa época, havia mais mortes em partos praticados por médicos que por enfermeiras, pois era comum médicos partejarem depois de passar diretamente de salas de necrópsias para salas obstétricas.

Ignaz Semmelweis, médico húngaro, perdeu um amigo com o mesmo quadro das puérperas que morriam, depois de ferir-se com um bisturi usado em necropsia. Em 1846, Semmelweis intuiu que algo transmitia a infecção por contato. Mandou os médicos lavarem as mãos (as luvas cirúrgicas surgiram só no fim do século) antes de partejarem: houve queda dramática da mortalidade. Mesmo assim, desacreditado por colegas, voltou para a Hungria e morreu louco.

Em Glasgow, Joseph Lister tomou conhecimento de estudos de Pasteur, que descobrira os microrganismos. Iniciou a desinfecção de ferimentos e instrumentos com ácido carbólico antes das cirurgias traumatológicas que praticava. Mortalidade zero. Sendo um *quaker* justo e ético, reconheceu a primazia de Semmelweis. Desapareceu, assim, o fantasma da infecção cirúrgica.

A antissepsia continuou salvando vidas e logo abriu caminho, sendo sustentada pelo desenvolvimento da teoria microbiana.

6. Teoria microbiana

Em 1854, o químico Louis Pasteur visualizou micróbios responsáveis pela fermentação. Em 1864, desenvolveu a "pasteurização" do vinho e do leite. Em 1873, estabeleceu definitivamente a teoria microbiana da doença e forneceu bases decisivas para a antissepsia. Seus estudos mostram que o organismo consegue produzir anticorpos a agentes infecciosos. Ele desenvolveu também o soro antirrábico, atingindo vírus. São ações que apontaram rumos para a construção da imunologia e da vacinação.

Robert Koch, em 1882, descobre o bacilo da tuberculose, o flagelo milenar da humanidade e estabelece, por meio dos postulados de Koch, que toda infecção tem por causa um micróbio específico.

A teoria microbiana levaria ao desenvolvimento da quimioterapia e dos antibióticos no século XX.

7. Quimioterapia

Até 1909, toda terapêutica provinha de seres vivos, principalmente vegetais. Paul Ehrlich criou o conceito de "bala mágica", ou seja, um agente químico específico para dada moléstia, conceito hoje dominante na farmacologia.

O salvarsan, numerado nas suas experiências como composto 666, a "bala mágica" para sífilis, constituiu o primeiro medicamento químico sintetizado em laboratório. Seus estudos permitiram estender o campo da terapêutica para outros agentes químicos sintetizados, como sulfas e tantos mais, abrindo portas para todos os quimioterápicos que viriam posteriormente, chegando a imunossupressores e antitumorais.

8. Hormônios

Quanto ao controle da atividade corporal, até por volta de 1920, pensava-se que movimentações orgânicas só provinham de impulsos nervosos. William Bayliss e Ernest Starling, fisiologistas ingleses, criaram o campo da hormonologia ao reproduzirem a experiência de Pavlov e surpreenderem movimento peristáltico no intestino desnervado de um cão. Identificaram a ação como mediada por uma secreção produzida no duodeno e derramada no sangue, a que chamaram de secretina.

Assim, foi evidenciado um novo campo de atividade fisiológica: tratava-se da primeira demonstração de ação humoral à distância por via sanguínea e não nervosa. Inaugurado o campo da endocrinologia, logo após viria a descoberta da insulina, por Banting e Best, e de outros hormônios fundamentais à vida.

9. Antibióticos

Alexander Fleming, bacteriologista escocês, estudava bactérias e fungos em Londres. Em 1928, ao voltar de férias, constatou colônia de estafilococo contaminada com o fungo *Penicilium notatum*. Não lhe escapou que o fungo destruíra os estafilococos ao seu redor. Batizou o agente letal de penicilina, o primeiro dos antibióticos. Em 1942, surgiu a estreptomicina, o primeiro antibiótico eficaz contra o milenar flagelo da tuberculose. A antibioticoterapia inaugurou uma nova era na medicina, representada pelo início do efetivo combate ao domínio das infecções.

10. Hereditariedade

Até cerca de 1950, a maioria dos pesquisadores pensava que os genes eram proteínas. Oswald Avery e colaboradores, em 1944, mostraram que caracteres hereditários são bases nitrogenadas constituintes do ácido desoxirribonucleico (DNA): adenina-timina, citosina-guanina.

Em 1952, na Inglaterra, Rosalind Franklin mostrou por difração de raios X que o DNA tem aspecto helicoidal e, em 1953, Wilkins, Watson e Crick desvendaram a estrutura espacial do DNA, suas ligações químicas (sempre adenina com timina e citosina com guanina) e seu modo semiconservativo de replicação. Foi descoberta, assim, a chave da hereditariedade.

Esses pesquisadores, físicos e biólogos – nenhum médico – abriram a fascinante via para o estabelecimento do genoma humano e da terapia gênica.

Considerações finais

A veracidade, a abrangência e o significado dessas descobertas estabeleceram os fundamentos da medicina moderna. A maioria delas nasceu seminalmente no século XIX, o grande século da construção das bases da medicina atual. Foram apoiadas pela genialidade de cientistas que glorificaram a aplicação do método científico na biologia e na medicina, principalmente nas áreas de fisiologia e bioquímica, como Claude Bernard, Justus von Liebig e Jakob Henle.

Referências

FRIEDMAN, M.; FRIEDMAN, G. *Medicine's 10 greatest discoveries*. New Haven, London: Yale University, 1998.
GOTTSCHALL, C. A. M. *Do mito ao pensamento científico*: a busca da realidade, de Tales a Einstein. Rio de Janeiro, Belo Horizonte: Atheneu, 2004.
GOTTSCHALL, C. A. M. *Pilares da medicina:* a construção da medicina por seus pioneiros. Rio de Janeiro, Belo Horizonte: Atheneu, 2009.
HARVEY, W. *De Motu Cordis et Sanguinis in Animabilus.* [S. l.: s. n.], 1628.
HELLMAN, H. *Great feuds in medicine:* ten of the liveliest disputes ever. New York: John Wiley & Sons, 2001.
LOPES, O. *A medicina no tempo*. São Paulo: USP, 1970.

CAPÍTULO 6
Dicas para o sucesso da primeira consulta

Flavio José Kanter

Como medir o sucesso de uma primeira consulta? Poderia ser utilizado um questionário ou um desses conjuntos de *emojis* para saber quanto o cliente ficou satisfeito. Outra forma de avaliar poderia ser a volta ou não do paciente para uma segunda consulta. Mas com a organização da assistência em saúde, pode haver duas ou mais consultas por ser aquele o profissional designado pelo sistema, e não necessariamente uma escolha do cliente. Esse sucesso será medido se for possível avaliar o sentimento que ficou no paciente: satisfação, sensação de haver sido acolhido, considerado em sua plenitude e recebido toda atenção nas queixas, problemas e preocupações. Se o paciente sair da consulta com a percepção de que tudo foi aceito e levado em conta, que algo bom vai acontecer, a consulta terá sido satisfatória. Cada consulta é única, esse é o encantamento de exercer medicina para pessoas. É sempre uma experiência nova, com seus desafios, satisfações e eventuais frustrações.

Acolhimento e recepção

A primeira consulta começa no momento da indicação de um profissional. Quem indica – outro médico, um familiar, um amigo ou outros – o motivo da recomendação gera expectativas diferentes. O que é informado gera expectativas e sentimentos. Dois pacientes contaram que, após receberem indicação, foram ver no Google quem eu era. Esses dois assistiram meu depoimento para o Museu de História da Medicina do Rio Grande do Sul (Kanter, 2021), publicado no YouTube, com duração de uma hora. Um deles disse que já me conhecia da entrevista e que, na consulta, eu era do mesmo jeito que me viu e ouviu. Outra pessoa me escolheu ao assistir uma palestra para o público leigo, gostou, e disse ao fim da consulta haver encontrado o que lhe agradara na palestra.

O acolhimento inicia ao agendar. A empatia de quem atende, seja por telefone, meio eletrônico ou presencial, deve transmitir um sentimento de que a pessoa é bem-vinda. A facilidade para agendar já começa a construir o sucesso da primeira consulta. Sempre orientei secretárias de que são minha extensão nos contatos de agendamento e recepção no consultório, de forma que esse contato pode ser satisfatório ou insatisfatório para quem procura atendimento, e isso faz diferença.

Ao chegar, tudo deve ser agradável: a cordialidade, o cumprimento inicial, a expressão facial, a atitude, a impostação da voz. Já fui atendido por secretárias que falavam ao telefone ao mesmo tempo em que me "atendiam", ou que conversavam entre si. Senti o impulso de pedir desculpas por estar ali atrapalhando.

Respeito e interesse

A pontualidade é prova de consideração. Se há algum atraso, por vezes inevitável, cabe explicar o motivo, o tempo estimado e pedir desculpas. O médico deve receber de pé, abrir a porta, apertar a mão, convidar para entrar e sentar, olhar no olho, e desde este momento já começa a conectar e gerar satisfação. A presença de acompanhante na primeira consulta pode ser importante. Quando interrogado pelo paciente ou por quem está junto se pode entrar, respondo que a decisão é do paciente. Muitos querem, alguns aceitam que os acompanhantes entrem e mudam de ideia no decorrer da consulta pedindo que se retirem e aguardem na sala de espera. É comum adolescentes preferirem que pai ou mãe não entrem, e deve-se proceder de acordo com sua vontade. Chamar o paciente pelo nome é indispensável. Há estudos mostrando que mais de metade das consultas estudadas transcorreu sem que o médico chamasse o paciente pelo nome, e um número equivalente de pacientes não sabiam ou não lembraram o nome do médico que os atendeu. É improvável obter satisfação em um contato tão impessoal. A primeira impressão é a que fica, e é difícil mudá-la depois. Durante a escuta da história e do que o paciente tem a contar, é preciso foco, atenção plena, interesse e curiosidade. O olhar deve estar atento e fixo nos olhos, observando a expressão da face e do corpo, deixando a conversa fluir. Há diversas observações identificando que, na maioria das consultas, a narrativa espontânea foi interrompida em menos de 20 segundos após o início da consulta. Uma queixa muito comum nos últimos tempos é em relação aos médicos que olham mais para a tela do computador do que para os pacientes (Kanter, 2020). Isso pode causar a impressão de desatenção, falta de foco e de interesse e baixa disponibilidade. Intervenções para recolocar a narrativa no rumo são necessárias muitas vezes. Há pessoas dispersivas e se pode trazê-las de volta com sensibilidade e respeito dizendo, por exemplo: "vamos voltar ao seu caso?".

Redução de barreiras

A sensação de distância com o médico é comum, e é maior na primeira consulta. Há algumas medidas que, se adotadas, podem atenuar parte desse sentimento. No consultório do clínico, é possível não usar avental (eu não uso). Quando instalei meu primeiro consultório, coloquei uma mesa grande atrás da qual eu sentava e do lado oposto havia duas poltronas para paciente e acompanhante. Ao fim de uma primeira consulta, o paciente disse que gostou da consulta, mas sentiu desconforto porque a minha poltrona era mais alta do que a dele, e isso o fez sentir diminuído. Não respondi, apenas levantei da minha poltrona e levei-a até o lado da que ele sentava, mostrei que tinham a mesma altura e apontei o desnível que ele havia percebido era um sentimento possível de ocorrer em quem consulta, e não uma realidade. Meses depois contei o episódio a um amigo psicanalista, Alberto Abuchaim. Ele sugeriu que a mesa fosse colocada no canto da sala, e assim um giro de noventa graus na minha cadeira giratória permitia estar de frente para o paciente ou para a mesa, nada se interpondo entre nós – pelo menos não fisicamente. Uso isso até hoje (Kanter, 2020).

Uma paciente contou porque resolvera trocar de médico. Havia consultado com um colega e ele escreveu na receita o seu nome composto cortando os dois nomes do meio. Sentiu isso como uma desconsideração. Pode-se achar que é um exagero, uma futilidade, mas para aquela pessoa não era. Por que desagradar por tão pouco?

Um senhor com mais de 80 anos veio consultar pela primeira vez. Informou que estava mudando porque seu médico estava ficando velho, temia que o abandonasse, poderia não acompanhá-lo no hospital se precisasse de internação. Como vários de seus familiares eram meus pacientes, me escolheu. Fiquei um pouco perturbado, pois esse colega que ele pretendia trocar é da minha geração. Pensei que deveria dar elementos para este senhor decidir se continuava comigo ou não, afinal no quesito idade eu não diferia muito do colega que ele decidira trocar. Expliquei que desde a pandemia em 2020 deixei de atender em hospital, mas que tenho colegas que atendem meus pacientes quando hospitalizados, que trocam ideias comigo e os encaminham de volta após a alta. Ele respondeu que então não era um problema, visto haver médicos da minha confiança no hospital, o que o faria se sentir confortável. Ainda assim fiquei curioso sobre a satisfação desse senhor, mas ele voltou a consultar diversas vezes e ficou satisfeito. Nem sempre a razão alegada é a verdadeira. Pode-se aceitar a narrativa que se apresentar.

Exame físico minucioso

O exame físico e indispensável. Isso parece óbvio, mas muitas pessoas narram consultas em que um técnico mediu sinais vitais, houve coleta sumária da história dirigida à queixa principal, e foi solicitada uma lista de exames laboratoriais e de imagem sem o exame físico minucioso. Já vi uma paciente ser submetida a cateterismo cardíaco (normal) por dor no peito, e em exame físico posterior descobriu-se que a dor era causada por artrite de articulações de costelas com o esterno (síndrome de Tietze). Outro paciente com herpes-zóster, que poderia ser diagnosticado por inspeção visual, foi submetido a tomografia computadorizada para investigar a origem da dor.

O exame minucioso e sistemático, o contato da mão e do estetoscópio, enfim – todo este conjunto proporciona informações valiosas, bem como a sensação de interesse e proximidade que não há como substituir. Os exames complementam – não substituem, complementam.

Foco no paciente e no acompanhante

Bernard Lown (1986) contou no livro *A arte perdida de curar* o caso de um paciente que atendeu por mais de uma década. Tratava-se de um cientista chinês que vivia numa cidade a algumas horas de distância de Boston, para onde dirigia uma vez por ano para a consulta. Os cardiologistas em sua cidade indicaram cirurgia de revascularização miocárdica para tratar da sua doença coronária severa e sintomática e ele preferiu o tratamento clínico com o Dr. Lown, que aceitou a escolha. As opções na época eram o tratamento clínico medicamentoso ou cirurgia. Ainda não se dispunha de angioplastia nem *stents*. Consultava sempre acompanhado pela esposa, uma chinesa franzina que durante toda a consulta fixava o olhar em Lown, mantinha uma fisionomia impassível e não falava. Numa das consultas anuais ele reparou que ela não fixou os olhos nele como de hábito e sim no teto, e pensou que havia algo não sendo dito. Ficou inquieto, mas o paciente disse que estava como sempre, fazia os mesmos exercícios, tomava as mesmas doses de medicamentos, inclusive a nitroglicerina sublingual. Na sala de exames, tudo parecia estável, e Lown deu um jeito de perguntar a sós para a esposa se algo mudara. Ela relutou, mas acabou contando que o esposo não contara a verdade: o exercício estava muito mais limitado e o uso de nitroglicerina mais frequente. Ele conduziu o paciente para a esteira para um teste de esforço. Em menos da metade do tempo que costumava tolerar, sentiu dor no peito, acompanhada de sudorese, hipotensão arterial e arritmias cardíacas graves. Foi levado de ambulância para o hospital, aceitou a cirurgia de revascularização miocárdica indicada e se recuperou bem.

Veja o quanto a atenta observação de pacientes e seus acompanhantes pode informar o trabalho do médico, ajudando a decidir a melhor conduta. Isso vale para todas as consultas.

Interesse e curiosidade em conhecer a pessoa

Foi publicado no periódico inglês Lancet, em 23 de dezembro de 2017, um ensaio escolhido para o prêmio do ano, escrito pela Dra. Kate Rowland (2017). Ela conta de um paciente oncológico que acompanhou, como interna, durante a hospitalização terminal. Ele estava se aproximando do fim. Ela sabia todos os dados objetivos, de sinais vitais a resultados de exames, sempre atualizados. Tinha domínio para apresentar nos *rounds* e em consultorias com os diversos especialistas envolvidos. Numa manhã, o paciente disse: "Você não me conhece, doutora." Ela ficou desconcertada, pois sabia todos os dados e a evolução do caso dele, então, como não o conhecia? Aos poucos foi se dando conta de que, de fato, havia muito mais sobre ele além do que ela sabia: vida familiar, mulher e filhos, pais e demais familiares, casa, trabalho (ele era o executivo poderoso de um negócio importante). Ela conta que, desde então, incorporou uma pergunta a suas consultas e visitas a pacientes: "Há alguma coisa que você quer que eu saiba a seu respeito que eu ainda não sei?". Reli recentemente no livro *The Principles and Practice of Medicine* (Harvey *et al.*, 1972) sobre a consulta médica, na edição de 1972. Ali já era recomendado formular essa mesma pergunta. Incorporei isso nas consultas que atendo, e é impressionante o que as pessoas têm para dizer e não sabem se vai ser aceito.

Entender o sentido da vida de cada um

O psiquiatra Viktor Frankl, sobrevivente de vários campos de concentração nazistas, observou que morriam muito mais prisioneiros nos campos de trabalho quando estes perdiam o significado para se manter vivos. Os que tinham objetivos (como ele próprio), se mantinham vivos e resistiam mais. É preciso estar atento para perceber nos pacientes os significados e metas para suas vidas e ajudá-los a identificar e ter clareza disso. Frankl se imaginava, quando naquela condição, fazendo conferências, escrevendo artigos e livros sobre suas observações nos campos. Poucas semanas depois de libertado, publicou o livro *O homem em busca do sentido* (Frankl, 1992), com o material que havia preparado mentalmente nos longos anos de cativeiro, e que certamente o ajudara a se manter vivo.

A relação cura

Irvin D. Yalom (2006) diz que a relação cura. Perde-se muito na busca do melhor para o paciente se não for estabelecida uma boa relação, ou pior ainda, se a relação for ruim. Isso já era sabido por Hipócrates, mais de dois mil anos atrás. Pode alguém achar que, com toda a modernização e tecnologia disponível nos tempos atuais, a relação perdeu importância, tornou-se obsoleta ou fútil. Na verdade, tudo vem a se somar aos valores eternos da medicina, não para substituí-los e sim para enriquecer as melhores práticas. No livro *The Digital Doctor*, o Dr. Robert Wachter (2017) explora com profundidade os impactos e soluções possíveis em face da incorporação dos progressos tecnológicos na medicina. É possível que todos os avanços incorporados (prontuário eletrônico, protocolos, diretrizes, consensos, inteligência artificial, inovação em diagnóstico e tratamento como cirurgia robótica) permitam alocar pessoal não médico para exercer funções que liberem tempo do médico para se dedicar ao que importa: o relacionamento com os pacientes.

Frankl conta, em um de seus livros, o caso de sua paciente que ligou de madrugada por estar sentindo vontade de se matar (Sacks, [199-?]). Ele atendeu, ouviu e conversou com ela por mais de duas horas. Nesse momento, ela disse que podiam desligar, pois já não queria se suicidar. Ele ficou curioso em saber o que se passara no transcorrer da conversa que tivera o poder de reverter o impulso da paciente. Ele mesmo não saberia dizer. Na consulta seguinte, perguntou o que a fizera mudar de ideia, e ela respondeu:

"O senhor me ouviu". O conjunto da relação com seu médico, a aceitação de seus sentimentos, a disponibilidade durante várias horas de uma madrugada, certamente ajudaram na melhora dessa pessoa. A vida dela importava.

O que fica

Maya Angelou* (*apud* Barros, 2022) disse: "Eu aprendi que as pessoas vão esquecer o que você falou, as pessoas vão esquecer o que você fez, mas as pessoas nunca vão esquecer como você as fez se sentir".

Essas dicas entendidas e praticadas fazem parte do que se pode fazer para proporcionar primeiras consultas com sucesso, e reconsultas também. O médico é a pessoa que ele é, e o seu trabalho vai mostrar isso. Não se representa um papel ao exercer a profissão, a não ser que se trate de atores. Mas se pode aprender e aprimorar atitudes e comportamentos que valorizam o trabalho do médico, com mais sucesso e satisfação para os pacientes, suas famílias e para nós mesmos.

Referências

BARROS, R. L. A. Maya Angelou. *Leia Agora*, abr. 2022.
FRANKL, V. *O homem em busca de um sentido*. Lisboa: Lua de Papel, 1992.
HARVEY, A. M. *et al*. *The principles and practice of medicine*. Iowa: Meredith Corporation, 1972.
KANTER, F. J. *Bom dia para você com um sorriso*. Porto Alegre: AGE, 2020.
KANTER, F. *Entrevista com Dr. Flávio Kanter, realizada em fevereiro de 2021*. [*S. l.: s. n.*], 2021. 1 vídeo (70 min). Publicado pelo canal Museu de História da Medicina MUHM. Disponível em: https://www.youtube.com/watch?v=nmcySfNvhZI&t=3s. Acesso em: 14 maio 2024.
LOWN, B. *A arte perdida de curar*. São Paulo: Peirópolis, 1986.
ROWLAND, K. You don't know me. *Lancet*, v. 390, n. 10114, 2017.
SACKS, J. The power of listening. *Covenant & Conversation*, [199-?]. Disponível em: https://rabbisacks.org/covenant-conversation/bereishit/the-art-of-listening/. Acesso em: 14 maio 2024.
WACHTER, R. *The digital doctor*: hope, hype, and harm at the dawn of medicine's computer age. New York: McGraw Hill, 2017.
YALOM, I. D. Os desafios da terapia. São Paulo: Ediouro, 2006.

---

*Maya Angelou era o pseudônimo de Marguerite Ann Johnson (St. Louis, Missouri, nascida em quatro de abril de 1928 em Winston-Salem, Carolina do Norte, falecida em 28 de maio de 2014). Foi uma escritora e poetisa nos Estados Unidos, precursora e ativa participante dos movimentos sociais por direitos humanos.

CAPÍTULO 7
Atendimento de emergência no Brasil: aspectos psicossociais

José Galvão-Alves

Durante muitos anos compartilhando das ideias e ideais psicossomáticos, que veem o ser humano de maneira individualizada, cheguei a temer pelo futuro dessa filosofia ao me deparar com uma prática médica voltada para o organicismo e distante do ser humano. O ser humano que, pela essência e pelo viver, necessita do outro, da compreensão, da solidariedade e do amor. O ser humano que, ao vislumbrar-se interiormente, tenta buscar a perfeição e o acerto. Como entender que esse mesmo ser humano poderia agir com descaso, despreocupação e até mesmo desprezo para com seus semelhantes?

Após muitos anos de exercício profissional em uma instituição pública voltada para o atendimento de emergência, pude entender que, muito além da vontade, da ética e do humanismo, encontra-se a dignidade de um profissional esquecido e negligenciado pela sociedade e pelos responsáveis pela gestão do sistema e das instituições de saúde. Durante anos cobrei uma atitude mais humanizada da equipe de saúde sem me dar conta de que não se pode oferecer o bem sem dele também se beneficiar. Critiquei arduamente muitos colegas, não entendendo neles o distanciamento e a frieza para com os pacientes. Não enxergava distância e frieza nos pacientes quando encaravam os médicos.

Com o tempo, aprendi a analisar a simbiose necessária a um bom relacionamento médico-paciente e a perceber que, antes dos conceitos humanistas, existem verdades institucionais, sociais e profissionais que devem ser computadas, sem as quais estaremos no mundo das teorias e da fantasia. Infelizmente, a verdade é que médicos e pacientes, protegidos por uma instituição perversa, distanciam-se a cada dia e, ao invés de cultivarem um ambiente em comum, agridem-se e deterioram suas relações. Assim, nossa avaliação do setor de atendimento de emergência e do doente de emergência será baseada nessa triste realidade.

O setor de emergência

Idealizado para o atendimento de pacientes agudamente doentes, o setor de emergência nos hospitais públicos do Brasil tem-se caracterizado por um aglomerado de pessoas em situação de vulnerabilidade, em um local inadequado ao mínimo necessário e que tem à sua frente uma equipe cansada, desmotivada e muitas vezes despreparada. Esse ambiente é dominado por médicos jovens, entusiastas da medicina intervencionista, porém ainda imaturos para os percalços da profissão, para os riscos do insucesso e para a decepção das perdas, que se tornam presas fáceis da angústia e da misericórdia.

Ao ler livros clássicos ou assistir seriados de televisão, nos sentíamos orgulhosos da sensação de sermos salvadores, nos emocionamos com o quanto um bom médico socorrista poderia sentir-se valorizado ao reanimar um paciente que apresenta parada cardiorrespiratória. Quantas vezes sonhamos com a manifestação de gratidão do doente e de seus familiares pelo atendimento correto e honesto.

No passado, a instituição misturava-se conosco até nos tornarmos inseparáveis, "vestíamos a camisa" de nosso hospital e orgulhávamo-nos dele.

Infelizmente, o momento é outro, e os pronto-socorros de nossos hospitais tornaram-se verdadeiras arenas, nas quais a equipe de saúde não mais se preocupa com a excelência do atendimento, e sim com o alívio de suas tensões e o expirar de suas horas de plantão. Bode expiatório de um sistema de saúde falido, a imprensa leiga tem feito referência constante ao mau atendimento do pronto-socorro no Brasil. A existência de "médicos negligentes, hospitais precários e um povo desprezado" parece traduzir-se no assunto preferido de nossos informantes. Esquecem-se do essencial, continuam na parte visível do *iceberg*.

Em nossas universidades, apenas se iniciam os cursos de Emergências Médicas – especialidade em pleno desenvolvimento em todo o mundo –, e não nos é ensinado como lidar com a agressividade, com a desconfiança e com os temores do paciente agudo e seus acompanhantes. Ensina-se a diagnosticar e a medicar, mas se esquece de mostrar a realidade, e, ao nos vermos diante dela, inicia-se um processo de desamor e decepção com a tão sonhada medicina. A falta de gaze, a maca quebrada, o equipamento radiográfico que não funciona e o péssimo salário da equipe de saúde não podem ser atribuídos ao médico. No momento atual, o médico no pronto-socorro assemelha-se a um guerreiro sem arma.

Como humanizar? Como transmitir e ensinar aos mais jovens? Por que tanto se sabe e tão pouco se muda? Por que expor uma classe tão essencial à sociedade a críticas tão duras?

É preciso que se descubra o papel real do médico e da equipe de saúde na sociedade. Não basta a constatação da falta de material e da existência de maus profissionais; é fundamental o investimento na formação humanística, em que a técnica e a ética se unam para o bem-estar social.

É o momento de idealizarmos uma realidade e buscá-la arduamente. A prática médica no pronto-socorro necessita, acima de tudo, de liderança ético-científica e de organização institucional, de médicos que respeitem o saber e o humanismo e de locais condizentes com a realização de uma boa prática profissional.

O setor de emergência, entre outras qualidades, deve ser um ambiente tranquilo, com materiais de fácil acesso e com equipes preparadas técnica e emocionalmente para o convívio com o doente grave, com famílias aflitas e até mesmo com a morte, às vezes prematura. É necessário, pois, um clima de solidariedade, respeito e amizade entre os plantonistas. Isso ameniza o alto grau de tensão, demonstra seriedade e atrai o respeito e a admiração dos que sofrem. A medicina lida com seres humanos, suas dores, seus medos e suas angústias, e somente um médico bom pode se transformar em um bom médico.

A relação médico-paciente

A relação médico-paciente nos hospitais públicos – e, especialmente, no setor de pronto-socorro – tem como característica principal o anonimato; médico e paciente encontram-se pela primeira vez e na imensa maioria das vezes não sabem sequer seus nomes. O grande referencial é, portanto, a instituição, ou, quando muito, a equipe de plantão. Assim um paciente se refere ao seu atendimento: "Fui atendido pela equipe de segunda-feira do Hospital Carlos Chagas (no Rio de Janeiro)". Essa falta de identidade tem permitido uma conduta menos comprometida e também diluído os eventuais ganhos e acertos do profissional de saúde.

Em um momento de urgência, tenso e temeroso pelo que se passa, o paciente geralmente se vê diante de um médico desconhecido e em um ambiente estranho. Assim, sente-se profundamente impotente ou até perseguido, em alguns casos, o que pode levá-lo a reagir com grande agressividade. Dessa forma, o simples ato de estender a mão, cumprimentar o paciente, recomendar que este se sente e identificá-lo nominalmente desperta uma melhor acolhida, muitas vezes "quebrando o gelo" e aliviando o receio de ser mal atendido. Embora o tempo para o atendimento seja por demais escasso, nada nos impede de utilizá-lo com educação e cortesia. Mais do que nos queixarmos da falta de condições, o paciente nos entenderá e se juntará a nós se o atendermos com o cuidado, o respeito e a cordialidade que merecem os agudamente enfermos.

Outra preocupação constante é valorizarmos o sofrimento da pessoa que nos procura e não apenas a doença que consideramos mais ou menos grave. Exemplificando: um paciente politraumatizado costuma obter apoio de toda a equipe, o contrário do que se dá com os portadores de transtornos agudos da esfera emocional. Embora seja compreensível que, na primeira situação, o risco de vida pode conduzir a uma maior preocupação, não me parecem oportunos o descaso e a desvalia dedicados ao doente psicológico. Se seu conflito interior é tão grande que o impede de exteriorizá-lo, a somatização deve ser vista como uma expressão de imensa dor da alma e ser encarada com o respeito e o carinho tão terapêuticos àqueles que sofrem. É, pois, conhecido o papel do médico no alívio do sofrimento, visto que a cura talvez esteja distante de suas possibilidades.

Recordo-me da indignação expressa na face de um médico quando percebeu que sua paciente não estava "realmente" hemiplégica e que era "apenas" uma histeria de conversão. Revoltado, sentindo-se enganado, forçou a paciente a levantar-se e caminhar com ameaças aos gritos, também de histeria.

O equilíbrio necessário para atender a gama de situações clínicas de pronto-socorro se adquire com o tempo, a dedicação, o respeito e a arte de unir ciência e humanismo. Infelizmente, desconheço em nosso país um treinamento que tome como essencial a assistência à emoção e a busca do equilíbrio da pessoa que sofre. Os concursos para médicos plantonistas abordam a psiquiatria, mas esquecem-se da psicologia, da antropologia, da sociologia e da interdisciplinaridade.

O exame clínico deve ser rápido, porém cuidadoso, adequando-se às queixas principais. O paciente costuma se dar conta da seriedade do profissional, mesmo desconhecendo o seu grau real de conhecimento. Condeno radicalmente aqueles que se aproveitam da ignorância do nosso povo para divertir-se em momento tão sério. Recordo-me de um "médico" que, ao examinar uma senhora idosa, colocou o estetoscópio sobre sua cabeça e pediu-lhe que repetisse inúmeras vezes "trinta e três", provocando riso nos mais jovens que o acompanhavam. Acredito ter-se realizado como humorista, jamais como médico.

A maneira como ouvimos a anamnese e o interesse em conhecer o "mínimo" daquela pessoa, bem como o exame detalhado e atento, são mais convincentes das boas intenções do médico do que qualquer discurso. O despir cuidadosamente o paciente para examinar seu tórax, o palpar suave de um abdome doloroso, a calma em recostar um ancião hemiplégico e a consulta cuidadosa de um dispneico são tão ou mais terapêuticos do que fármacos e bisturis. Uma parcela significativa do sucesso de um médico socorrista repousa em sua atitude humanista. São fundamentais a astúcia, a rapidez de raciocínio e o conhecimento científico, mas estes não invalidam a preservação de uma boa relação humana.

O setor de emergência é, pois, um local estressante para a equipe de saúde, em que o inesperado constitui rotina e apenas o bom atendimento pode recompensar tal angústia. O clima festivo e de piadas que caracteriza muitos de nossos prontos-socorros esconde a apreensão e o medo que costumam envolver os estudantes e médicos menos experientes. Os politraumatizados, os baleados, os suicidas, os alcoólatras e os histéricos transformam esse ambiente em um clima de alta tensão, necessitando muitas vezes de brincadeiras para se descontrair. Não as condeno, apenas recomendo que se respeite a presença do paciente e não se perca gratuitamente a sua confiança.

Não se justifica uma atitude de deboche para com uma travesti, um bêbado ou uma prostituta. Estes já são alvos do desrespeito da nossa sociedade preconceituosa, e o médico deve abster-se de tal julgamento, que não lhe cabe no exercício da profissão. Tais pacientes buscam no médico apoio e compreensão. Depreende-se, pois, que é preciso investir no preparo psicológico do médico plantonista.

Situações clínicas

Os distúrbios neurovegetativos de origem emocional estão entre as situações clínicas mais comuns que se observam no pronto-socorro. Tais pacientes mobilizam muito a equipe de saúde. Treinados e preparados para se depararem com as mais variadas doenças orgânicas, o acadêmico e principalmente o médico reagem agressivamente quando se defrontam com problemas psicossomáticos. Sentem-se como que ludibriados pelos pacientes e, na imensa maioria das vezes, o agridem física e moralmente.

Ao comportar-se agressivamente, o médico mostra dificuldade de lidar com as emoções e gera no paciente um sentimento de desprezo e desvalia. Este constitui atualmente um dos mais sérios problemas da classe médica. Não se recupera o respeito com o desrespeito. Nenhum profissional se realiza com atos destrutivos e perversos.

O bandido

Uma das situações mais dramáticas que se vivencia em um pronto-socorro é o atendimento a um paciente trazido por policiais. Na maioria das vezes, ele foi ferido durante uma troca de tiros com as autoridades, e estas, revoltadas e temerosas, muitas vezes sugerem ou mesmo solicitam que abreviemos a vida do marginal.

Lembro-me perfeitamente de um maníaco sexual que foi levado ao pronto-socorro do Hospital Carlos Chagas, no Rio de Janeiro, após ter sido espancado por vizinhos em razão de ter estuprado uma criança com deficiência de quatro anos de idade. A equipe médica se revoltou, e alguns queriam fazer justiça pelas próprias mãos.

No início de minha carreira, encontrei-me em situações semelhantes várias vezes, e confesso que em algumas tive vontade de ser o "juízo final". Cabe aqui ressaltar o papel terapêutico do médico, não se permitindo envolver ou ser envolvido em situações alheias à prática médica. O médico deve agir, portanto, com profissionalismo, não identificando a quem salva.

O alcoolista

Existem basicamente dois tipos de alcoolistas que frequentam do pronto-socorro. O primeiro é aquele que busca o socorro médico em razão de uma doença orgânica ou em função de um acidente; o outro é atendido em função dos efeitos psíquicos do etilismo.

Na primeira situação, existe uma tentativa de negação do alcoolismo, buscando-se inúmeras explicações para aquela situação clínica. Esses pacientes adequadamente tratados pela equipe de saúde e até despertam certo sentimento de pesar. Já os do segundo grupo geralmente são levados ao pronto-socorro em situações de coma ou pré-coma alcoólico, em agitação psicomotora ou em uma crise de agressividade. Gostaríamos de chamar a atenção para esses pacientes, pois geralmente são tratados de forma agressiva e muitas vezes interpretados como psicopatas e encaminhados a hospitais psiquiátricos. Alguns trabalhos têm mostrado que cerca de 40% a 50% dos pacientes psiquiátricos internados nos serviços públicos são, na verdade, alcoolistas. Deixá-los cair da maca e amarrar seus punhos e mãos até feri-los não resolve a revolta social que há em cada um de nós. Em vez disso, deve-se interná-los no Hospital Geral, medicá-los, atender suas carências nutricionais e então, depois de ganhar sua confiança, encaminhá-los a grupos especializados em alcoolismo e ao Alcoólicos Anônimos (AA).

O toxicômano

Os pacientes toxicômanos despertam um sentimento de rejeição da equipe médica. Geralmente estão em estado de alucinação, agitados, verborreicos e exigindo tratamento especial. A maneira mais adequada de lidar com eles é procurar angariar sua confiança, penetrando de maneira positiva no seu mundo de fantasia. Interrogações sobre suas motivações para o uso de drogas e conselhos formais são muito superficiais para encontrar respostas. A capacidade de ouvir, a paciência no relacionamento com esses pacientes e, quando necessário, a sedação constituem conduta mais adequada. Não devemos permitir a intervenção de policiais, a não ser em casos extremos de agitação psicomotora. Quem busca um hospital espera encontrar um médico, não um repressor.

O politraumatizado

Considerando que, nas grandes cidades, a principal causa de óbito entre 5 e 45 anos é a violência, podemos entender a importância da abordagem do paciente politraumatizado no pronto-socorro. Geralmente originários da via pública, trazidos por desconhecidos e pegos subitamente por uma situação de doença aguda, os politraumatizados são o exemplo maior da importância de um bom sistema de atendimento de emergência. O socorro extra-hospitalar, o transporte de ambulância, a equipe e o hospital são todas situações novas e ameaçadoras para o paciente. Há de se entender que, a nível psicológico, deve ser difícil passar de repente de um estado de saúde plena a um risco de vida iminente.

Por isso, devemos dedicar um tratamento médico e psicológico especial ao paciente politraumatizado e também aos seus familiares, que passam por momentos de muita ansiedade, nos quais perdas e ressentimentos se misturam profundamente. O traumatismo craniencefálico, a perda de um braço ou uma cirurgia de urgência são situações alarmantes que o médico socorrista vivencia diariamente, mas deve entender que cada paciente e cada família geralmente as vivenciam uma única vez.

Familiares desesperados, amargando culpas e implorando por milagres representam situações dramáticas tanto para a equipe médica como para os próprios familiares. Não existe consolo, mas pousar uma mão sobre seus ombros, oferecer um olhar solidário e manter atitudes objetivas transmitem segurança e respeito.

O idoso

Um dos momentos mais difíceis na vida de uma pessoa idosa é a sensação de perda súbita da saúde e a preocupação em não se tornar um "peso" para seus familiares. O exemplo maior disto é a angústia de não poder mais dar conta de suas necessidades básicas sozinho.

Existem dois tipos de idoso: o "trambolho" e o "relíquia". Este último é preservado e amado por seus familiares, que, ao menor sinal de doença, o levam ao médico ou ao hospital e permanecem atentos à sua evolução, participando efetivamente de sua melhora. No entanto, o que temos observado mais frequentemente no pronto-socorro é o "velho trambolho", cuja família quer se ver livre da obrigação de cuidado e o interna ou abandona na sala de emergência, só aparecendo dias depois. Embora já em idade avançada, eles percebem a rejeição dos familiares e frequentemente entregam-se à doença ou mesmo à morte.

Os médicos, na imensa maioria das vezes, explicitam para os pacientes idosos a insatisfação com seus familiares, o que aumenta a sensação desses idosos de estarem sendo rejeitados e desprezados. Temos presenciado cenas dramáticas no pronto-socorro, onde pacientes idosos são "depositados" sem ao menos serem adequadamente identificados – situação difícil e que traduz o nosso grave problema social. É nesses momentos que podemos aquilatar o valor do trabalho desenvolvido por assistentes sociais no pronto-socorro.

A criança

Ao contrário dos idosos, as crianças frequentemente são trazidas ao pronto-socorro por familiares preocupados, ansiosos por um bom atendimento, mas muitas vezes culpando-se por não terem tomado as devidas providências em tempo hábil. Esse temor leva-os a serem por vezes muito duros e agressivos com a equipe de saúde.

O médico experiente há de entender tal situação e, em vez de reagir às agressões, passar a dedicar-se ao atendimento da criança e a dispensar-lhe todas as atenções. A meu ver, esta constitui a única maneira de silenciar os familiares e trazê-los à realidade. Envolver-se na discussão, mostrando aos pais ou acompanhantes que a criança demorou a ser trazida ao hospital, só tumultua e agrava essa difícil relação.

Uma situação delicada é a da criança trazida com crise convulsiva que, na maioria das vezes, se deve a estados de hipertermia. Medicá-la, tranquilizar os familiares e orientá-los para uma investigação posterior constitui uma preocupação médica e social.

Por outro lado, devemos levar em conta sempre a relação com a "criança doente" e suas fantasias e medos de estar em um hospital com pessoas tão estranhas ao seu mundo. Devemos tratá-la com respeito e dignidade, mas jamais dar-lhe o sentido de piedade e desvalia. É nesses momentos que o médico pode contribuir positivamente para o crescimento psicossocial de uma criança ou adolescente. É também no contato com a criança que podemos criar uma imagem mais verdadeira e positiva da equipe de saúde.

O suicida

A equipe médica costuma reagir muito mal aos pacientes suicidas e na maioria das vezes os agride, perguntando-lhes por que não procuraram métodos mais eficazes. Alguns chegam a sugerir maneiras mais adequadas de morrer, como "pule embaixo de um trem"; "salte do décimo andar"; "não tome apenas cinco comprimidos, mas umas duas caixas de sedativos". Espero que a tristeza e a melancolia do paciente sejam capazes de despertar uma atitude de solidariedade para com aquele que não suporta a sua própria dor.

O paciente clínico

O paciente que apresenta patologias clínicas constitui a maioria dos atendimentos de pronto-socorro no Brasil. Emergências hipertensivas, crises asmáticas, acidentes vasculares encefálicos, doenças infecciosas e tantas outras devem ser tratadas adequadamente e os pacientes sempre devem ser orientados a buscar nos ambulatórios a continuidade de sua terapêutica.

Devido à grave crise no atendimento médico-ambulatorial em nosso país, muitas vezes os doentes buscam o setor de emergência como forma de serem mais rapidamente atendidos. Esse fato gera um acúmulo de pacientes nesse setor, o que é extremamente deletério à rotina assistencial, prejudicando os profissionais da área de saúde e os doentes. Gostaríamos de chamar a atenção para o fato de que essa é uma conduta dos pacientes em função de erros do sistema, e não pode ser vista pelo médico como uma forma do paciente agredi-lo. Em relação a esse assunto, cabe ressaltar que apenas excepcionalmente uma equipe de saúde prestativa é conscientemente agredida pelo paciente.

Transfusão sanguínea

Um problema bastante comum atualmente é o medo que assola nossa sociedade de ter de submeter-se a uma transfusão sanguínea. Esse receio é bastante compreensível, dado o risco de doenças adquiridas por sangue contaminado. Não bastasse o risco conhecido de adquirirmos malária, hepatites, sífilis, surge a síndrome da imunodeficiência adquirida (aids), que assombra ainda mais o leigo.

Nas décadas de 1970 e 1980, muitos contraíram o vírus da imunodeficiência humana (HIV) e o vírus da hepatite C por meio de transfusões sanguíneas administradas nos melhores e maiores centros do mundo. Não sabíamos da existência dessas viroses e, portanto, não tínhamos marcadores sorológicos para identificá-las. Para evitar situações como essas, a transfusão sanguínea só deve ser indicada em caso de extrema necessidade.

Além das campanhas de prevenção e conscientização da população, devemos estar atentos à origem dessas doenças e ter grande rigor na indicação do sangue a ser transfundido. A hemotransfusão tem indicações absolutas a serem respeitadas e o sangue que hoje aparenta estar isento de risco pode conter o risco de amanhã.

O estudante (estagiário) no pronto-socorro

Há muitos anos temos convivido com o estudante em treinamento no pronto-socorro e, infelizmente, os problemas se tornaram mais crônicos, dado o descaso dos responsáveis pela saúde pública em nosso país. Ainda hoje, estudantes recém-ingressos nas faculdades de medicina são sacrificados nos plantões, tendo que assumir saídas de ambulância, horários noturnos e até mesmo auxílio a grandes cirurgias. O despreparo técnico e emocional desses jovens acadêmicos é às vezes responsável por situações extremamente graves e tumultuantes no pronto-socorro. Uma saída de ambulância, por exemplo, pode colocar o acadêmico em contato com a morte, com a violência a que estão sujeitos os pedestres e com sérios acidentes automobilísticos, o que certamente seria angustiante até para um médico experiente.

O pronto-socorro é um dos mais importantes locais de treinamento de jovens médicos ou enfermeiros, no qual eles terão contato com inúmeras situações clínicas e com a realidade, porém o aprendizado deve vir de uma prática correta e feita por profissionais experientes. O jovem médico necessita da mão experiente do cirurgião, das ideias afetivas do pediatra e das histórias reconfortantes dos clínicos. Um hospital de emergência deve contar com a liderança da experiência e o dinamismo bem conduzido do jovem, unindo conhecimento e vitalidade profissionais. Médicos que têm experiência em atendimento de emergência são fontes de grande segurança, pois constituem a maior escola: a academia da prática na qual a teoria emerge do bem-assistir.

Considerações finais

A medicina de urgência/emergência envolve um número expresso de atendimentos em nosso país, com gastos exorbitantes e um grande número de óbitos na faixa etária entre 5 e 45 anos de idade, que atinge a porção mais produtiva de uma sociedade. Neste capítulo, procuramos transmitir situações e experiências oriundas de 20 anos à frente de um hospital público voltado exclusivamente ao atendimento de situações agudas de doença. A educação médica no âmbito da graduação e pós-graduação deve dedicar-se ao conhecimento profundo dessa área a partir de uma visão holística biopsicossocial.

Leituras recomendadas

GALVÃO-ALVES, J. Aspectos psicossociais do atendimento de emergências no Brasil. *In*: GALVÃO-ALVES, J. *et al*. *Tópicos de emergências clínicas e cirúrgicas*. Rio de Janeiro: Academia Nacional de Medicina, 2023. cap. 1, p. 15-31.

LOSCALZO, J. *et al*. A prática da medicina. *In*: LOSCALZO, J. *et al*. *Harrison: princípios da medicina interna*. 21. ed. Porto Alegre: AMGH, 2024. p. 69-81.

PIGNONE, M. Disease prevention & health promotion. *In*: PAPADAKIS, M. A. *et al*. *Current medical diagnosis & treatment*. New York: McGraw Hill, 2024. p. 1-14.

CAPÍTULO 8
As sutilezas da prática médica

J.J. Camargo

Não há atividade mais exigente de sensibilidade e delicadeza do que o cuidado do humano em sofrimento. Essas virtudes são inegociáveis e serão sempre fonte de reminiscências carinhosas e definitivas para aquele paciente e sua amorosa família. Em contrapartida, se negligenciadas, erguerão barreiras de desapreço intransponíveis e irreparáveis, não importa quanto tempo viva a vítima desse atropelamento afetivo.

Neste capítulo, discutiremos situações específicas como dar notícias ruins, realizar encaminhamentos, requisitar biópsias e consolar a família. Essas são situações em que mais aflora o caráter do médico no enfrentamento do risco que assombra ou da morte que dilacera.

O significado da notícia ruim

Na prática médica, conduzir uma notícia ruim de forma sensível e compassiva é essencial para garantir que o paciente compreenda integralmente sua situação, sinta-se apoiado e possa tomar decisões apropriadas. Talvez a noção prévia mais importante que o médico precisa ter nessa situação é a de que, depois de um comunicado indesejado, aquele médico nunca mais será o mesmo para esse paciente ou para sua família, para o bem ou para o mal.

A notícia ruim carrega este peso: ela é uma grave e definitiva encruzilhada da relação médico-paciente. O médico será querido e idolatrado como uma pessoa doce e generosa ou repelido como uma criatura incapaz de mostrar qualquer empatia com o sofrimento do outro. Com a consciência da importância desse momento, vários cuidados são importantes para o desfecho desse encontro dramático.

Os mais jovens, com muita frequência, referem dificuldade na escolha das melhores palavras para amenizar a crueldade da informação. Temos que ter consciência da importância da seleção das palavras, porque elas representam, quando usadas com descaso e displicência, um dos mais cruéis instrumentos de aversão pessoal. Tenho sugerido uma estratégia que, em geral, funciona bem: pense como você daria essa informação se o paciente fosse seu pai ou sua mãe. Como a tendência natural é de proteger a quem se ama, com esse cuidado seguramente fluirão as palavras mais doces e mais adequadas, que se contraponham à rudeza do momento. A partir desta premissa de sensibilidade e proteção, vários elementos de preparação são importantes.

Aqui estão algumas diretrizes a considerar ao comunicar notícias difíceis aos pacientes:

- **Prepare-se** – Antes de abordar o paciente, certifique-se de ter informações precisas e atualizadas sobre o diagnóstico e o prognóstico. Voltar atrás, retificando uma informação, quebra a credibilidade do diálogo. Tenha em mente como a notícia pode ser recebida pelo paciente e esteja preparado para responder a perguntas.
- **Respeite o significado dessa experiência para o paciente** – Pense que ele está vivendo um momento inesquecível por conta do sofrimento, e, como a maioria das pessoas tem uma vida muito pobre de emoções, é muito provável que esse instante seja lembrado como um pico de emoção na vida daquela pessoa. Então não seja tolo de banalizar seu sofrimento, porque essa grosseria emocional danificaria a relação médico-paciente de maneira irresgatável.
- **Escolha um local privado e tranquilo,** onde o paciente possa receber a notícia sem interrupções, e não esqueça que o ambiente tem um papel importante nas nossas lembranças emocionais.
- **Mostre empatia e compaixão com o paciente** – Reconheça suas emoções, ofereça apoio emocional e não esqueça que oferecer parceria é mais importante do que dar conselhos.
- **Use uma linguagem clara e simples** – Evite jargões médicos complicados e use uma linguagem simples e direta para comunicar a informação. Certifique-se de que o paciente entende completamente o que está sendo dito.
- **Dê tempo ao paciente** – Permita que o paciente processe a informação e faça perguntas. Não tenha pressa, porque ela é a forma mais grosseira de desconsideração; se na vida normal já abominamos que o nosso interlocutor aparente estar com pressa, na doença, a intolerância é multiplicada

na ordem inversa do nosso medo. Além disso, demonstre disponibilidade para oferecer esclarecimentos adicionais.

- **Nunca considere a conversa encerrada** – A metabolização da notícia ruim despertará uma infinidade de dúvidas que só o médico paciencioso poderá responder. Dessa forma, coloque-se à disposição para dar continuidade a esta conversa.

É importante lembrar que cada situação é única e pode exigir abordagens específicas. Assim, precisamos adaptar a comunicação de más notícias de acordo com a situação individual do paciente, suas necessidades emocionais e sua capacidade de comunicação e entendimento. E, sempre, deve-se ter muito cuidado com as palavras. Dizer "o senhor tem um câncer" na primeira frase provavelmente bloqueará temporariamente a audição de qualquer outra notícia.

A delicadeza do encaminhamento

Mesmo com os notáveis avanços da inteligência artificial, o médico segue sendo o principal veículo de encaminhamento de um paciente a um colega de outra especialidade. Isso ocorre, em grande parte, porque a medicina moderna é cada vez mais multidisciplinar, muito especialmente em se tratando do paciente oncológico, mas também em outras áreas em que a cooperação de um profissional especializado se torna indispensável.

A capacidade, qualidade, metodologia e eficiência dos encaminhamentos podem variar muito entre as diferentes especialidades, e serão sempre mais prementes e valorizadas pelos pacientes que estejam em condições de fragilidade emocional, o que é uma constante nos pacientes oncológicos. O ideal é enviar um registro dos resultados de todo o exame clínico, além de uma carta ou formulário de encaminhamento específico para a prática clínica.

A arte do encaminhamento reside em conhecer os limites da sua prática, aceder à sua rede de consultores de confiança, comunicar-se de maneira eficaz com esses consultores e ser um participante ativo no cuidado, de modo a não expor o paciente à mais deprimente das sensações – a de abandono – justo quando o acolhimento é mais imprescindível.

O reconhecimento dos limites de atuação de cada especialista representa uma exigência ética inegociável em favor do paciente. Definido o colega mais qualificado para esta prestação de socorro assistencial, esse relatório completo com todas as informações pertinentes deve ser entregue ao paciente para o agendamento da primeira consulta com o profissional indicado.

A necessidade da participação de outro colega, vista como rotineira pelo encaminhador (sempre é oportuno lembrar que a rotina entorpece a sensibilidade de um em relação ao sentimento do outro), exigirá um mínimo de empatia para perceber o inevitável aumento da ansiedade do paciente. Este pode vir a pensar que, se houve a necessidade da participação de outro profissional para resolver o mesmo problema, não deve ter sido porque sua condição se tornou mais simples, e sim mais complexa.

Um aspecto importante, e raramente discutido, é a experiência vivenciada pelo paciente que, objetivamente, deixará um médico de quem aprendera a gostar para encontrar um estranho de quem nem sabe se gostará. Poucos médicos atentam para o fato de que este hiato pode significar vários dias e noites de orfandade afetiva, o que poderia ser atenuado com um cuidado muito simples: a realização de um telefonema. Esta simples comunicação virtual, na frente do paciente, antecipando a consulta futura, estabelecerá um vínculo afetivo, apesar de tênue, que fará com que o próximo médico deixe de ser encarado como um completo desconhecido.

Lembro de uma jovem que operei por razão de um tumor de mediastino e que tinha necessidade de quimioterapia pós-operatória. Quando anunciei essa indicação, ela desatou num choro convulsivo, se negando a aceitar a recomendação. Liguei ao oncologista dizendo que estava lhe encaminhando uma jovem chorona, que tinha olhos verdes impressionantes que ficavam ainda mais lindos quando chorava, e que esperava que ele cuidasse dela com o mesmo carinho que dedicava a todos os pacientes. Ela parou de chorar imediatamente e, ao sair, depois de um abraço demorado, me agradeceu dizendo: "que bom que Deus te deu esses braços tão compridos!". Foi quando mais me convenci do significado de um vínculo afetivo, que, em condições de máxima vulnerabilidade emocional, não importa quanto pareça frágil, fará toda a diferença.

Após o encaminhamento, o médico deve acompanhar a sequência do tratamento, mantendo-se informado sobre a evolução e estando disponível para esclarecer dúvidas ou fornecer orientações adicionais, se necessário. Com esses cuidados, a figura desse médico ficará arquivada com um carinho definitivo.

Para que se adquira habilidades indispensáveis na medicina moderna, cada vez mais exigente de multidisciplinaridade, algumas referências podem fornecer uma visão mais aprofundada sobre como conduzir o processo de encaminhamento de pacientes de forma eficaz e colaborativa.

Como convencer um paciente de que ele deverá fazer uma biópsia?

O objetivo de incluir este assunto na temática do Curso Medicina da Pessoa – curso que deu origem a este livro – se deve à dificuldade de aproximação entre os conhecimentos do médico que, como um cientista, aproveita o desenvolvimento dos métodos diagnósticos para a definição etiológica da doença, e os sentimentos do paciente, de quem se espera o consentimento final. A comprovação histológica, obtida por meio de uma biópsia, desempenha um papel fundamental no diagnóstico preciso e no tratamento eficaz de várias condições médicas.

A seguir, lista-se alguns pontos conhecidos que destacam a importância da comprovação histológica no diagnóstico:

- Confirmação do diagnóstico. A análise histológica permite a identificação precisa das características microscópicas das células e tecidos, possibilitando realizar o diagnóstico correto e, com isso, evitar erros diagnósticos e garantir que o paciente receba o tratamento adequado. Essa preocupação tem impacto decisivo sobre qualquer demanda judicial, em que a discussão invariavelmente está centrada na segurança da conduta, sempre baseada em elementos técnicos.
- Outro aspecto importante é a diferenciação entre condições semelhantes, especialmente em situações em que o tratamento envolve perspectivas opostas. O exemplo clássico é tuberculose e sarcoidose: o uso de corticoides na sarcoidose e sua contraindicação sumária na tuberculose ilustram a importância do diagnóstico tão seguro quanto possível.
- A determinação do estadiamento da doença, uma exigência rotineira em oncologia, é fundamental para orientar a terapêutica, frequentemente definindo a indicação, ou não, de terapia neoadjuvante. O avanço espetacular da imunoterapia acrescentou ainda mais valor à biópsia, indispensável para obter-se material adequado para a pesquisa de marcadores biológicos.

- De novo em oncologia, o monitoramento da resposta ao tratamento medicamentoso ou radioterápico pode exigir amostras de tecido para definir intensidade da resposta ou a necessidade de modificação do esquema terapêutico instituído.
- E, finalmente, há o aspecto do apoio à pesquisa médica e ao desenvolvimento de novas terapias, para os quais a análise histológica é fundamental.

Esses argumentos e estratégias, de amplo domínio do especialista envolvido, podem encontrar resistência para o entendimento do paciente, a quem cabe, de direito, a aceitação, ou não, da proposição médica. É importante alertar, neste ponto, que o autoconvencimento do médico sobre a importância do procedimento será sempre instantaneamente percebido pelo paciente, dando crédito à assertiva: "quem não está convencido, não convence!".

Como convencer um paciente sobre a importância de realizar uma biópsia, tendo em vista seu impacto no processo de diagnóstico e tratamento? Alguns argumentos e estratégias que podem ser utilizados para persuadir um paciente a concordar em fazer uma biópsia estão listados a seguir:

- Explicar a importância do diagnóstico preciso para definir o melhor plano de tratamento.
- Esclarecer o procedimento, descrevendo-o de forma clara e precisa, num linguajar compreensível a um leigo.
- Discutir os possíveis resultados e, com realce, informar ao paciente sobre os possíveis resultados da biópsia, enfatizando que ela pode confirmar se a condição é benigna ou maligna, auxiliando no prognóstico e no planejamento do tratamento.
- Respeitar as preocupações do paciente, oferecer apoio emocional e garantir que todas as perguntas sejam respondidas de forma clara. Nada é mais importante nessa condição do que oferecer parceria.

Ao abordar um paciente sobre a necessidade de uma biópsia, é essencial ser empático, claro e informativo, fazendo com que o paciente se sinta confortável e confiante na decisão de prosseguir com o procedimento.

Para que isso se materialize, é fundamental antecipar empaticamente as fantasias do paciente, sempre centradas no temor de que a biópsia confirme uma doença maligna. Esse é o estigma e o fantasma que paira sobre a palavra "biópsia". Tanto é assim que há alguns anos um cartum de Natal da revista

New Yorker desejava aos seus leitores: "um ano novo saudável, e, se uma biópsia for inevitável, que a lesão seja sempre benigna!".

A inclusão deste tema no programa curricular do Curso Medicina da Pessoa nasceu da constatação repetida de que os residentes de primeiro ano nunca conseguiam convencer os pacientes a aceitar uma biópsia. O sucesso da comunicação depende criticamente de o médico pensar com a cabeça do paciente. A relação a seguir inclui a discussão dos erros mais frequentes que inviabilizam a aceitação, praticamente sempre relacionados com uma má escolha de palavras:

- Assuma que todos nós tememos uma biópsia e, então, coloque-se no lugar do paciente e pense como gostaria que isso fosse comunicado a você. A isso se chama empatia, que se constrói com linguagem corporal adequada e paciência para ouvir todas as queixas. Quando faltarem as palavras, aposte nos abraços. São infalíveis.
- Evite introduções que, apesar de verdadeiras na essência, só servem para aumentar a ansiedade do paciente: "temos que fazer uma biópsia, porque não sabemos o que o senhor tem!". Afirmação óbvia, verdade desnecessária.
- Dê ao paciente a chance de "ver" a sua doença. No caso de uma biópsia, por exemplo, de uma doença difusa de pulmão, a comparação visual da radiografia do paciente com a de um paciente saudável dará a ele uma ideia gráfica do problema, compreensível a um leigo.
- Para descrever o procedimento, use frases como: "precisamos colher uma amostra de material diretamente do foco da doença". Evite expressões dúbias como: "precisamos retirar um pedacinho do seu pulmão para examinar". Com isso, evitaria o comentário coerente de um velho italiano que respondeu: "mas como está, já sinto falta de ar – se me tira um pedaço, vou ficar pior!".
- Dependendo do nível cultural do paciente, evite expressões como: "vamos mandar o material para o laboratório". Já ouvi negativas agressivas: "eu não vou servir de cobaia!".
- Tenha muito clara a noção de que o diagnóstico muitas vezes é um deleite intelectual do médico, que deve saber como ninguém da sua importância, mas que a visão do paciente está voltada para o tratamento, porque é isso que vai resolver, ou não, seu destino. Não seja ingênuo de supor que poderá encantar um paciente com a informação de que

ele tem uma doença rara, se ela for seguida da trágica informação que "infelizmente não tem tratamento". Por outro lado, é muito improvável que o paciente rejeite a recomendação se a ênfase do procedimento for reiteradamente colocada na definição do tratamento "que vai lhe devolver à vida normal". Afinal, não é essa a única questão que interessa quando adoecemos?

A arte de consolar

"Não se mede o significado da perda de alguém pelo que ele fez na sua vida, mas pela falta que fará na dos seus amados." (Mateus Bruxel)

Consolar alguém é um talento muito especial. Diria que no consolo não há espaço para amadorismo. Como as pessoas em sofrimento estão com todos os sensores ligados, o produto do exercício de consolar pode ser extremamente gratificante e inesquecível, ou desastroso e igualmente memorável.

Quando alguém sofre uma tragédia pessoal, muitos dos seus amigos considerados mais próximos se afastam, negando o apoio esperado na hora difícil. Claro que haverá sempre aqueles que só servem mesmo para a comemoração e nunca se poderá contar com eles, nem com a escassa utilidade que têm. Mas existem os que se retraem e na distância sofrem muito pela desgraça do amigo, simplesmente por não saberem como se oferecer para ajudar, ou o que dizer para consolar.

O que é certo é que a empatia, que sempre foi escassa, nos últimos tempos encolheu, dificultando ainda mais o consolo, que, como gesto humanitário, se transformou num grande desafio de sensibilidade.

Desta dificuldade resulta que rituais, como o velório, que só se justificam pelo exercício do consolo e da solidariedade, tenham se transformado, na maior parte do tempo, em suplício para quem tem que ouvir e desespero para quem se dispõe a falar e, antes de terminar a frase, já percebe que o discurso não encaixou.

Grande parte do problema decorre da independência de sentimentos. O verdadeiro solidário na dor fala pouco, abraça muito, se comunica com o coração e tudo soa verdadeiro. Quem está apenas cumprindo a agenda da formalidade, não consegue parar de falar, e como, de fato, não tem o que dizer, se socorre do instrumento mais pobre da linguagem oral: a frase feita. Esta é a maior tortura para o consolado e uma angústia para o consolador, que sempre termina a arenga com a sensação de alívio pelo fim da provação.

A frase mais ouvida, "tenha força!", não faz o menor sentido, porque estar muito triste não tem nada a ver com sentir-se fraco.

Alguns, percebendo que a tristeza é o problema, resolvem distrair o sofredor, contando histórias divertidas, presumivelmente vividas com o morto, e se sentem estimulados a acrescentar graça e proeza ao relato, porque a única testemunha não vai voltar para confirmar ou desmentir. Nem a cara de desconfiança do filho, como a dizer "se isso tivesse ocorrido, eu saberia", consegue frear o falastrão, determinado a demonstrar, com ares de homenagem, que "um tipo com esta esperteza e coragem não enterramos todos os dias". O grande paradoxo é o não entendimento de que a verdadeira ajuda não consiste em distrair o sofredor, mas em compartilhar o sofrimento, e é frequente que, depois de algum tempo, a reminiscência mais carinhosa daquela passagem dolorosa seja um abraço prolongado ou um aperto de mão, daqueles que se tem a sensação de que não se quer soltar.

Um grupo especial é representado pelos mortos idosos, em que há uma tendência irrefreável de usar, como consolo, o argumento de que, afinal, a pessoa falecida teve uma vida longa e feliz. É impossível saber quem deu início a esta idiotice tão difundida, mas sempre que se ouvir esta frase num velório, pode-se ter certeza de que este pretenso consolador merecia um crachá que prevenisse o interlocutor da perda de tempo, anunciando: "desculpe, não tenho nada a ver com o seu sofrimento!". Essa racionalização em velórios de pessoas idosas só tem sentido para quem está afetivamente descomprometido, a ponto de considerar, inconscientemente, que, tendo vivido mais do que a média, e não pretendendo tripudiar os mortos precoces, uma iniciativa bem razoável reservada aos velhinhos é morrer!

Ignoram, os rígidos de afeto, que não se mede o significado da perda de alguém pelo que ele fez na sua vida, mas pela falta que fará na dos seus amados. Mas claro que esta percepção é uma exclusividade de quem amou e perdeu, e, portanto, para quem ama, a morte será sempre extemporânea, dolorosa e cruel, não importando o quanto a pessoa falecida tenha vivido.

A minha história preferida da arte de consolar é atribuída ao grande Leo Buscaglia (2012), este maravilhoso escritor ítalo-americano, que serviu de jurado num concurso de histórias infantis e se encantou com o relato de um garoto de quatro anos que tinha um vizinho idoso cuja esposa havia falecido recentemente. Ao vê-lo chorar, encolhido no quintal, o menininho pulou o muro e simplesmente se sentou ao lado dele. No dia seguinte, a família recebeu um buquê de flores com o agradecimento comovido do vizinho. Quando a mãe perguntou ao garoto o que havia dito ao velhinho, ele respondeu: "Nada. Só o ajudei a chorar."

Referências

BACK, A. L. et al. Efficacy of communication skills training for giving bad news and discussing transitions to palliative care. *Archives of Internal Medicine*, v. 167, n. 5, p. 453-460, 2007.

BARBER, B. Compassion in Medicine: toward new definitions and new institutions. *New England Journal of Medicine*, v. 295, n. 17, p. 939-943, 1976.

BUSCAGLIA, L. *Vivendo, amando e aprendendo*. Porto Alegre: Viva Livros, 2012.

CORADAZZI, A. L. *De mãos dadas*. São Paulo: MG Editores, 2021.

D'AMARO, R.; THOMAS, C. S. Achieving a competitive advantage through referral management. *Journal of Medical Practice Management*, v. 5, n. 1, p. 28-32, 1989.

DIMATTEO, M. R. Enhancing patient adherence to medical recommendations. *JAMA*, v. 271, n. 1, p. 7983, 1994,

DONOVAN, J. L.; BLAKE, D. R.; FLEMING, W. G. The patient is not a blank sheet: lay beliefs and their relevande to patient education. *Rheumatology*, v. 28, n. 1, p. 5861, 1989.

FOX, G. N. Delivering bad news. *JAMA*, v. 276, n. 22, p. 1801-2, 1996.

PTACEK, J. T.; EBERHARDT, T. L. Breaking bad News: a review of the literature. *JAMA*, v. 276, n. 6, p. 496-502, 1996.

WALKER, V. *The art of comforting*: what to say and do for people in distress. New York: Deckle Edge, 2010.

ZOLNIEREK, K. B.; DIMATTEO, M. R. Physician communication and patient adherence to treatment: a meta-analysis. *Medical Care*, v. 47, n. 8, p. 826-834, 2009.

CAPÍTULO 9
Saber ouvir: uma arte fundamental no cuidar

Ana Luiza de Faro Novis

A narrativa sempre esteve presente na história da humanidade, sendo reconhecida como a forma mais antiga de comunicação humana. Ao longo do tempo, aprendemos a criar um fio narrativo capaz de costurar uma sequência de eventos em um enredo que mescla fatos, sonhos e memórias. Através das narrativas, damos sentido à vida, determinando como nos reconhecemos em nossa própria história e no mundo do qual fazemos parte.

A narrativa pessoal é entremeada por diferentes capítulos que expressam os diferentes matizes presentes na história de vida de uma pessoa. Como seres interpretativos, buscamos uma maneira de explicar e produzir significado a partir de nossas experiências. Nessa composição, algumas tramas geram efeitos positivos; outras, efeitos negativos. Durante nossas trajetórias, somos confrontados com perdas e traumas que não podem ser mudados. Nós, profissionais de saúde, passamos a ser personagens nesse contexto, em que uma ameaça de saúde atinge sonhos e projetos de vida – uma ameaça que anuncia uma invasão sutil, silenciosa ou abrupta que exige uma mudança contra a vontade do paciente nos parágrafos delineados. Essa invasão, por sua vez, evidencia toda nossa vulnerabilidade, capaz de permitir que o corpo conhecido pelo paciente se torne momentaneamente desconhecido, habitado pela visita indesejada de uma doença. No decorrer deste capítulo, veremos que, na condição de profissionais de saúde, somos submetidos a uma forte pressão por uma elucidação e, principalmente, pela busca da cura.

> A doença
> Destece fios
> Atiça segredos
> Desperta ausências
> (Novis, A. L.)

No contexto em que vivemos, a falta de tempo, aliada à excelência da ciência, das pesquisas, das estatísticas e dos exames de ponta, tem interferido na qualidade do encontro entre profissional de saúde, paciente e família. A padronização do diagnóstico preciso tem limitado a presença e desviado a atenção da singularidade da história de cada paciente. Segundo Isabel Fernandes (2021), o paciente e o profissional de saúde, por terem perspectivas necessariamente diferentes, produzem narrativas muitas vezes defasadas – quando não irreconciliáveis – sobre a doença. Isso ocorre porque nós, profissionais de saúde, somos conduzidos a olhar, ouvir e reproduzir o que a cultura dominante considera relevante. Nas palavras do professor J. J. Camargo (2013, p. 26):

> [...] a chamada medicina moderna, com muitas senhas, requisições, consentimentos informados e consultas relâmpago, está dilapidando o principal encanto dessa maravilhosa profissão: o de interagir com pessoas autenticadas com a fantasia de morte, e dar a esse profissional a chance incomparável de se humanizar e, mais do que isso, se tornar um especialista em gente.

No contexto delicado do adoecer, a palavra adquire protagonismo – e quando proferida por quem ocupa posição de poder, ela se impõe, podendo minimizar a autoridade de quem a escuta. Parágrafos fundamentais da história do paciente podem repentinamente ser invisibilizados diante de um olhar predeterminado exclusivamente pelo diagnóstico e pela terapêutica de excelência. O paciente pode se sentir sentenciado, esvaziado de autoridade e até de esperança.

> Uma palavra descuidada não amplia, estreita
> Uma palavra descuidada não inspira, silencia
> Uma palavra descuidada não floresce, seca
> (Novis, A. L.)

Ser ouvido e respeitado em sua autenticidade é algo fundamental para o paciente. Por isso, é primordial que possamos lhe oferecer um cuidado capaz de mantê-lo confortável, assistido e, principalmente, acolhido. Sabemos a importância do vínculo no estabelecimento de uma relação de confiança entre paciente e profissional de saúde – o que nos convida a indagar:

> Onde habita o vínculo?
> O vínculo habita na presença
> Onde habita a presença?

A presença habita na relação
Onde habita a tessitura da relação?
Na escuta!
(Novis, A. L.)

O escritor Ítalo Calvino (1990) nos diz que "quem comanda a narração não é a voz, é o ouvido". No campo da saúde, uma escuta genuína é capaz de reconhecer a pessoa, não apenas a doença. Afinal, como nos ensina Camargo (2013, p. 33), "não ter com quem dividir uma dor só faz multiplicá-la".

De acordo com o monge budista Matthieu Ricard, "a escuta é um ato de doação que fazemos ao outro" (André; Jollien; Ricard, 2016, p. 113). No entanto, a falta de tempo e a rota predefinida que percorremos no quotidiano contemporâneo têm minado nossa capacidade de caminhar por outras rotas. As respostas ficaram limitadas ao fornecimento de informações sobre fatos objetivos voltados para a elaboração de uma hipótese diagnóstica.

Em 1990, a medicina narrativa foi criada pela dra. Rita Charon, uma médica da Universidade de Columbia. Ela tinha o objetivo de ampliar a qualidade da relação e do diálogo entre o profissional de saúde, a equipe, o paciente e a família, enaltecendo a importância de todas as histórias presentes no contexto do adoecer. Ela elaborou uma metodologia que visava desenvolver a capacidade de reconhecer, assimilar, interpretar e agir de acordo com as próprias histórias de profissionais e pacientes, validando o reconhecimento da intersubjetividade presente no encontro clínico. Com base no método de *close reading*, inspirado na narratologia e na inclusão da história do paciente em fichas paralelas na anamnese clínica, Charon buscou aprimorar, através da leitura de textos fictícios, nossa capacidade de interpretar as diferentes narrativas que emergem de contextos únicos e singulares (Novis, 2021). Como argumenta Magalhães (2021), Charon advogava a favor da sensibilidade ética do encontro com o outro, convidando profissionais de saúde a aliar o ouvido com o olhar.

A escuta promove uma postura colaborativa, em que se reconhece a riqueza de cada ser humano, não o restringindo a uma categoria diagnóstica, nem tampouco a um rótulo social. A conexão baseada na colaboração permite a construção de diálogos mais autênticos, espontâneos e naturais em que nos abrimos para o novo, para o singular. Como nos diz Charon (2014, p. 21), "a doença expõe! Ela levanta o véu de realidades ordinariamente ocultas da visão – segredos de família, memórias enterradas, arrependimentos pessoais, cicatrizes". O "estar com" viabiliza não somente uma mera troca de informações, mas um encontro que favorece a proximidade. Ao escutar um paciente, somos tocados a agir em seu nome. A interpretação é ampliada para além do diagnóstico e a escuta nos mantém engajados no instigante desafio de ver o que já nos é conhecido através de novas perspectivas.

De acordo com Arthur Frank (1995), abrir um espaço para o paciente poder contar histórias sobre sua doença é dar voz ao seu corpo. Através dessas narrativas, o corpo desconhecido torna-se novamente familiar e laços de empatia são estabelecidos entre o paciente e seu ouvinte – esses laços são fortalecidos à medida que as histórias são recontadas. Segundo Frank (1995), as narrativas podem curar. O paciente e o contador de histórias não estão separados; são apenas faces diferentes de uma mesma pessoa. Dar voz ao paciente é ajudá-lo a encontrar sentido para seu sofrimento. Ao ouvi-lo com genuína atenção e respeito, promovemos uma ética narrativa: honrando e escutando a história compartilhada, oferecemos ao paciente a oportunidade de compor sua própria versão da narrativa para enfrentar o contexto adverso.

Como afinar nossa capacidade de escuta?

Para o escritor Rubens Alves (2008, p. 47), "o ato de ouvir exige humildade em quem ouve". Admitindo que é possível que o "outro veja mundos que nós não vemos", uma escuta afinada exige que "coloquemos nossas opiniões, ainda que provisoriamente, entre parênteses" (Alves, 2008, p. 47). Caso contrário, não escutamos: apenas aguardamos o momento certo para convencer o outro da nossa "verdade", mantendo-nos circunscritos ao que pregam as narrativas dominantes.

De acordo com Magalhães (2021), para cuidar desse espaço intersubjetivo, o encontro médico deve estar fundamentado em três Rs: **relação**, **reconhecimento de vulnerabilidade** e **reflexão.** Segundo a autora, a **relação** está ancorada na responsabilidade frente ao encontro com o outro; o **reconhecimento da vulnerabilidade**, na consciência da vulnerabilidade da condição humana tanto por parte de quem adoece quanto por parte de quem cuida; já a **reflexão**, na atenção voltada para quem somos, como agimos, quem queremos ser e como queremos agir.

A medicina narrativa também reconhece a importância da escuta na relação terapêutica, pois através dela a qualidade do espaço dialógico é ampliada. Ao aprimorar a capacidade de ouvir e interpretar, a medicina narrativa favorece a empatia e potencializa a competência do profissional de saúde para que ele possa agir em nome de seu paciente. Ela considera necessária a presença de três alicerces para a manutenção da qualidade e do cuidado na assistência do profissional de saúde ao paciente e sua família. São eles: a **atenção**, a **representação** e a **afiliação**.

Segundo Isabel Fernandes (2021), a **atenção** é o alicerce que nos exige simultaneamente uma atitude ativa e passiva. A atitude passiva diz respeito a um "esvaziamento de nós" para que possamos manter uma escuta disponível para as palavras, os silêncios, as lágrimas, os gestos e as expressões. Já a atitude ativa diz respeito às interpretações e imaginações que construímos quando ouvimos uma história.

A **representação**, por sua vez, é um alicerce que requer a capacidade de registrar e assimilar o que se escuta, construindo uma percepção que não se reduz a uma mera cópia do que foi ouvido. Para tanto, é importante conferir com o paciente se a representação produzida a partir de suas palavras corresponde ao que ele quis, de fato, dizer. Também dessa forma, é permitido ao ouvinte reconhecer a singularidade daquela relação na sua própria história pessoal e profissional. Por fim, a representação tece uma ponte com a empatia.

Por último, a **afiliação** é o alicerce desenvolvido a partir da harmonização da atenção e da representação. O vínculo de confiança é estabelecido a partir de uma relação respeitosa e empática entre o profissional de saúde e seu paciente. A autora Chimamanda Adichie (2009) ressalta a importância de reconhecermos e refletirmos sobre as histórias, evitando nos ater à monotonia de uma história única – uma narrativa incompleta e estreita que reduz e nos mantém presos a uma visão estereotipada do mundo. Ao tecermos a afiliação, estabelecemos um espaço digno que legitima a humanidade que nos une.

Inspirada nessas contribuições da medicina narrativa, lembrei-me de uma cena do documentário *Janela da alma* (2001), de João Jardim e Walter Carvalho, em que José Saramago conta uma experiência pessoal muito marcante. Quando jovem, ele costumava a ir ao Teatro São Carlos, em Lisboa. Acomodava-se sempre na parte mais alta do balcão, no "galinheiro", como ele mesmo dizia. De lá, podia ver o camarote real, que começava na parte de baixo e se erguia até o alto, arrematado por uma enorme coroa dourada. Vista da plateia, a coroa era bela e suntuosa. Porém, de onde estava

Saramago, a perspectiva era outra. Lá do alto, ele podia vê-la por dentro, oca, de madeira envelhecida, cheia de teias de aranha. Essa experiência tornou-se uma lição que ele nunca esqueceu. Saramago entendeu que para se conhecer algo é preciso completar uma volta em seu entorno: é necessário observar de todos os ângulos possíveis, sem se limitar a uma única perspectiva (Novis, 2019).

Assim, o grande escritor ratificou que uma história não tem um único desfecho. Sair em busca de outras perspectivas abre caminho para surpresas e novas narrativas de como nos reconhecemos e entendemos o outro a partir do que escutamos e interpretamos. É preciso acreditar que é possível ter tempo para escutar. Dar essa oportunidade no dia a dia abre a possibilidade para um aprendizado fundamental (Novis, 2019).

A escuta atenta com compaixão busca encontrar novas possibilidades de entendimentos e percepções que agregam e enriquecem a relação, tornando o encontro entre médico e paciente uma história inesquecível para ambos. Ao aprimorarmos a escuta, viabilizamos conversas mais ricas, através das quais se pode acessar a singularidade de cada história, nos tornando eternos aprendizes da preciosidade do ser humano.

Faz diferença se ouvir?
O poder da escrita reflexiva

Segundo o escritor e ativista político Amós Oz (2016, p. 19), "a dor é um denominador comum, é uma experiencia democrática e até igualitária. Ela não distingue entre o mais rico e o mais pobre, entre o mais poderoso e o mais fraco". Nós somos seres humanos suscetíveis e vulneráveis. O cotidiano do profissional de saúde exige lidar com pressões intensas, sofrimentos, escassez de recursos e falta de tempo – desafios que tendem a aumentar o estresse e ampliar o distanciamento.

O dia a dia do profissional de saúde se dá dentro de um espaço intersubjetivo peculiar, no qual se lida constantemente com vidas em momentos de grande revés, ameaçadas por doenças ou até mesmo pela morte. O trabalho clínico, segundo Charon (2001, p. 26), "depende da capacidade do profissional de imaginar, intuir ou conceber a situação do paciente". O risco mais grave é de se imaginar imune ao drama, negligenciando os afetos, os valores e as crenças envolvidos nesse contexto. Sob essa perspectiva, aprender a escutar também é, como sugere o filósofo Alexandre Jollien, "identificar os parasitas que deixam um chiado na linha" (André; Jollien; Ricard, 2016, p. 119). É lembrar que também temos nossas próprias histórias e dificuldades; é reconhecer que não somos neutros na relação com o paciente.

Michael White (2012), criador da Terapia Narrativa, afirma que nunca ouvimos uma história desacompanhados: sempre levamos conosco nossos próprios mapas e experiências de vida para dar sentido ao que é contado. Logo, não há escuta objetiva nem neutra. O que escutamos se conecta com o que somos e nos transforma. Dependendo da posição que ocupamos na nossa prática profissional, podemos nos enriquecer ou nos sobrecarregar. Muitas vezes, para se proteger, alguns profissionais se automatizam: por viverem em contato com uma demanda de sofrimento, tornam-se fadigados, exauridos física e mentalmente pelo constante contato entre estresse e compaixão.

A escrita é um instrumento precioso que amplia a consciência do que foi vivido. Ela nos permite revisitar o encontro, reconhecer o que podemos aprimorar nas relações que estabelecemos, criar conversas íntimas conosco e ampliar a consciência do que somos. Como afirma o escritor José Castello (2016, p. 112), "contar uma história para nós mesmos é uma maneira de dizer quem a gente é"; ou, como Isabel Fernandes (2021, p. 21) propõe, é um ato de descoberta em que, "ao representar algo verbalmente temos a oportunidade de descobrir que sabíamos de coisas que desconhecíamos saber". De acordo com Johanna Shapiro (2012), a escrita reflexiva ultrapassa os limites de uma mera descrição, pois potencializa a construção de novos significados.

Participei uma vez de uma oficina de escrita reflexiva com Susana Magalhães. Ao ler um poema sobre o abraço, ela nos pediu para escrevermos sobre o mais belo abraço que havíamos experimentado. Imediatamente Marília ocupou minha lembrança. Era uma paciente que havia perdido sua filha, Alice, de 26 anos, vítima de atropelamento. Ao pensar nesse abraço, revisitei o dia da fatídica notícia. Alice havia falecido durante a madrugada. À noite, após finalizar a rotina do consultório, fui ao encontro de Marília. Era novembro e o verão já denunciava sua presença causticante. Ela estava deitada na cama, abraçada à outra filha, ambas cobertas até a cabeça por um edredom branco. A alvura do tecido branco não amenizava a dor que se abatia sobre aquele quarto. O ambiente estava abafado, com pouca luz. Havia algumas pessoas presentes – familiares, amigos e conhecidos. As lágrimas permaneceram na borda, pois não permiti naquele momento o transbordamento. Eu precisava me manter forte por Marília e por Alice. Aproximei-me para me ajoelhar ao seu lado e sussurrar seu nome. Eu podia sentir sua alma ferida, dilacerada. Assim que me ouviu, Marília estendeu a mão, procurou pela minha e me disse em um fio de voz: "O que eu mais temia aconteceu. Perdi minha menina. Minha vida acabou". Eu fiquei ao seu lado e disse apenas que encontraríamos um caminho, respeitando seu tempo. Naquele momento, só precisávamos estar juntas, unidas em um profundo abraço. Fui à casa de Marília todos os dias durante um mês até que ela se sentisse mais confortável para voltar ao consultório.

Ao escrever essa cena, percebi o quanto o abraço teceu uma intimidade maior entre nós. Afinal, era um abraço de uma safra única e singular. Ali não estavam presentes apenas a psicóloga e a paciente: estavam ali duas mulheres de carne e osso. Éramos concomitantemente mães, irmãs, filhas e amigas. Ao finalizar o passeio pela minha história com Marília, um poema brotou revelando a profunda emoção desse capítulo na minha biografia.

> O abraço era o que podia ofertar. Uma oferta que continha toda imensidão do consolo que queria doar.
> O quarto estava afogueado pela dor da amputação abrupta daquele dia.
> Ela estava encolhida, envelopada pelas lágrimas, já desidratada pelo calor seco e árido do trágico destino.
> Me aproximei e nos acolhemos na ilha dos nossos braços
> Nos tornamos oásis
> O calor da dor foi amenizado pelo frescor da história que tínhamos.
> Transfundimos certezas.
> Seguiríamos juntas, reconstruindo o que foi partido.
> (Novis, A. L.)

O escritor Mia Couto (2007) nos diz que "fazer da palavra um embalo é o mais puro e apurado senso de poesia". Ter um espaço para pensar, refletir e revisitar o que vivemos permite transcender e reconhecer a imensidão das narrativas que fazem parte de nós. Ao tomarmos consciência das nossas ações, sentimentos e interpretações, afinamos nossa ética pessoal e relacional. A escrita reflexiva nos ajuda a lidar com os desafios que a vida traz, sem perder nossa autoridade e capacidade de aprender com nossos erros e acertos.

Considerações finais

> A escuta
> Cerze fios
> Realinha sonhos
> Acolhe segredos
> Preenche ausências
> (Novis, A. L.)

A escuta deve habitar todos os sentidos. Os cinco sentidos favorecem a sensibilidade para acolher sem invadir, para ser presença sem ausência. Ao passear pelo tema, nos damos conta de que estar sempre com a escuta aberta nos permite vivenciar e testemunhar momentos extraordinários que abrem caminho para exploração de novas rotas e possibilidades frente a grandes adversidades.

As narrativas que permeiam nosso cotidiano marcam nossa história com memórias inesquecíveis que reafirmam nosso desejo de ser profissionais de saúde. Como terapeuta, escuto dos meus pacientes com doença crônica que o que fica tatuado na sua lembrança não é o diagnóstico preciso, mas sim o médico que soube escutar.

Referências

ADICHIE, C. N. *O perigo de uma história única*. São Paulo: Companhia das Letras, 2009.
ALVES, R. *Ostra feliz não faz pérola*. São Paulo: Planeta do Brasil, 2008.
ANDRÉ, C; JOLLIEN, A.; RICARD, M. *O caminho da sabedoria*: conversas com um monge, um filósofo e um psiquiatra sobre a arte de viver. São Paulo: Alaúde, 2016.
CALVINO, I. *As cidades invisíveis*. São Paulo: Companhia das Letras, 1990. E-book.
CAMARGO, J. J. *A tristeza pode esperar*. Porto Alegre: L&PM Editores, 2013.
CASTELLO, J. *Dentro de mim ninguém entra*. São Paulo: Berlendis & Vertechia, 2016.
CHARON, R. *O corpo que se conta*: porque a medicina e as histórias precisam uma das outras. São Paulo: Letra e Voz, 2014.
CHARON, R. Narrative medicine: a model for empathy, reflection, profession, and trust. *JAMA*, v. 286, n. 15, 2001.
COUTO, M. *Idades, cidades, divindades*. Alfragide: Caminho, 2007. E-book.
FERNANDES, I. A relação médico-doente na era da tecnologia: o papel da medicina narrativa. *In*: NOVIS, A. L.; GEOVANINI, F.; VERAN, L. *Medicina narrativa, a arte do encontro*. Rio de Janeiro: Thieme Revinter, 2021. p. 13-24.
FRANK, A. W. *The wounded storyteller:* body, illness, and ethics. London: University of Chicago Press, 1995.

MAGALHÃES, S. T. História do resgate da espessura dos cuidados da saúde. *In*: NOVIS, A. L.; GEOVANINI, F.; VERAN, L. *Medicina narrativa, a arte do encontro*. Rio de Janeiro: Thieme Revinter, 2021. p. 25-36.

NOVIS, A. L. A escrita reflexiva: quando o invisível se torna visível. *In*: NOVIS, A. L.; GEOVANINI, F.; VERAN, L. *Medicina narrativa, a arte do encontro*. Rio de Janeiro: Thieme Revinter, 2021. p. 219-223.

NOVIS, A. L. O poder das histórias. *In*: NOVIS, A. L. *Dando asas às narrativas*. Rio de Janeiro: Jaguatirica, 2019. p. 29-44.

OZ, A. *Como curar um fanático*. São Paulo: Companhia das Letras, 2016.

SARDENBERG, M. L. C. *Medicina narrativa:* saber o que fazer com as histórias dos doentes. Entrevistado: Rita Charon. *Rede Humaniza SUS*, 29 abr. 2012. Disponível em: https://redehumanizasus.net/12793-medicina-narrativa/. Acesso em: 1 maio 2024.

SHAPIRO, J. Narrative medicine and narrative writing. *Family Medicine*, v. 44, n. 5, p. 309-311, 2012.

WHITE, M. *Mapas da prática narrativa*. Porto Alegre: Brasileira, 2012.

Leitura recomendada

MOFARREJ, G.; NOVIS, A. L. A importância do diálogo na arte do cuidar. *In*: NOVIS, A. L.; GEOVANINI, F.; VERAN, L. *Medicina narrativa, a arte do encontro*. Rio de Janeiro: Thieme Revinter, 2021. p. 179-188.

CAPÍTULO 10

A importância da inteligência emocional na relação médico-paciente

Sergio Zaidhaft

Tomemos as seguintes recomendações feitas por professores de medicina a seus alunos, ao travarem contato com pacientes pela primeira vez e se depararem com dor, sofrimento e morte.

- Não se envolva com seus pacientes.
- Se você ficar sofrendo assim com cada paciente, não vai aguentar e vai largar a medicina.
- Para dar plantão numa emergência, tiro meus sentimentos, penduro todos num cabide e tranco no armário.
- Vai se acostumando, é assim mesmo (após poucas frases ditas por um aluno, relatando a primeira morte que presenciou).

Como os alunos compreendem essas recomendações relativas às suas emoções? Já que ditas por professores, certamente as considerarão como inteligentes, fruto de anos de experiência, afinal, para ser médico e professor há que ser inteligente. Logo, se os alunos sentem o que sentem, é porque ainda não adquiriram a inteligência necessária para lidarem com suas emoções, e se esforçarão ao máximo para adquiri-la e conseguir lidar com suas emoções do jeito que seus professores fazem. Elementar, não?

O que se percebe em comum nesses assim chamados "ensinamentos" é que sentimentos são considerados mal-vindos no exercício da medicina e que sentir só faz obscurecer a razão: esta sim é imprescindível, a única ferramenta necessária para ser um médico competente. No entanto, serão realmente inteligentes essas recomendações? O que ocorre para que sejam repetidas por professores de medicina há tantas gerações? Quais as consequências da manutenção dessas ideias para pacientes e médicos? O que se pode fazer para discutir e, no limite, evitar que tal tipo de ideologia continue predominante no ensino médico e, consequentemente, na prática médica? Essas são as questões que se pretende discutir neste capítulo, mas antes são necessárias algumas definições.

Da inteligência

A palavra "inteligência" vem do latim *intelligentia*, que significa entendimento, conhecimento. Entre suas acepções, temos: "conjunto de funções psíquicas (...) para o conhecimento (...) a compreensão da natureza das coisas; capacidade de aprender e organizar dados; percepção clara e fácil, engenhosidade e eficácia no exercício de uma atividade" (Inteligência, 2001). A inteligência seria, portanto, um atributo possivelmente inato, desenvolvido durante o crescimento de cada indivíduo a partir de suas experiências, exclusivamente ligado à razão.

Já "emoção" é o "ato de deslocar, movimentar; agitação de sentimentos, abalo afetivo, turvação, comoção; que provoca comoção, que desperta sentimentos intensos" (Emoção, 2001). Ou seja, seria impossível incluir emoções em qualquer definição de inteligência, pois, se há alguma característica nas emoções, certamente não é a capacidade de organizar dados – muito pelo contrário. Desse modo, o título proposto para este capítulo apresenta uma contradição em termos (inteligência emocional), afinal, ninguém se considera inteligente ao se ver tomado por sentimentos intensos, e a proposição de usar de turvação e agitação de sentimentos no exercício da medicina pode parecer um absurdo.

Da inteligência e das emoções

A partir da década de 1980, surgem novos aportes ao conceito de inteligência, que o tornam mais amplo e complexo: "Não é mera aprendizagem literária, uma habilidade estritamente acadêmica ou um talento para sair-se bem em provas, [...] capacidade mais ampla e mais profunda de compreensão do mundo à sua volta" (Gottfredson, 1997). Além disso, "o desempenho de uma pessoa vai variar em ocasiões distintas, em domínios distintos" (Neisser *et al.*, 1996).

Assim, é proposta a existência de 7 inteligências: lógico-matemática, linguística, musical, espacial, corporal-cinestésica e, para o que nos interessa aqui, a inteligência intrapessoal e a interpessoal, que envolvem, respectivamente, conhecer a si próprio e entender os outros (Gardner, 2006). Cria-se, então, o conceito de inteligência emocional (Salovey *et al.*, 2004), título de livro publicado posteriormente (Goleman, 1996). Seus cinco pilares seriam: conhecimento das próprias emoções, controle das emoções, automotivação, empatia e capacidade de relacionar-se interpessoalmente.

Percebe-se, aqui, a inclusão das emoções num conceito mais amplo de inteligência que enfatiza a importância do autoconhecimento e a capacidade de compreender os outros. Sua importância para a relação médico-paciente, portanto, parece óbvia. Afinal, seres humanos, ao procurarem seus médicos, têm algum grau de dor e sofrimento e algum temor quanto ao que será descoberto, tendo a morte sempre como possibilidade. Ao profissional caberá ter, além da competência técnica para levantar as hipóteses diagnósticas e providenciar os devidos exames, a capacidade de entender como seus pacientes se sentem quanto à situação atual e ao seu futuro.

Além de tentar compreender o outro, é imprescindível que o médico se conheça, que se dê conta de como cada situação específica com cada paciente específico o afeta, de como lida com seus sentimentos então despertados e do que faz com eles na relação com seus pacientes; ou seja, que entenda sua inteligência para dar conta de ocasiões distintas, em domínios distintos.

Mesmo levando em consideração que ninguém nunca se conhece e muito menos tem a capacidade de compreender o outro totalmente, parece óbvia a importância da busca do profissional por autoconhecimento e por tentar entender o outro. Óbvia? Se fosse tão óbvia, sequer haveria a necessidade deste capítulo num livro sobre a medicina da pessoa no século XXI.

Da inteligência emocional e sua falta

- O doutor nem olhou para mim.
- O doutor não me falou o que tenho. Só me mandou tomar uns remédios.
- O doutor me passou uma receita, mas não entendo o que está escrito.
- O doutor mandou fazer uns exames. Não sei para quê.
- Estava sem apetite e com uma dor na barriga e mandaram eu me internar. Estou aqui há 20 dias e ninguém me diz o que tenho.

Quem de nós já não ouviu estas frases de pacientes, de familiares e de outras pessoas próximas a nós? O mais realista seria perguntar quem de nós não as ouve todo dia. (Será que colegas nossos não as ouvem de pacientes referindo-se a nós mesmos?) São pacientes que não se sentem vistos, ouvidos, minimamente compreendidos. O que encontramos de inteligência emocional por parte dos profissionais nesses exemplos é igual a nada. Torna-se inevitável a pergunta: qual o antônimo de inteligência? Há várias possibilidades, mas chamemos de burrice, mesmo.

Tomemos agora o que ocorre com alunos de medicina, ao travarem contato com pacientes internados pela primeira vez e, solicitados a relatarem sua experiência além da história do paciente, contam:

- Estava tão nervoso. Não sabia nem como começar a anamnese. Ainda bem que estava em dupla e meu colega começou.
- Não sei nada de clínica médica e não sabia correlacionar nada do que o paciente dizia.
- A paciente me agradeceu por ter colhido sua história. Deve ser porque estava sem visita.
- O paciente tem a idade que meu avô tinha quando morreu. Achei que ia chorar ainda na parte da identificação, mas consegui segurar.
- No final da anamnese o paciente me chamou de Doutora. Eu disse que só estou no 4º semestre do curso. Ele respondeu que, pelo jeito que conversei com ele, para ele já sou Doutora.
- Penso naqueles pacientes sofrendo tanto e tão agradecidos pela anamnese, e eu com meus problueminhas, achando que são a pior coisa do mundo. É um aprendizado para a vida toda.
- Espero não esquecer como é importante ouvir a história toda do paciente.

O que encontramos nesses relatos? Uma capacidade de reconhecer e expressar seus sentimentos, de se questionar sobre os motivos de senti-los, tentar conhecer quem são aquelas pessoas mesmo que num único contato, refletir sobre sua experiência, extrair algum aprendizado dela para sua vida pessoal e profissional. Altamente inteligentes, não?

Voltando aos relatos referentes às experiências de pacientes com seus médicos, e cotejando-os com o relato do aluno que espera não esquecer da importância de ouvir o paciente, o que se conclui? Os alunos esquecem.

Certamente a generalização acima não corresponde totalmente à realidade. Muitos alunos não esquecem, já que sabemos da existência de profissionais que não seguem este modelo hegemônico do não sentir, que não se esquecem do que sentiram e pensaram quando alunos. Estaríamos todos nós, interessados em medicina da pessoa, incluídos neste segundo grupo? O que fazemos ao nos darmos conta de que às vezes – somente às vezes, claro – não estamos? Somos capazes de reconhecer nossa burrice emocional, embora cheios de boas intenções? Fica a questão: o que acontece durante o curso de Medicina que faz os alunos emburrecerem emocionalmente, ou seja, não mais buscarem o autoconhecimento e perderem a capacidade de tentar entender seus pacientes?

A primeira hipótese é a levantada no início deste capítulo: as recomendações transmitidas no currículo oculto reforçam a inadequação de se experimentar sentimentos na relação com pacientes e de expressá-los a colegas e professores. Frente a isso, a primeira questão é: como será que alguém faz para não sentir o que está sentindo? Alguma ginástica mental para expulsar o sentimento? Isso valeria somente para os sentimentos dolorosos e não para todos? Como fazer esta seleção?

É curioso: a medicina deve ser baseada em evidências, mas quais são as evidências de que este modo de exercer a medicina é eficaz? Existe alguma publicação provando esta hipótese transmitida como uma certeza inabalável? Não. O que existe é uma infinidade de material mostrando o declínio da empatia dos alunos de medicina ocorrendo a partir da entrada no ciclo clínico, e relatos de experiência de médicos que atuavam desta maneira e que, ao adoecerem, se sentiram tratados por seus médicos do mesmo modo que tratavam seus pacientes e se envergonharam, passando a atuar de outro modo. Mesmo assim, por que este modo de ver a medicina continua sendo preponderante?

Uma outra hipótese é de que se trata de uma defesa psicológica dos estudantes e dos profissionais para não sofrerem pela percepção da fragilidade e mortalidade deles mesmos e de seus seres queridos. A hipótese é atraente, mas, outra vez, o exemplo dos médicos que adoecem e mudam seu modo de exercer sua profissão mostra que essa defesa não funciona. A realidade se impõe em algum momento, queiramos ou não. Assim sendo, não seria muito mais válido, ao atender um paciente, poder, sim, sentir medo de morrer, medo de perder seus amados, e poder compartilhar seus sentimentos com colegas e professores que também se sentiram assim em algum momento? Por que não? O medo é de sofrer tanto que não seria possível prosseguir o atendimento? Ora, mas não é claro que este medo da torrente emocional ocorre exatamente pela ideia de que sentimentos não podem ser experimentados? Será que não sabem que quanto mais tentarem desconhecer e recalcar o que sentem, maior a chance de desenvolverem sintomas, como a psicanálise nos ensina? Novamente, parece óbvio. Novamente, por que não se faz o que é óbvio?

Outra hipótese sugere que qualidades de caráter (ou sua falta) seriam a razão do modo de atuar dos médicos, ou seja, os de moral mais ilibada teriam maior capacidade de empatia e o inverso ocorreria àqueles com o caráter mais questionável. Esta versão é bastante sedutora para os que se colocam na faixa dita superior da moralidade, entre eles muitos dos profissionais que se preocupam com as questões ligadas às chamadas humanidades na saúde (incluindo autores de capítulos de livros, talvez o deste, inclusive). Mas, infelizmente, esta hipótese não convence. Evidentemente, há pessoas preconceituosas, arrogantes, incapazes de ter empatia em qualquer ramo de atividade e, logo, também há pessoas assim na medicina, mas aqui não se trata disso. Se essa fosse a causa da ideologia preponderante por trás do afastamento dos sentimentos no exercício da medicina, teríamos que concluir que a medicina foi buscada somente por pessoas de princípios bastante questionáveis para preencher expectativas bastante questionáveis.

Poderia ser alegado que se trata do processo de amadurecimento que todos atravessamos, que o que nos afeta de um modo quando jovens passa a afetar de outro modo à medida que envelhecemos. Os estudantes, nesta versão, aprendem com a experiência e amadurecem. Perfeito, mas de que amadurecimento se está falando? Amadurecer, neste caso, seria um processo que abrangeria tudo que faz parte da existência de um ser humano. Os que preconizam que não se deve envolver com pacientes deixariam também de se afetar pelas situações do mundo, das pessoas à sua volta, da espécie humana como um todo, do sofrimento durante a pandemia? Alguém acha razoável que amadurecimento seja sinônimo de egoísmo e cinismo? Nessa linha de pensamento, então, a maioria dos médicos teria, quando maduros, se tornado este tipo de ser humano, indiferente a outros seres humanos?

Essa hipótese certamente não é agradável para os que se mantêm interessados e preocupados com outros seres humanos fora de seu exercício profissional, afinal, a hipótese os aproximaria de uma categoria diagnóstica bastante desagradável para quem tem algum senso de ética nas relações com os outros. Alega-se, então, que o distanciamento afetivo pode sim ser visto como amadurecimento quando restrito à atividade profissional. Faz certo sentido, e o amadurecimento pode ser entendido como a capacidade de adaptação a situações diferentes da vida, mas isso é diferente de algo que se preconiza como uma regra, válida para todos os momentos em que se atua como médico. Seria uma regra geral para relações com outros humanos quando pacientes? Não poder experimentar os próprios sentimentos e reconhecer os dos outros é sinal de maturidade? Maturidade num setor da vida e não em todos os outros? Essa hipótese não faz sentido.

Como as hipóteses acima não nos fazem compreender o processo de distanciamento afetivo, talvez a questão seja mais profunda, de base mesmo, e que se encontre em outro campo.

Foucault (1980) demonstra como, no início do século XIX, a medicina se estabelece como conhecimento científico, afastando-a das crendices e superstições, por constatar que a lesão é a causa das doenças.[7] Isso só ocorreu porque no Renascimento, com a separação entre Igreja e Estado, foi possível realizar dissecções de cadáveres e necrópsias. Porém, o fato de a lesão ser o objeto da medicina resulta em alguns problemas. Consideremos, por exemplo, um paciente na atualidade, que responde a seu médico dizendo que sentiu um aperto no peito porque discutiu com a esposa, ou porque seu time de futebol perdeu o jogo, ou porque seu patrão acabara de demiti-lo. Qual o destino dado a essas informações? Elas entram como fatores desencadeantes do possível infarto agudo do miocárdio, mas sua causa é a oclusão de uma artéria coronariana. Não há nenhum problema quanto a isso. Na verdade, é ótimo que se saiba disso para tratar da lesão no corpo do paciente, mas a questão é: e quanto ao que fica de fora do interesse da medicina? A briga com a esposa, o time de futebol, o desemprego, tudo que não diga respeito à alteração do coração anatômico, ou seja, o coração – sede dos sentimentos – onde fica?

Não fica. Ele precisa ser excluído do encontro médico-paciente porque perturbaria a inteligência do médico. O paciente deixa de ser a pessoa com sua subjetividade e é reduzido à lesão. Melhor dizendo, ele é somente o intermediário entre o médico e a lesão que nele existe. E o médico deve também afastar qualquer sentimento que o atravesse durante o acompanhamento do paciente, pois isso turvaria sua inteligência. Assim, o médico também deixa de ter sua subjetividade e passa a ser um intermediário entre a lesão e o conhecimento médico que possui. Como postula Clavreul (1980), não haveria uma relação médico-paciente e sim uma relação instituição médica-paciente.

É uma hipótese bastante perturbadora, não? Se é tão perturbadora assim, pode ser que tenha um fundo de verdade, e a admissão de que é verdade coloca a todos que tentam pensar sobre o exercício da medicina e seu ensino num dilema atroz: o que fazer quanto a isso? Cruzar as mãos? Aceitar que é assim há dois séculos e, bem ou mal, está dando certo, então não há por que mudar? Seria um sinal de maturidade apenas aceitar que essa é a realidade, e lutar contra ela seria apenas fruto de imaturidade.

Entretanto, o que dizer a nossos pacientes, amigos e familiares que nos falam como são (mal)tratados por seus médicos? Responder que a medicina é assim mesmo? Foi para isso que escolhemos essa carreira?

E o que dizer aos alunos nos seus relatos tão sensíveis sobre o início de sua experiência? "Esqueçam essas bobagens, são somente aleivosias de jovens. Tratem de crescer e virem médicos de verdade. Essa história de ficar sentindo coisas é para quem está com a vida ganha. A vida é dura. Agora é cada um que se vire do jeito que puder"? Foi para isso que resolvemos ser docentes?

Pode, sim, ser um sinal de extrema burrice intelectual e emocional e/ou de uma insolúvel imaturidade continuar levantando estas questões, mas é impossível não dizer com todas as letras: que desperdício e que burrice por parte da medicina de não incluir os sentimentos dos médicos e de seus pacientes como fazendo parte do cabedal de conhecimentos necessários para sua prática. São decorridos dois séculos desde seu estabelecimento como conhecimento científico e nestes mesmos dois séculos surgiram inúmeras áreas de conhecimento que contribuem imensamente para a compreensão dos seres humanos e das sociedades.

E, no ensino de medicina, até quando os alunos ouvirão que sentimentos devem ser extirpados de sua prática profissional como se isso fosse possível?

O livro *A medicina da pessoa* (Perestrello, 1974) foi publicado há mais de 50 anos e, à época, esperava-se que este movimento se espraiaria e conquistaria os corações e mentes de médicos e docentes. Não foi o que ocorreu e não é propósito deste capítulo discutir os possíveis motivos para tal. Aqui cabe discutir a falta da inteligência emocional na relação médico-paciente.

Não há como começar esta discussão a não ser a partir da constatação de que essa relação não é considerada objeto de uma verdadeira ciência pelo pensamento médico hegemônico. Este talvez seja o ponto de partida para uma discussão profunda que leve a desdobramentos na teoria e na prática profissional. Felizmente, alguns médicos e docentes sabem que não há como se exercer a medicina sem o conhecimento dito científico, e sabem também que esse exercício não se esgota nesse conhecimento, e insistem e teimam que a relação médico-paciente existe e, em vez de prejudicar o raciocínio clínico, tem um papel fundamental quando se trata de conhecer as pessoas que estão tratando. E os pacientes nos ensinam isso a todo momento. Basta ouvi-los. Não reconhecer a importância dessa relação só pode ser fruto de burrice intelectual e emocional.

O que mais fazer para tentar modificar esse estado de coisas? Como na canção *Podres poderes*, de Caetano Veloso:

> Será que esta minha estúpida retórica / Terá que soar / Terá que se ouvir por mais zil anos?.

Nenhum de nós terá mais zil anos para soar essa nossa estúpida retórica, mas é o que temos para o momento, então, continuemos a soá-la.

Referências

CLAVREUL, J. *A ordem médica*. São Paulo: Brasiliense, 1983.
EMOÇÃO. *In*: HOUAISS, A. *Dicionário Houaiss da Língua Portuguesa*. Rio de Janeiro: Objetiva, 2001.
FOUCAULT, M. *O nascimento da clínica*. 2. ed. Rio de Janeiro: Forense-Universitária, 1980.
GARDNER, H. *Multiple intelligences:* new horizons in theory and practice. New York: Basic Books, 2006.
GOLEMAN, D. *Inteligência emocional.* Rio de Janeiro: Objetiva, 1996.
GOTTFREDSON, L. S. Mainstream science on intelligence: an editorial with 52 signatories, history, and bibliography. *Intelligence*, v. 24, n. 1, p. 13-23, 1997.
INTELIGÊNCIA. *In*: HOUAISS, A. *Dicionário Houaiss da Língua Portuguesa*. Rio de Janeiro: Objetiva, 2001.
NEISSER, U. *et al*. Intelligence: knowns and unknowns. *American Psychologist,* v. 51, n. 2, p. 77-101, 1996.
PERESTRELLO, D. *A medicina da pessoa*. 2. ed. Rio de Janeiro: Atheneu, 1974.
SALOVEY, P. *et al*. (ed.). *Emotional intelligence*: key readings on the mayer and salovey model. Canada: Natl Professional Resources, 2004.

CAPÍTULO 11

A música como aliada no requinte da sensibilidade

Sergio Zaidhaft

"Pena que a TV não seja em cores". Até meados dos anos 70, esta era a frase que se ouvia dezenas de vezes por dia quando a TV ainda era em preto e branco. Do mesmo modo, escrever um texto sobre música sem que se possa ouvir qualquer melodia exige que se diga: "pena que este capítulo não seja com áudio".

O que fazer, então, para que se possa aproximar minimamente da sugestão do título? Somente um texto com letras de músicas, o que segue abaixo. Seu título, "A louca esperança", é baseado numa peça, *Os naúfragos da louca esperança*, do grupo de teatro francês Théâtre du Soleil. No eclodir da Primeira Guerra Mundial, um grupo de europeus freta um navio para virem ao Novo Mundo com a esperança de construir um verdadeiro mundo novo onde prevalecessem os valores humanísticos, e batizam o navio com o nome de Louca Esperança.

O texto é constituído de versos de músicas compostas por brasileiros, com exceção de uma gravada por brasileiro. Sugere-se enfaticamente que os leitores busquem ouvir as composições listadas ao seu final para aprimorar sua sensibilidade.

Ainda uma observação: como o livro trata de medicina e do seu ensino, o texto pode ser entendido como uma alusão ao que ocorre durante o percurso de um estudante de medicina, mas, como qualquer poema, pode ser estendido a tudo que a imaginação do leitor desejar.

A louca esperança

Para a "gente boa que pôs o pé na profissão de tocar um instrumento e de cantar".[1]

1.
Quero falar de uma coisa:[2]
Quem me vê assim cantando não sabe nada de mim[3]
Meu nome é nuvem, pó, poeira, movimento[4]
Cavaleiro marginal[5]
Eu, bandoleiro / eu, o proscrito / eu, o fora-da-lei[6]
Dentro de mim mora um anjo
Montado sobre um cavalo
Que ele sangra de espora
Ele é meu lado de dentro
Eu sou seu lado de fora[7]
Sou família, sou maluco
Sou Leblon, sou Pernambuco
Sou descanso, sou desejo
Sou eunuco, sou garanhão
Sou ternura, sou tesão
Sou o anjo, sou mulher
Sou o sim e o não, talvez
Sou prazer, sou o que dói
Sou tortura, sou mansidão
Sou um lar, sou revolução
Sou bandido, sou herói
Sou romance, sou *rock'n roll*
Sou a lua, sou o sol
Sou mistério, sou a luz
Sou um canto, sou o mundo inteiro[8]
Eu sou a beira do abismo
Eu sou o tudo e o nada[9]
Sou Napoleão[10]
Sou Durango Kid[11]
Sou tímido e espalhafatoso

Mas eu também sei ser careta
De perto, ninguém é normal[12]
Eu sou, eu sou, eu sou amor da cabeça aos pés[13]
Eu sou a mosca que pousou em sua sopa[14]
Eu sou como você
Eu sou como você que me ouve agora[15]
Somos o pardal
Somos o condor[16]
Eu vou desdizer
Aquilo tudo que eu lhe disse antes
Eu prefiro ser
Essa metamorfose ambulante
Do que ter aquela velha opinião formada sobre tudo[17]
A vida me fez assim
Doce ou atroz
Manso ou feroz
Eu, caçador de mim[18]
Encouraçado nos meus agasalhos
E o que fazer?
Eu quero, eu quero[19]
Eu quero é botar meu bloco na rua[20]
Não quero o que a cabeça pensa
Eu quero o que a alma deseja[21]
Solto a voz nas estradas
Já não quero parar[22]
Agora sou *cowboy*
Sou do mundo
Sou do ouro, eu sou vocês[23]
Não me peça que eu lhe faça
Uma canção como se deve
Correta, branca, suave
Muito limpa, muito leve
Sons, palavras, são navalhas
E eu não posso cantar como convém
Sem querer ferir ninguém[24]
E eu quero é que esse canto torto

Feito faca, corte a carne de vocês[25]
Mas não se preocupe meu amigo
Com os horrores que eu lhe digo
Isso é somente uma canção
A vida realmente é diferente
Quer dizer, ao vivo é muito pior[26]
Eu preparo uma canção que faça acordar os homens
E adormecer as crianças[27]
Por isso uma força me leva a cantar
Por isso essa força estranha
Por isso é que eu canto, não posso parar
Por isso essa voz tamanha[28]

2.
Meu pensamento viaja[29]
O pensamento parece uma coisa à toa
Mas como é que a gente voa quando começa a pensar[30]
Sonho meu, sonho meu[31]
Vou sonhando e ando (...) entre estrelas
Estou morando em pleno céu
Vejo a liberdade
Coração na mão
Corpo solto estou
Entre estrelas
Vou deitar neste luar[32]
Os sonhos mais lindos sonhei
De quimeras mil, um castelo ergui[33]
Um grande país eu espero
Espero do fundo da noite chegar[34]
Sonhei que eu era um dia um trovador[35]
Se o poeta é o que sonha o que vai ser real
Vou sonhar coisas boas que o homem faz[36]
Longe se vai sonhando demais
Mas onde se chega assim?
Vou me encontrar longe do meu lugar
Eu, caçador de mim[37]

Eu queria ser feliz
Invento o mar
Invento em mim o sonhador[38]

3.

A pele branca
Despertando, vejo a cama e meu amor
Acordado estou
Choro[39]
Meu caminho é de pedra
Como posso sonhar?
Sonho feito de brisa
Vento, vem terminar[40]
Acordei de um sonho estranho
Um gosto vidro e corte
No corpo e na cidade
Um sabor de vida e morte.[41]
E onde era o vivo fez-se o morto
Aviso pedra fria
Acabaram com o beco
Mais ninguém lá vai morar[42]
Na praça vazia um grito, um ai
Casas esquecidas, viúvas nos portais[43]
A gente quer ter voz ativa
No nosso destino mandar
Mas eis que chega a roda-vida
E carrega o destino pra lá[44]
O sonho acabou[45]
Há perigo na esquina
Eles venceram e o sinal está fechado pra nós
Que somos jovens[46]
Pare o mundo, que eu quero descer[47]
Eu desisto
Não existe essa manhã que eu perseguia
Um lugar que me dê trégua ou me sorria
Uma gente que não viva só pra si[48]
E vi com tristeza o amor

Morrer devagar
Se apagar[49]
Vou fechar o meu pranto
Vou querer me matar[50]
Eu era alegre como um rio
Um bicho, um bando de pardais
Mas veio o tempo negro e, à força, fez comigo
O mal que a força sempre faz[51]
O que foi feito, amigo
De tudo que a gente sonhou?
Quisera encontrar aquele verso menino[52]
Você me quer forte
E eu não sou forte mais
Sou o fim da raça, o velho, o que já foi
Você me quer belo
E eu não sou belo mais
Me levaram tudo que um homem precisa ter
Você me quer justo
E eu não sou justo mais
Promessas do sol já não queimam meu coração
Que tragédia é essa que cai sobre todos nós?[53]
O que foi feito de nós?[54]

4.

Quem cala sobre teu corpo
Consente com tua morte
Quem cala morre contigo
Mais morto que estás agora
Quem grita vive contigo![55]
Resistindo na boca da noite um gosto de sol[56]
Os olhos vão procurar
Onde foi que eu me perdi[57]
Longe, longe, ouço essa voz
Que o tempo não vai levar[58]
Alguém sorriu de passagem numa cidade estrangeira
Lembrou o riso que eu tinha
E esqueci entre os dentes[59]

Cantar era buscar o caminho que vai dar no Sol
Tenho comigo as lembranças do que eu era[60]
Memória não morrerá[61]
Descobri que a minha arma
É o que a memória guarda
Dos tempos da Panair[62]
É importante crer no que você sonhou um dia
Não importa quando
E não importa mesmo como você descobriu
Que o mundo é somente um quebra-cabeça[63]
Mas eu não me acho perdido
Do fundo da noite partiu minha voz[64]
Já não quero mais a morte
Tenho muito que viver[65]
Alertem todos alarmas
Que o homem que eu era voltou[66]
Eu ainda sou aquele sonhador
Por isso eu penso que essas coisas
Não deviam ser como elas são
Desculpe se o que eu sinto é muito antigo[67]
Caminhando contra o vento[68]
Nadando contra a corrente[69]
Eu vou. Por que não?[70]
Propriamente dizer o só exato
Pois hoje eu sou o que eu fui
Não desmenti o meu passado[71]
Falo assim sem saudade
Falo assim por saber
Se muito vale o já feito
Mais vale o que será
Falo assim sem tristeza
Falo por acreditar
Que é cobrando o que fomos
Que nós iremos crescer[72]
Dizem que sou louco por viver assim[73]
Ora direis, ouvir estrelas, certo perdeste o senso

Eu vos direi no entanto
Enquanto houver espaço, corpo e tempo e algum modo de dizer não
Eu canto[74]
Não sou feliz, mas não sou mudo
Hoje eu canto muito mais[75]
Amar e mudar as coisas
Me interessa mais[76]
Queira! (Queira!)
Basta ser sincero
E desejar profundo
Você será capaz
De sacudir o mundo
Vai, tente outra vez![77]
O que será que me dá?[78]
Lá vem a força, lá vem a magia
Lá vem a santa maldita euforia[79]
É preciso ter força, é preciso ter raça, é preciso ter gana sempre
É preciso ter manha, é preciso ter graça, é preciso ter sonho sempre[80]
Vou sem parar
Das tardes mais sós
Renascer[81]
Renova-se a esperança
Alegria e muito sonho espalhados no caminho
Verdes, planta e sentimento
Folhas, coração
Juventude e fé[82]
Se va enredando, enredando, como en el muro la hiedra
Y va brotando, brotando, como el musguito en la piedra[83]
Memória de tanta espera
Teu corpo crescendo salta do chão
E eu já vejo meu corpo descer
Na franja dos dias
Esqueço o que é velho e o que é manco
E é como te encontrar
Corro a te encontrar[84]
Sonho que se sonha só

É só um sonho que se sonha só
Mas sonho que se sonha junto é realidade[85]
Diamantina é o Beco do Mota
Minas é o Beco do Mota
Brasil é o Beco do Mota
Viva meu país![86]
Assim, dizendo a minha utopia eu vou levando a vida
Eu vou viver bem melhor
Doido pra ver o meu sonho teimoso um dia se realizar[87]
Sei que nada será como antes[88]
Amanhã
Ódios aplacados
Temores abrandados
Será pleno, será pleno[89]

5.
Cada um sabe a dor e a delícia de ser quem é[90]
Gente espelho da vida, doce mistério
Gente é pra brilhar
Não pra morrer de fome[91]
E de nada valeria
Acontecer de eu ser gente
E gente é outra alegria
Diferente das estrelas[92]
Com o coração aberto em vento
Por toda a eternidade
Com o coração doendo
De tanta felicidade
Todas as canções eternamente[93]
Não precisam mais temer
Não precisam da solidão
Todo dia é dia de viver[94]
Existirmos a que será que se destina?[95]
Porque se chamavam homens
Também se chamavam sonhos
E sonhos não envelhecem

Quero ver então a gente
Gente, gente, gente, gente[96]
Tanta gente no meu rumo
Já não sei viver só
Foi um dia e é sem jeito
Que eu vou contar
Certa moça me falando alegria
De repente ressurgiu
Minha história está contada
Vou me despedir[97]
E quando escutar um samba-canção
Assim como: Eu preciso aprender a ser só
Reagir e ouvir o coração responder
Eu preciso aprender a só ser[98]
Tome conta daquilo tudo em que acredito[99]
A esperança equilibrista
Sabe que o *show* de todo artista tem que continuar[100]
E amanhã, se esse chão que eu beijei
For meu leito e perdão
Vou saber que valeu
Delirar e morrer de paixão
E assim, seja lá como for
Vai ter fim a infinita aflição
E o mundo vai ver uma flor
Brotar do impossível chão[101]

Referências*

1. NOS bailes da vida. Intérprete: Milton Nascimento. Compositor: Fernando Brant. [S. l.]: Ariola, 1982.
2. CORAÇÃO de estudante. Intérprete: Milton Nascimento. Compositor: Wagner Tiso. Rio de Janeiro: Som Livre, 1983.
3. DENTRO de mim mora um anjo. Intérprete e compositor: Sueli Costa. [S. l.]: Universal, 1975.

---

*Nota: Este capítulo tem as referências numeradas, diferentemente dos demais capítulos do livro, para favorecer a fluência da leitura.

4. NUVEM cigana. Intérprete: Lô Borges. Compositor: Ronaldo Bastos. [S. l.]: EMI, 1981.
5. PAISAGEM da janela. Intérpretes: Lô Borges, Milton Nascimento. [S. l.]: EMI, 1972.
6. ENCOURAÇADO. Compositores: Sueli Costa, Tite de Lemos. [S. l.]: EMI, 1975.
7. DENTRO de mim mora um anjo. Intérprete e compositor: Sueli Costa. [S. l.]: Universal, 1975.
8. O QUERERES. Intérprete e compositor: Caetano Veloso. [S. l.]: Universal, 1984.
9. GITA. Intérprete: Raul Seixas. Compositores: Raul Seixas, Paulo Coelho. [S. l.]: Philips, 1974.
10. BALADA do louco. Compositores: Arnaldo Baptista, Rita Lee. [S. l.]: Continental, 1972.
11. DURANGO Kid. Intérprete: Toninho Horta. Compositores: Toninho Horta, Fernando Brant. [S. l.]: Big World Music, 1993.
12. VACA profana. Intérprete e compositor: Caetano Veloso. [S. l.]: RCA, 1986.
13. DÊ um rolê. Intérprete: Novos Baianos. Compositores: Moraes Moreira, Luiz Galvão. [S. l.]: Warner/Chappell Music, 1971.
14. MOSCA na sopa. Intérprete e compositor: Raul Seixas. [S. l.]: Philips, 1973.
15. FOTOGRAFIA 3x4. Intérprete e compositor: Belchior. [S. l.]: Philips, 1976.
16. INSTANTÂNEO. Intérprete e compositor: Luiz Carlos Sá. Rio de Janeiro: Som Livre, 1970.
17. METAMORFOSE ambulante. Intérprete e compositor: Raul Seixas. [S. l.]: Philips Records, 1973.
18. CAÇADOR de mim. Intérprete e compositor: Milton Nascimento. [S. l.]: Ariola, 1982.
19. ENCOURAÇADO. Compositores: Sueli Costa, Tite de Lemos. [S. l.]: EMI, 1975.
20. EU quero é botar meu bloco na rua. Intérprete e compositor: Sérgio Sampaio. [S. l.]: Philips Records, 1973.
21. CORAÇÃO selvagem. Intérprete e compositor: Belchior. [S. l.]: Warner, 1977.
22. TRAVESSIA. Intérprete e compositor: Milton Nascimento. [S. l.]: Ritmos, 1967.
23. PARA Lennon e McCartney. Intérprete: Milton Nascimento. Compositor: Lô Borges, Márcio Borges, Fernando Brant. [S. l.]: Trama, 1973.
24. APENAS um rapaz latino-americano. Intérprete e compositor: Belchior. [S. l.]: Philips, 1976.
25. A PALO seco. Intérprete e compositor: Belchior. [S. l.]: Philips, 1976.
26. APENAS um rapaz latino-americano. Intérprete e compositor: Belchior. [S. l.]: Philips, 1976.
27. CANÇÃO amiga. Intérprete: Milton Nascimento. Compositor: Carlos Drummond de Andrade. [S. l.]: EMI, 1978.
28. FORÇA estranha. Intérprete: Gal Costa. Compositor: Caetano Veloso. [S. l.]: Philips, 1976.
29. AMIGO, amiga. Intérprete: Milton Nascimento. Compositor: Ronaldo Bastos. [S. l.]: EMI, 1970.
30. FELICIDADE. Intérprete e compositor: Lupicínio Rodrigues. [S. l.]: Revivendo Discos, 1947.

31. SONHO meu. Intérprete: Gal Costa. Compositores: Ivone Lara, Délcio Carvalho. [S. l.]: Philips, 1978.
32. O SONHO. Intérprete: Os Três Moraes. Compositor: Egberto Gismonti. [S. l.]: EMI, 1968.
33. FASCINAÇÃO. Intérprete: Elis Regina. Compositores: Féraudy, Pilade, Armando Louzada. [S. l.]: Universal, 1976.
34. CLUBE da esquina. Intérpretes: Milton Nascimento, Lô Borges. [S. l.]: EMI, 1972.
35. O TROVADOR. Intérpretes e compositores: Jair Amorim, Evaldo Gouveia. [S. l.]: Abril, 1970.
36. CORAÇÃO civil. Intérprete: Milton Nascimento. Compositor: Fernando Brant. [S. l.]: Ariola, 1982.
37. CAÇADOR de mim. Intérprete e compositor: Milton Nascimento. [S. l.]: Ariola, 1982.
38. CAIS. Intérprete: Milton Nascimento. Compositor: Lô Borges, Márcio Borges, Fernando Brant. [S. l.]: Trama, 1973.
39. O SONHO. Intérprete: Os Três Moraes. Compositor: Egberto Gismonti. [S. l.]: EMI, 1968.
40. TRAVESSIA. Intérprete e compositor: Milton Nascimento. [S. l.]: Ritmos, 1967.
41. SAN Vicente. Intérprete: Milton Nascimento. Compositores: Milton Nascimento, Fernando Brant. [S. l.]: CBS, 1988.
42. BECO do Motta. Intérprete: Milton Nascimento. Compositores: Milton Nascimento, Fernando Brant. [S. l.]: Odeon, 1969.
43. PONTA de areia. Intérprete: Milton Nascimento. Compositores: Milton Nascimento, Fernando Brant. [S. l.]: Odeon, 1975.
44. RODA-VIVA. Intérprete e compositor: Chico Buarque. [S. l.]: RGE, 1967.
45. O SONHO. Intérprete: Os Três Moraes. Compositor: Egberto Gismonti. [S. l.]: EMI, 1968.
46. COMO nossos pais. Intérprete: Elis Regima. Compositor: Belchior. [S. l.]: Philips, 1976.
47. EU também vou reclamar. Intérprete: Raul Seixas. Compositor: Raul Seixas, Paulo Coelho. [S. l.]: Philips, 1976.
48. UNIVERSO no teu corpo. Intérprete e compositor: Taiguara. [S. l.]: Odeon, 1970.
49. TARDE. Intérprete: Milton Nascimento. Compositores: Milton Nascimento, Márcio Borges. [S. l.]: EMI, 1968.
50. TRAVESSIA. Intérprete e compositor: Milton Nascimento. [S. l.]: Ritmos, 1967.
51. GALOS, noites e quintais. Intérprete e compositor: Belchior. [S. l.]: WEA, 1977.
52. O QUE foi feito de Vera. Intérprete: Elis Regina. Compositores: Milton Nascimento, Fernando Brant, Márcio Borges. [S. l.]: Warner, 1980.
53. PROMESSAS do sol. Intérprete: Milton Nascimento. Compositores: Milton Nascimento, Fernando Brant. [S. l.]: WEA, 1976.
54. O QUE foi feito de Vera. Intérprete: Elis Regina. Compositores: Milton Nascimento, Fernando Brant, Márcio Borges. [S. l.]: Warner, 1980.
55. MENINO. Intérprete: Milton Nascimento. Compositores: Milton Nascimento, Ronaldo Bastos. [S. l.]: EMI, 1976.
56. NADA será como antes. Intérprete: Elis Regina. Compositores: Milton Nascimento, Ronaldo Bastos. [S. l.]: EMI, 1971.

57. CARRO de boi. Intérprete: Milton Nascimento. Compositores: Mauricio Tapajós, Cacaso. [S. l.]: Odeon, 1976.
58. SENTINELA. Intérprete: Milton Nascimento. Compositores: Milton Nascimento, Fernando Brant. [S. l.]: Ariola, 1980.
59. UM GOSTO de sol. Intérprete: Milton Nascimento. Compositores: Milton Nascimento, Ronaldo Bastos. [S. l.]: EMI, 1972.
60. NOS bailes da vida. Intérprete: Milton Nascimento. Compositor: Fernando Brant. [S. l.]: Ariola, 1982.
61. SENTINELA. Intérprete: Milton Nascimento. Compositores: Milton Nascimento, Fernando Brant. [S. l.]: Ariola, 1980.
62. CONVERSANDO no bar. Intérprete: Milton Nascimento. Compositores: Milton Nascimento, Fernando Brant. [S. l.]: EMI, 1986.
63. QUEBRA-CABEÇA. Intérpretes e compositores: Antonio Adolfo, Tibério Gaspar. [S. l.: s. n.], 1971.
64. CLUBE da esquina. Intérpretes: Milton Nascimento, Lô Borges. [S. l.]: EMI, 1972.
65. TRAVESSIA. Intérprete e compositor: Milton Nascimento. [S. l.]: Ritmos, 1967.
66. O QUE foi feito de Vera. Intérprete: Elis Regina. Compositores: Milton Nascimento, Fernando Brant, Márcio Borges. [S. l.]: Warner, 1980.
67. JEITO de viver. Intérprete e compositor: Luiz Carlos Sá. [S. l.]: CBS, 1982.
68. ALEGRIA alegria. Intérprete e compositor: Caetano Veloso. [S. l.]: Phillips, 1968.
69. PRO dia nascer feliz. Intérprete: Barão Vermelho. Compositores: Cazuza, Frejat. 1983.
70. ALEGRIA alegria. Intérprete e compositor: Caetano Veloso. [S. l.]: Phillips, 1968.
71. DURANGO Kid. Intérprete: Toninho Horta. Compositores: Toninho Horta, Fernando Brant. [S. l.: s. n.], 1993.
72. O QUE foi feito de Vera. Intérprete: Elis Regina. Compositores: Milton Nascimento, Fernando Brant, Márcio Borges. [S. l.]: Warner, 1980.
73. BALADA do louco. Compositores: Arnaldo Baptista, Rita Lee. [S. l.: s. n.], 1972.
74. DIVINA comédia humana. Intérprete e compositor: Belchior. [S. l.]: WEA, 1978.
75. GALOS, noites e quintais. Intérprete e compositor: Belchior. [S. l.]: WEA, 1977.
76. ALUCINAÇÃO. Intérprete e compositor: Belchior. [S. l.]: Phonogram, 1976.
77. TENTE outra vez. Intérprete: Raul Seixas. Compositores: Raul Seixas, Paulo Coelho, Marcelo Motta. [S. l.]: Phillips, 1975.
78. O QUE será. Intérprete e compositor: Chico Buarque. [S. l.]: Phillips, 1976.
79. RAÇA. Intérprete: Milton Nascimento. Compositores: Milton Nascimento, Fernando Brant. [S. l.]: Phillips, 1976.
80. MARIA Maria. Intérprete: Milton Nascimento. Compositores: Milton Nascimento, Fernando Brant. [S. l.]: Phillips, 1976.
81. TARDE. Intérprete e compositor: Milton Nascimento. [S. l.]: Phillips, 1969.
82. CORAÇÃO de estudante. Intérprete: Milton Nascimento. Compositor: Wagner Tiso. São Paulo: Barclay, 1983.
83. VOLVER a los 17. Intérprete e compositor: Violeta Parra. [S. l.: s. n.], 1962.
84. AO QUE vai nascer. Intérprete: Milton Nascimento. Compositores: Milton Nascimento, Fernando Brant. [S. l.]: EMI, 1972.
85. PRELÚDIO. Intérprete e compositor: Raul Seixas. [S. l.]: Philips, 1974.

86. BECO do Motta. Intérprete: Milton Nascimento. Compositores: Milton Nascimento, Fernando Brant. [S. l.]: Odeon, 1969.
87. CORAÇÃO civil. Intérprete: Milton Nascimento. Compositor: Milton Nascimento, Fernando Brant. [S. l.]: Ariola, 1982.
88. NADA será como antes. Intérprete: Elis Regina. Compositores: Milton Nascimento, Ronaldo Bastos. [S. l.]: EMI, 1971.
89. AMANHÃ. Intérprete e compositor: Guilherme Arantes. [S. l.]: Warner, 1977.
90. DOM de iludir. Intérprete: Maria Creuza. Compositor: Caetano Veloso. [S. l.]: RCA, 2012.
91. GENTE. Intérprete e compositor: Caetano Veloso. [S. l.]: Philips, 1977.
92. TERRA. Intérprete e compositor: Caetano Veloso. [S. l.]: Philips, 1983.
93. MINAS Geraes. Intérprete: Milton Nascimento. Compositores: Novelli, Ronaldo Bastos. [S. l.]: EMI, 1976.
94. PARA Lennon e McCartney. Intérprete: Milton Nascimento. Compositor: Lô Borges, Márcio Borges, Fernando Brant. [S. l.]: Trama, 1973.
95. CAJUÍNA. Intérprete e compositor: Caetano Veloso. [S. l.]: Philips, 1979.
96. CLUBE da esquina II. Intérprete: Milton Nascimento. Compositores: Milton Nascimento, Lô Borges, Márcio Borges. [S. l.]: EMI, 1978.
97. OUTUBRO. Intérprete: Milton Nascimento. Compositor: Milton Nascimento, Fernando Brant. [S. l.]: Ritmos, 1967.
98. PRECISO aprender a só ser. Intérprete e compositor: Gilberto Gil. [S. l.]: Philips, 1973.
99. TESTAMENTO. Intérprete: Milton Nascimento. Compositor: Nelson Ângelo, Milton Nascimento. [S. l.]: Philips, 1978.
100. O BÊBADO e a equilibrista. Intérprete: Elis Regina. Compositores: João Bosco, Aldir Blanc. [S. l.]: WEA, 1979.
101. SONHO impossível. Intérprete: Chico Buarque, Maria Bethânia. Compositores: Leigh, Darian, Wong, Chico Buarque. [S. l.]: Philips, 1975.

CAPÍTULO 12

"Você é nova por aqui?": perspectivas da demência no cinema

Daniel Azevedo

No ensaio "A doença e suas metáforas", leitura mais do que recomendada para estudantes de graduação e profissionais da saúde, a escritora Susan Sontag destaca que, em diferentes momentos da trajetória da humanidade, uma doença foi eleita como a representação do mal. Era sempre uma doença que despertava pavor nas pessoas – e servia de pretexto, inclusive, para estimular a prática de ritos religiosos que mantivessem a enfermidade à distância. Várias doenças desempenharam tal papel, como peste bubônica, tuberculose, câncer e aids (Sontag, 2007). No início do século XXI, a demência passou a ocupar tal espaço.

A demência, de acordo com a cartilha da neuropsiquiatria geriátrica, é uma condição de declínio cognitivo progressivo, com prejuízo da funcionalidade do doente. A pessoa não consegue mais realizar as tarefas que costumava fazer com desenvoltura: preencher o formulário do imposto de renda, dirigir, jogar baralho ou cozinhar. Ela passa a requerer auxílio de terceiros até mesmo para as atividades mais básicas, como usar o toalete ou se vestir.

Para o filósofo Fabrice Gzil (2014), a demência soa tão assustadora porque priva a pessoa enferma daquela que seria sua característica mais nobre: a autodeterminação, considerada como a capacidade de tomar as próprias decisões (Gzil, 2014). Diante do fenômeno da longevidade crescente da espécie humana, desenvolver um quadro demencial pode ser interpretado como uma tragédia contemporânea: as pessoas vivem uma vida cada vez mais longa, mas deixam de reconhecer seus entes queridos, não conseguem fazer atividades cotidianas sem ajuda e perdem a memória.

Não deve causar espanto que o cinema do início do século XXI tenha representações frequentes de pessoas com demência. Para além do potencial de entretenimento e reflexão, o cinema é uma arte que aponta anseios e preocupações da época em que cada filme foi produzido. Nesse sentido, ao permitirem a análise de seu contexto, os filmes funcionam como documentos históricos – e a demência é um dos temas do momento.

Alguns autores trazem, inclusive, reflexões oportunas sobre filmes dedicados à temática da velhice, sob a ótica da sociologia e das artes visuais, sempre com destaque para a demência (Chivers, 2011). Proponho, ao longo deste capítulo, uma viagem por obras que conversam entre si e justificam uma investigação adicional sobre o assunto. Será um passeio pelo território da demência.

Como plataforma de embarque: três filmes que apresentam exemplos de demência em pessoas que não são idosas.

Um momento para recordar (2021) é uma produção sul-coreana que começa como uma comédia romântica e sofre uma guinada: é uma história de doença de Alzheimer de início precoce numa mulher de 27 anos. O filme tem interpretações que parecem caricatas a olhos ocidentais, como a do médico neurologista que diz que a doente tem "uma borracha na cabeça" que apaga suas lembranças. Justifica-se, no entanto, pela exploração do impacto da demência sobre as pessoas ao redor da enferma. O sofrimento do marido é evidente, assim como seus esforços para estimular a capacidade cognitiva da jovem.

Para sempre Alice (2014) rendeu a Julianne Moore o Oscar de melhor atriz por outro filme sobre doença de Alzheimer de início precoce. Nesse caso, a doença começa aos 50 anos e, por uma ironia, acomete uma professora de linguística, que, aos poucos, perde a fluência verbal. Na construção do roteiro e no aspecto estético, esse filme passa longe da inovação. Em vários momentos, remete aos telefilmes sobre doenças da década de 1970, campeões de audiência norte-americana. Destaca-se pela discussão do suicídio em pessoas com demência, elemento recorrente em outros filmes.

Vingança ao anoitecer (2014) é uma nota de rodapé, da autoria de Paul Schrader, diretor e roteirista de carreira irregular. Trata-se de um filme do gênero policial em que um agente secreto caça um terrorista, com um tempero único: o agente tem demência frontotemporal. A doença, caracterizada por alterações de comportamento e desinibição social, cai como uma luva para Nicolas Cage, um ator nada sutil. Vale conferir pelo ineditismo desse diagnóstico no cinema, embora seja um filme de fórmula.

Ao passar para obras que se concentram na demência em pessoas idosas, **Iris** (2001) recebe a máxima distinção. É um filme inglês biográfico e didático, atento às nuances que distinguem as diferentes fases da doença de Alzheimer, desde os primeiros deslizes gramaticais da personagem principal até a situação de dependência em que ela se encontra ao final da projeção. O filme conta com um desempenho extraordinário da inglesa Judi Dench no papel principal. Ela consegue reproduzir o olhar perdido de uma pessoa com demência, assim como seus movimentos corporais e a confusão mental.

Além disso, *Iris* estimula ponderações acerca do impacto do declínio da cognição sobre a família, um tema frequente em publicações gerontológicas e de relevância para a saúde pública. O marido de Iris Murdoch, interpretado por Jim Broadbent, termina em péssimas condições de higiene, com a barba por fazer e a casa em franco desalinho. É um filme tocante, que escapa do sensacionalismo, e pode ser de utilidade para interessados em conhecer a progressão usual da doença.

A diretora canadense Sarah Polley, que também é atriz e roteirista, assina **Longe dela** (2006). Nesse caso, o diferencial é acompanhar a história da pessoa doente contada pela ótica do cuidador: seu marido. Esse filme é especialmente pertinente para estudiosos de instituições de longa permanência para idosos, visto que apreender e analisar as dinâmicas interacionais que se processam no interior dos asilos é uma das preocupações da saúde coletiva (Azevedo, 2023). O filme expõe o cotidiano da instituição com riqueza de detalhes, o que sugere que o roteiro nasceu de observações pessoais. Uma sequência passada no salão de refeições, por exemplo, retrata um senhor que passa o almoço inteiro dormindo em frente ao prato, sem que as pessoas ao seu redor se deem conta.

A demência desperta interesse mundo afora. O diretor iraniano Asghar Farhadi venceu o Oscar de filme estrangeiro por **A separação** (2010), que também retrata a figura do cuidador de pessoas idosas. Ele expõe uma tendência curiosa: a doença não é o eixo do filme, mas tangencia o drama. Ela se insere no dia a dia da comunidade, como na sequência em que uma criança aponta para o idoso com demência que teve um episódio de incontinência urinária.

Também sobre cuidadores, cabe uma menção a **Ainda há tempo** (2020), filme do ator e diretor Viggo Mortensen. Ele interpreta o filho homossexual de um senhor com demência que é um estereótipo de eleitor republicano do Trump: homofóbico, racista, abusador e intolerante. Tais características são realçadas pela doença e o cuidado de uma pessoa difícil se torna quase impossível. O ator Lance Henriksen, conhecido por filmes policiais ou de ficção científica, se sai bem como o pai. Chamo atenção para a sequência de abertura, em que o personagem acorda desorientado durante um voo e provoca uma confusão no avião. Ele procura a esposa falecida, quer fumar no banheiro – é um caos. A sequência ilustra o fato de que, ao mudar de ambiente, o enfermo com demência pode apresentar reações catastróficas de confusão mental. O restante do filme, com excesso de *flashbacks*, não mantém o nível de interesse.

Outro desempenho notável é o de Anthony Hopkins, que venceu seu segundo Oscar pelo papel de um homem com demência em **Meu pai** (2020). É um filme inspirado numa peça, adaptada para a tela pelo próprio diretor do filme. Hopkins impressiona pelo olhar vago e pelas alterações súbitas de temperamento, que podem ser observadas ao longo do curso da doença de Alzheimer e constituem um desafio para familiares. Como lidar com alguém que não apresenta respostas previsíveis? Cabe destacar a sequência em que ele conhece a nova cuidadora e vai da sedução à agressividade em minutos. Além da atuação de Hopkins, o que justifica a fama do filme é um recurso criativo de edição que confunde o espectador: os ambientes e as conversas se sucedem com cortes secos, que não permitem uma distinção clara quanto ao tempo que se passou. A ação se desenrola no interior de um apartamento. O público está preso na mente do personagem e vivencia a demência e a desorientação em primeira pessoa. É, literalmente, uma pequena obra de câmara. Existe a possibilidade, no entanto, de que tenha faltado ao diretor o distanciamento necessário para criticar a adaptação e lhe conferir um senso mais evidente de cinema.

Em contrapartida, **Memórias secretas** (2015) é um colosso de técnica. Christopher Plummer interpreta um judeu idoso, sobrevivente de campo de concentração, que tem doença de Alzheimer e recebe de um colega de asilo uma missão inusitada: matar o nazista que dizimou sua família na Segunda Guerra. É um filme de tensão mantida, com um *design* sonoro inteligente, que faz constantes alusões ao passado do personagem e sugere pistas para desvendar o enigma da história. O roteirista valeu-se do fato de que o diagnóstico dá sentido à trama, e desenvolve o enredo de forma primorosa.

Outro filme que usa a demência para justificar as reviravoltas da narrativa é **Elizabeth Is Missing** (2019), produção para a televisão inglesa que marcou o retorno da atriz Glenda Jackson, após décadas de aposentadoria. A história se constrói sem pressa, conforme sua personagem, que tem demência, junta com esforço as peças para a solução de um crime. Embora os limites orçamentários da produção fiquem evidentes, o filme suscita uma discussão pertinente: o discurso das pessoas com demência não é validado por aqueles que interagem com elas. O diagnóstico basta para que a opinião da pessoa seja considerada sem valor e se julgue que ela diz apenas coisas sem sentido. Trata-se de uma "psicologia social maligna" que se instala em torno da pessoa doente, descrita pelo gerontólogo inglês Tom Kitwood, que relaciona também outras atitudes danosas, como infantilização e objetificação (Kitwood; Brooker, 2019). O filme rendeu o BAFTA para a atriz nonagenária, que demonstra vigor na interpretação.

Aliás, vigor é um dos atributos de Jean-Louis Trintignant, falecido ator francês de primeiríssimo escalão, que participou de três filmes relevantes. O primeiro é **Amor** (2012) do diretor austríaco Michael Haneke, que trata de demência vascular e do seu impacto sobre a pessoa doente e o cuidador familiar. A obra, que conquistou a Palma de Ouro em Cannes e o Oscar de melhor filme internacional, é um marco do cinema contemporâneo, por retratar sem maquiagem uma trajetória possível e frequente da velhice, com perdas cognitivas e de funcionalidade. Emmanuelle Riva reina impecável no papel principal, em um percurso trágico – e, na realidade, habitual. Sua personagem também considera o suicídio após retornar para casa com uma sequela motora de acidente vascular cerebral.

Trintignant dá uma aula de interpretação contida como seu marido, testado ao limite pela condição de dependência progressiva da enferma. Exposto no início do filme como um casal autônomo e independente de entusiastas de música clássica, que se desloca de ônibus por Paris após o recital de um de seus alunos, o que resta ao final é um retrato chocante, mas fidedigno, da velhice contemporânea. Um aspecto marcante é o distanciamento entre as gerações: o casal pouco interage com a filha, que mora em outro país e parece alheia às dificuldades cotidianas. O diretor, que já se revelou um provocador em filmes anteriores, nega qualquer protagonismo à classe médica. O doutor não aparece em cena; o personagem principal faz apenas alusões desesperançosas a ele, como alguém que afirmou que não havia mais nada a fazer pela doente e que a família devia optar pela morte em casa ou no hospital. A mensagem é uma objetiva renúncia ao poder médico: o final da vida não é assunto para a medicina, mas de âmbito privado. É um filme claustrofóbico, repleto de elipses, magistral.

Anos mais tarde, o mesmo Michael Haneke dirigiu **Happy end** (2017), filme em que retoma dois personagens de *Amor*, interpretados por Trintignant e Isabelle Huppert, sua atriz preferida. De novo, eles atuam como pai e filha. Durante um diálogo com a neta, o personagem de Trintignant refere que sufocou a esposa doente. Com Haneke no comando, é impossível acreditar no final feliz prometido pelo título. Trintignant representa um senhor com demência, e é impactante a sequência em que ele, que pretende se matar, pede ao seu cabeleireiro, com serenidade casual e coerência, que lhe consiga um revólver. O filme recorre a um humor negro sutil que não funciona para todos os públicos. Mas a obra de Haneke não é leviana. Sua visão pessimista da velhice, inclusive, oferece indispensável contraponto às produções hollywoodianas de pessoas idosas sempre robustas, no auge de suas capacidades. Vale conferir, em especial, pelo insólito desfecho da trama, na sequência que dá nome ao filme.

Trintignant também rodou várias vezes com o eterno incompreendido do cinema francês, o diretor Claude Lelouch, criticado pela invariabilidade e superficialidade nos roteiros. Entretanto, não há como negar que seus filmes são charmosos, com menção honrosa para o grande sucesso de bilheteria **Um homem e uma mulher** (1966), que traz Trintignant e Anouk Aimée apaixonados e sublinhados pelos temas musicais icônicos de Francis Lai. Uma das continuações da história do casal, que Lelouch filmou ao longo de décadas, **Os melhores anos de uma vida** (2021) é um produto do fenômeno da longevidade: 53 anos depois do primeiro filme, os mesmos atores principais e secundários, o diretor e o compositor se reúnem para a conclusão da história, em que o piloto de carros interpretado por Trintignant desenvolveu demência e mora numa clínica geriátrica.

O filme abre com um longo *zoom* durante uma sessão de terapia ocupacional e se fixa na expressão do personagem; fica óbvio que ele devaneia, enquanto uma canção preenche o espectro sonoro e menciona o desafio de cada estação da vida, com ecos da melodia principal de *Um homem e uma mulher*. É a solução delicada de Lelouch para situar o espectador no pensamento do personagem, em uma perspectiva mais suave do que a de Haneke. O filme tem um diálogo de tirar o fôlego, de mais de dez minutos de duração, em que o homem com demência recebe a visita da personagem de Aimée, sua paixão antiga. "Você é nova por aqui?", ele pergunta. Aos poucos, há evidências de que ele a identifica, sobretudo após um gesto que ela faz para ajeitar os cabelos. Em outra ocasião, ele a convida para passear de carro por um calçadão e os dois são parados por um policial, que diz que é proibido transitar por ali em veículos "desde que um idiota entrou com um Mustang na praia". Ele se reconhece e responde com orgulho: "fui eu mesmo". É a legitimação da importância da biografia de uma pessoa com demência; sua história de vida importa. Após tantas sequências inspiradas, lamenta-se que o final do filme seja flácido. Faltou a Lelouch um sopro de coragem para dar ao filme o desfecho consequente.

Da realidade para a fantasia: em **Sr. Sherlock Holmes** (2015), o diretor Bill Condon flagra o detetive, aos 93 anos, no início de um quadro demencial. Ele se esforça para lembrar de seu último caso e cultiva abelhas porque, de acordo com os seus estudos, o mel seria útil para aplacar problemas de memória.

Assassino sem rastro (2022), por sua vez, traz Liam Neeson como um matador de aluguel com doença de Alzheimer, que precisa utilizar recursos excepcionais para cumprir uma última missão. A doença é mero pretexto para movimentar a trama policial, em mais uma obra desse ator de presença marcante, que inaugurou com **Busca implacável** (2008) uma curiosa vertente geriátrica de filmes de ação.

Uma ousadia: **A Chorona** (2019), produzido na Guatemala, vale-se da estética do cinema de horror para contar uma história dos fantasmas da ditadura. O filme preza pela elegância; não tem sustos ou baldes de sangue. Um general com doença de Alzheimer encontra-se no banco dos réus por genocídio. Durante o julgamento, manifestantes sitiam sua mansão e a filha comenta que aquela comoção agravou a doença do pai – que começa a ouvir, na madrugada, o choro de uma mulher que lamenta pelas crianças que perdeu. Ao mesmo tempo, chega para trabalhar para a família uma moça calada, de cabelos lisos e longos, que demonstra uma relação de proximidade com a água. O filme recorre ao mito do espírito da Chorona, lenda da América Central sobre uma mulher morta que retorna do além para vingar uma injustiça. O general tem alucinações visuais e auditivas ocasionadas pela demência ou enfrenta uma assombração?

Não deve tampouco passar em branco o filme inglês **Deterioração** (2020). Novamente, é uma produção de gênero, o horror – filão marginalizado, a respeito do qual vigoram preconceitos. O senso comum dita que o horror é mero entretenimento de adolescentes, porém é possível fazer um filme maduro dessa espécie, a exemplo de **O Babadook** (2014), que explora a temática do luto. Em *Deterioração*, a questão é a demência. Numa casa isolada, quando a avó desenvolve sinais de declínio cognitivo, filha e neta decidem residir com ela como cuidadoras. A avó parece possuída por uma entidade maligna. As familiares não entendem o seu comportamento: ela passa horas na mata, conversando consigo mesma, enquanto desenterra um objeto; fica agressiva e se corta ao entalhar pequenas peças de madeira; muda de personalidade e agride os mais próximos. O filme é uma metáfora criativa da demência. Filha e neta percebem em si mesmas os traços da doença da avó. Será um comentário sobre o componente genético da enfermidade? A casa, tomada aos poucos por um fungo negro, simboliza o local inacessível e ameaçador que essa senhora ocupa, na ótica familiar. A obra assume tonalidades progressivamente sombrias, até que se encaminha para um desfecho conciliador. Após sequências de intenso sofrimento psicológico, toda a pele da avó se solta e resta apenas um ser escuro, cadavérico e frágil, com respiração difícil, que a filha toma no colo e coloca sobre uma cama. A imagem é emocionante, com as três gerações da família deitadas e abraçadas: é a reconciliação com a doente, acolhida na "nova forma" que assumiu. O filme estimula um debate sobre o estranhamento que a demência provoca nos familiares e a gestão das emoções para lidar com o cenário imposto pelas perdas físicas e mentais.

Outra obra vigorosa é **Vortex** (2021), escrita e dirigida pelo *enfant terrible* Gaspar Noé, que mostra o cotidiano de um casal em que a mulher tem demência e seu esposo se ocupa dos cuidados. A maior parte da projeção se passa em *split screen*. A técnica permite acompanhar as ações simultâneas do marido e da esposa; cada um preenche metade da tela. O filme funciona como um complemento de *Amor*, do qual ora se aproxima, ora diverge. O diretor italiano Dario Argento, famoso por filmes de suspense e horror desde os anos 1960, surpreende no papel principal e protagoniza a sequência mais realista de edema agudo de pulmão* da história do cinema. *Vortex*, como sugere o título, suga o espectador para o interior da relação e o incita a acompanhar os personagens até o final da vida, quando seus pertences são removidos do apartamento para dar lugar aos próximos inquilinos. O destino imutável é o esvaziamento da memória, tanto na vida quanto na morte.

O que dizer sobre o cinema de animação? **Fim de tarde** (2017) é um curta irlandês, indicado ao Oscar, de um lirismo fora do comum. Ao longo de poucos minutos, uma senhora com demência, que tem uma cuidadora, recorda de episódios passados, reconstrói sua trajetória e, enfim, reconhece emocionada que a cuidadora é sua filha. Esse curta, disponível no YouTube com o título original (*Late afternoon*), frisa a capacidade de comunicação, os relacionamentos entre gerações e, sobretudo, a relevância de conhecer a história do doente, com uma paleta de cores encantadora. A vida interior da pessoa com demência é mais colorida do que se imagina.

Ao considerar o mosaico exposto por essa profusão de filmes, que constituem somente uma amostra das produções para cinema e televisão do século XXI que envolvem declínio da cognição, destaco quatro características:

1. A demência ocupou um lugar de relevo. O aumento exponencial de casos da doença na contemporaneidade repercute nas produções da sétima arte. A cada ano, cresce o número de filmes que envolvem o assunto. No seio dos filmes acerca da velhice, a demência constituiu um eixo, que permite desdobramentos futuros.
2. As produções mais recentes originam-se em diversos países: Estados Unidos, Canadá, Guatemala, França, Irlanda, Coreia do Sul e Irã, entre outros. Tamanha fartura traduz o fato de que a demência se tornou uma questão global de saúde pública. É impossível não falar do tema, seja qual for o ponto no mapa.

---

*Essa condição é uma emergência médica em que existe súbito acúmulo de líquido nos pulmões, geralmente causado por sobrecarga do coração. Os sintomas habituais são tosse, falta de ar, dor torácica e fadiga extrema. O edema agudo de pulmão provoca uma sensação de afogamento; o doente não consegue respirar de forma adequada. Se não for revertido com brevidade, pode levar ao óbito.

3. A demência nem sempre está no cerne da trama. Às vezes, manifesta-se nos filmes como elemento periférico, ou é usada como o mote que deflagra o roteiro – mas se faz presente de alguma forma.
4. A doença extrapolou as fronteiras do drama e se infiltrou em filmes de gênero, como policial, animação ou horror. O limite é a criatividade do realizador.

A exploração da temática da demência por meio do cinema permite uma fotografia das apreensões e percepções acerca dessa condição no início do século XXI. Recorrer ao cinema como estratégia didática ou reflexiva enriquece a perspectiva médica. Publicações da antropologia e das ciências sociais, inseridas nas humanidades em saúde, também são essenciais para a compreensão dessa doença tão complexa. Um livro cuja leitura recomendo com entusiasmo é *The alzheimer conundrum* (Lock, 2013), que problematiza as tradicionais estruturas médicas de construção da doença de Alzheimer. Essa obra da antropóloga Margaret Lock (2013) questiona os critérios usados no diagnóstico da doença, bem como a eficácia dos tratamentos específicos e as estratégias para redução do risco de uma pessoa desenvolver demência. É um texto denso, com fundamentação teórica impecável, que escancara os limites da intervenção médica.

Não apenas para profissionais da saúde, mas também para familiares, cuidar de pessoas com demência impõe desafios emocionais, práticos e financeiros. Quem sabe, então, um toque de poesia seja, além de bem-vindo, necessário e até inspirador?

Referências

AZEVEDO, D. *Vidas asiladas*: além dos muros da velhice. Rio de Janeiro: Fólio Digital, 2023.
CHIVERS, S. *The silvering screen*. Toronto: University of Toronto, 2011.
GZIL, F. *La maladie du temps*: sur la maladie d'Alzheimer. Paris: PUF, 2014.
KITWOOD, T.; BROOKER, D. *Dementia reconsidered, revisited*. 2nd ed. London: Open University, 2019.
LOCK, M. *The Alzheimer conundrum*: entanglements of dementia and aging. Princeton: Princeton University, 2013.
SONTAG, S. *Doença como metáfora; aids e suas metáforas*. São Paulo: Companhia das Letras, 2007.

CAPÍTULO 13

O médico que somos é o melhor que podemos ser?

J.J. Camargo

A medicina avançou nos últimos 75 anos mais do que em toda a história da humanidade. Nunca houve tanta informação disponível nem tantos instrumentos de atualização, o que resultou na figura do médico contemporâneo que, na média, é mais habilitado tecnicamente e sem dúvida sabe mais sobre doenças que seus antecessores.

O grande paradoxo que vivemos é que, apesar de sermos imensamente mais qualificados, os pacientes não nos percebem melhores – justamente eles, que são os árbitros mais importantes na valorização desses avanços. Por conta disso, nunca houve tantas queixas e tantas demandas judiciais sobrecarregando nossos Conselhos Regionais de Medicina.

Se quisermos recuperar pelo menos parte do *glamour* que sempre caracterizou a profissão médica, devemos assumir os erros que cometemos. O maior deles foi ignorar que ao longo dessas décadas, apesar de toda a tecnologia, nada se modificou em relação aos sentimentos dos pacientes, que desde sempre têm as mesmas angústias, temor da morte, expectativas, frustrações e esperanças, que são inerentes ao ser humano. A figura da pessoa que adoeceu passa a ser ignorada porque o médico, deslumbrado com a tecnologia, está antes, e quase exclusivamente, preocupado com a condução da doença.

A restauração da relação médico-paciente

A busca intransferível de restauração da relação médico-paciente deve começar pela identificação dos equívocos cometidos no passado recente. E foram muitos.

Um dos erros mais impactantes foi a despersonalização do atendimento médico, trazendo a perda da identidade do paciente. Transformado num fantoche que responde a uma ficha de agendamento, o paciente se vê fraudado com a perda da identidade, ela que sempre foi o trunfo derradeiro na construção da autoestima. Se alguém ainda tiver alguma dúvida sobre a importância da identidade, chame a uma pessoa humilde pelo nome e descobrirá, instantaneamente, o valor que cada um de nós dá a ser reconhecido. Como era previsível, cada ação descuidada resultou em uma reação proporcional à frustração.

A solenidade, que começa com o reconhecimento da identidade, foi minguando progressivamente, entregando o paciente, num momento inesquecível por conta do sofrimento, à sensação de objeto. A consequência disso é a baixíssima fidelização como resposta à indiferença. A figura mítica do "meu médico" passou a ser substituída pelo "meu hospital" ou, mais distante ainda, pelo "meu plano de saúde".

Nesta mesma linha, nenhum paciente se sentirá distinguido se for tratado por um diminutivo, mesmo que pretensamente carinhoso. Nunca chame a um idoso de "vozinho", porque ele certamente teve muitos netos que o amaram de um jeito com o qual você nunca terá condições de competir. Indo além, e em suma: se não souber o nome do paciente, não entre no quarto, para não o submeter à humilhação do anonimato.

A discussão dos casos à beira do leito, favorecendo a interação com o paciente, que se sentia prestigiado como participante do atendimento, foi transferida para a sala de imagens, onde são tomadas decisões unilaterais, enquanto o dono daqueles órgãos aguarda ansiosamente por notícias que só chegarão no dia seguinte, muitas vezes trazidas por um novato que ele ainda não conhecia.

Enquanto cursava medicina, muitas vezes ouvi de professores renomados que o médico não deveria se aproximar emocionalmente do paciente, porque isso lhe reduziria a imparcialidade de julgamento nas tomadas de decisão mais difíceis. Esta é uma das maiores falácias da pedagogia médica, porque o caminho é exatamente o contrário, e constrange-me admitir que demorei anos para perceber que era só uma teoria pseudocientífica propagada por médicos rígidos de afeto, que não conseguiam de maneira alguma desenvolver empatia com o paciente em sofrimento.

Essa recomendação infeliz trouxe o dano irreparável causado pela neutralidade e impessoalidade com que muitos médicos tratam os pacientes. No extremo oposto, festejo uma frase famosa do grande psiquiatra Hélio

Pellegrino (1924-1988), que afirmou que as pessoas adoecem por carência de verdadeiras relações pessoais; se você lhe der impessoalidade e neutralidade, você dá exatamente aquilo que causou a doença. A tarefa da psicanálise [assim como do médico] é a construção de um encontro, e não há encontro que seja impessoal; impessoal é o desencontro.

Em todo exercício afetivo de aproximação com quem está em sofrimento, precisamos considerar que a maioria das pessoas tem uma vida tão pobre de emoção que uma internação cirúrgica, uma passagem pela UTI ou uma situação extrema como um transplante é percebida por elas como um momento inesquecível de suas vidas afetivas, e temos que ter isso em mente quando nos aproximamos de alguém que adoeceu. Não podemos de maneira alguma depreciar o valor que elas dão a essa circunstância. Banalize o sofrimento de alguém e essa pessoa nunca mais o reconhecerá como "o meu médico". O primeiro contato com o paciente oferece rituais de aproximação afetiva que não podem ser desprezados.

Anamnese e exame físico: significados

A anamnese (do grego: "o que não se esquece") não pode ser tratada como o registro burocrático de uma doença. Para fazer jus ao nome, ela deve representar a história de uma pessoa que adoeceu, um documento pessoal, único e intransferível. Essa forma peculiar de entrevista, que começa em geral com a pergunta clássica "em que posso lhe ajudar?", deve ser enriquecida para favorecer a proximidade emocional e estimular a parceria.

A dra. Kate Rowland, uma médica de família em Chicago, quando estudante na Rush University, viveu uma experiência muito interessante, relatada numa carta enviada à revista Lancet. Depois de examinar demoradamente um paciente idoso com câncer e revisar seus exames, muito segura da conduta adequada, explicou-lhe qual era a melhor opção terapêutica. Quando ela concluiu, ele fez uma pergunta desconcertante: "Como é que a senhora sabe o que é melhor para mim se a senhora nem me conhece?". A mensagem estava explícita: ele não era um câncer que acometera uma pessoa desconhecida (Rowland, 2017). Ele era um ser humano com câncer, administrando uma doença grave com seu jeito original de sofrer.

Depois que soube dessa experiência de Kate Rowland, que chegou até mim através de Flávio Kanter (2020) (que tem um excelente capítulo neste livro), passei a enriquecer minha anamnese com uma pergunta: "O que você acha que eu deveria saber para cuidar melhor de você e que não consigo descobrir pelos exames que vamos fazer?". Aprendi que muitas vezes a verdadeira anamnese começa depois dessa pergunta, que é frequentemente seguida de uma crise de choro.

Há três anos, no mais famoso programa de calouros da TV dos EUA (*America's got talent*), Jane, uma garota americana, se apresentou cantando uma música de sua autoria e emocionou o país inteiro com sua história de um câncer disseminado que relatou com incrível bravura e resiliência. O que mais me impressionou foi a resposta dela ao comentário de um dos jurados, que se confessou surpreso porque ela tinha um sorriso lindo e ninguém poderia imaginar o que ela estava vivendo: "Acontece que as pessoas precisam saber que eu sou muito mais do que as coisas ruins que ocorrem comigo!".

Os conflitos de sentimento

Na medicina atual, há várias arestas que precisam ser aparadas, porque envolvem verdadeiros conflitos de sentimentos entre o paciente, assustado pela ameaça de morte, e o médico, que deveria ser sempre o ponto de apoio, confiança e confidência para o paciente, que depende criticamente de uma relação empática para superar a doença de modo que sobreviva agradecido ao acolhimento que recebeu durante essa experiência traumática.

A antecipação do sofrimento

O manejo adequado de pessoas sensíveis com doenças graves deve começar com o entendimento de que nós todos temos maneiras próprias de enfrentar o que seja de sofrimento, desde que tenhamos tempo para recrutar nossas reservas emocionais, capazes de despertar forças que não sonhávamos possuir. Uso esse argumento para criticar ferozmente os que se propõem a preparar o paciente para o pior. Classifico esta estratégia como crueldade pura, porque ninguém se prepara para nada que não seja a felicidade. Antecipar o sofrimento que virá ou que pode vir significa sofrer mais, porque começou antes, com a angustiante espera.

O cuidado com o primeiro encontro

A relação médico-paciente, sólida e duradoura, é um exercício de sedução e conquista afetiva. Cada detalhe da atitude médica, incluindo a linguagem corporal, será valorizado pelo paciente com uma análise crítica definitiva. Portanto, não cometa a tolice de tratar a anamnese como se fosse a história de uma doença. Ela é muito mais do que isso. Ela é a história única e intransferível de uma pessoa que adoeceu. Se a anamnese tem esta importância na primeira consulta, e estamos de acordo que sim, é fundamental protegê-la com todos os cuidados que deem ao paciente a certeza de que ele encontrou, finalmente, alguém capaz de ouvi-lo. E será esta virtude que o paciente usará para se referir a esse médico cada vez que falar dele para outras pessoas. Por isso, se diz que não há maior marqueteiro para um médico do que um paciente agradecido. Para dar a justa importância ao primeiro contato com o paciente, vale lembrar a observação de Michael Balint (1955): "A personalidade do médico é o primeiro medicamento que ele administra ao paciente". Para quem já assistiu ao atendimento de um mal-humorado, é impossível negar que esse medicamento é cheio de paraefeitos.

A responsabilização pela doença

O médico, como todo o ser humano, tem dificuldade de assumir suas limitações. Isso aparece flagrantemente diante de uma situação em que ele se sinta impotente, uma condição bastante comum em outras especialidades, mas mais frequente em oncologia. Uma tendência bastante frequente é compartilhar a culpa do mau desfecho previsível com a história do paciente. É uma crueldade atribuir ao paciente uma parcela de responsabilidade pela sua doença, porque ele fumou ou bebeu. Em primeiro lugar, porque ele já sabe disso, e o reforço do médico só alimentaria a depressão do paciente. Em segundo lugar, porque, além de ser uma fala contraproducente, você nunca saberá o quanto essas práticas perniciosas tornaram suportável uma vida infeliz, que o paciente não escolheria se pudesse voltar atrás.

O deslumbramento médico pela tecnologia

Considero uma tremenda falta de sensibilidade não notar que a tecnologia, que com justiça fascina o médico, em geral não é percebida pelo paciente. Muitas vezes os monitores frios mais assustam do que consolam. É comum o paciente relatar que o médico entrou no seu *box* na unidade de terapia intensiva (UTI) e checou todos os monitores antes de olhar para ele, como se ele tivesse se transformado num ser inanimado, convertido num objeto de pesquisa.

O uso da estatística na discussão da estimativa de cura

A maioria dos médicos segue a tendência compreensível de fazer suas opções terapêuticas com base em dados estatísticos de decisão, em evidências científicas. Mas o médico não pode ignorar que esses elementos, anunciados assim, muitas vezes multiplicam a ansiedade do paciente, porque, na visão dele, entre o 0 e o 100% de chances, não existem valores intermediários. Além disso, a reação individual ao anúncio de percentuais é completamente personalizada. Já encontrei uma paciente que, diante da informação de que sua chance de cura era de 70%, entrou em pânico num choro convulsivo, confessando que tinha certeza de que cairia nos fatídicos 30%.

A desvalorização dos pequenos detalhes

Um grande conflito de sentimentos ocorre a partir da desconsideração médica em relação aos pequenos detalhes, que muitas vezes merecem a máxima valorização pelo paciente. Lembro de um grande empresário que passou por uma experiência de alto risco, tendo sobrevivido pelos recursos de uma maravilhosa terapia intensiva. Quando eu quis saber da sua experiência, imaginando um elogio, ele foi taxativo: "É uma pena que um lugar tão caro não tenha *wi-fi*". Ou de uma menininha de 9 anos que chorava virada para a parede, insistindo que eu lhe desse alta, porque a única doutora que aquecia o estetoscópio antes de examiná-la ia entrar em férias.

A verdade total ou a verdade útil?

Outro grave conflito de sentimentos envolve a relação médico-paciente e a verdade absoluta. Existe uma convicção muito forte na escola americana, especialmente em oncologia, de que o paciente precisa saber toda a verdade, o tempo todo. Temo que esta recomendação resulte muito da pressão dos advogados dos planos de saúde, precavendo-se do risco de demanda judicial atribuível à omissão de informação. Na minha opinião, o paciente tem que saber tudo aquilo que é necessário para a tomada de decisão consciente em relação ao tratamento, mas é uma questão de generosidade poupá-lo das informações que só serviriam para aumentar-lhe a ansiedade. A completude dos dados, incluindo os estatísticos, devem ser sempre repassados à família.

Não valorizar as queixas do paciente

Uma consequência grosseira da soberba médica é ignorar as queixas do paciente, passando a assumir atitudes que desconsideram o significado da doença para ele. Esse equívoco só será evitado se entender que a doença é uma abstração da realidade e que ela, tal como o médico está habituado a encará-la, está nos livros e nos laudos de patologia, radiologia ou laboratório. Para o paciente, a única maneira por meio da qual ela pode ser percebida é pela extensão do sofrimento. Por isso, é uma tolice tentar convencer o paciente (com a pretensão de acalmá-lo) de que a sua doença é uma bobagem, ou procurar estabelecer uma escala, para avaliar, por exemplo, a intensidade de uma dor. Na verdade, a maior e a última dor do mundo é a nossa.

Na mesma linha, o médico perderá o paciente, ou o conquistará para sempre, dependendo de como a dor, nossa forma de sofrimento mais primitiva, for valorizada e conduzida pelo profissional. O verdadeiro médico deve considerar que um paciente sentir dor no hospital, com todo o arsenal antálgico disponível, é a capitulação mais elementar da medicina moderna. É igualmente revoltante ouvir alguém anunciar ao paciente com dor que ainda faltam 10 minutos para a administração da medicação prescrita. Além de insensível, esse tipo ignora que 10 minutos de dor são uma eternidade e que, se o paciente está sentindo dor antes do tempo estipulado para a analgesia, o esquema proposto está inadequado e deve ser corrigido. Um princípio básico da condução: é preciso acreditar no paciente sempre que ele referir dor. Não se deve tentar racionalizar a dor do outro, mesmo que se tenha experiência pessoal no assunto. Ter suas sensações desagradáveis reconhecidas e qualificadas é um direito inegociável do paciente.

Ignorar que a delicadeza é um fundamento essencial da profissão médica

A delicadeza rege o exercício da medicina e certamente representa um diferencial a favor dos médicos profissionalmente bem-sucedidos, porque é exatamente a presença ou a falta dela que determinam a percepção aguda que o paciente terá ao se consultar com um médico pela primeira vez. A partir de então, a relação médico-paciente evoluirá no sentido da fidelização absoluta ou da troca por um médico mais delicado, desde que o paciente tenha a possibilidade de optar. Aliás, a maior tragédia é exatamente a falta de opção, submetendo paciente e médico à degradante sensação de tolerância mútua, uma tortura que aniquila qualquer resíduo de autoestima do médico.

Além disso, algumas armadilhas estão sempre prontas para flagrar a índole do médico e definir em qual escaninho ele será colocado. Entre os elementos discriminatórios da delicadeza do médico, a pressa ocupa uma posição de triste significado, porque ela será sempre entendida pelo paciente como uma forma grosseira de desconsideração. Saber administrar a pressa, poupando o paciente dessa decepção, é um sinal de maturidade profissional.

Tenho recomendado aos residentes: "Se tiverem apenas cinco minutos para ficar com um paciente, saibam administrar esse tempo: sentem-se, cruzem as pernas, fugindo dos sinais macroscópicos de pressa, e conversem relaxadamente durante esses cinco minutos. No dia seguinte, voltem, repitam as perguntas, caminhando no quarto durante o mesmo período de tempo, e descobrirão, pela reação do paciente, qual atitude ele reconheceu como mais adequada". Aparentar calma para conversar, mesmo estando atrasado, é um grande exercício de sensibilidade.

Uma outra atitude interpretada como desconsideração é a impaciência para ouvir, interrompendo o paciente antes que ele complete a sua história. O reconhecimento de que a solidão é a doença mais prevalente deve manter o médico sensível e atento à importância do eventual desabafo de um solitário.

Um aspecto que tem produzido muitas queixas é a omissão do exame físico. Se o médico pensa que, por exemplo, a ausculta pulmonar é dispensável porque a tomografia já lhe mostrou o que precisava saber, ele está desprezando não apenas um método propedêutico útil, mas também abrindo mão de um momento mágico da relação médico-paciente, percebido pelo doente como parte nobre de um ritual, que transcende a busca de novos sinais semiológicos e assegura a noção de proximidade, respeito e intimidade inerente ao toque humano, que torna a relação médico-paciente tão especial.

Além desse aspecto emocional, o exame físico é um momento muito delicado da relação humana, porque o corpo sempre será visto como uma trincheira afetiva pelo paciente, que precisa ser respeitada e protegida. Nesse sentido, é chocante a falta de pudor com a nudez desprotegida frequentemente observada nas nossas UTIs e salas de cirurgia antes que o paciente adormeça.

A escolha adequada das prioridades

Fazer o que se faça da melhor maneira possível é uma obviedade no caminho da afirmação pessoal. Mas, na construção da felicidade, o adequado estabelecimento das prioridades é fundamental.

Os projetos pessoais mais frequentes incluem:

- Merecer gratidão.
- Ser reconhecido.
- Ganhar dinheiro.

Uma tragédia anunciada é a inversão dessas prioridades por pressa e afoiteza por afirmação pessoal, que são muito frequentes entre as personalidades imaturas. Muitas vezes se observa a implosão de carreiras promissoras porque houve essa inversão. Na área da cirurgia, assisti algumas promessas brilhantes serem sepultadas pela acusação de mercenarismo.

Esse desfecho é especialmente previsível para o médico especialista, que recebe pacientes de outros colegas. Sendo assim, o encaminhamento dependerá do que esse colega pensa do seu trabalho e da sua atitude como médico. A evidência ou suspeita de priorização econômica em detrimento da condição do paciente e a não vontade de ajudá-lo têm justificado essa punição exemplar.

Esse equívoco pode ser evitado se houver o entendimento correto do que vai representar um desfecho previsível: se você merecer gratidão pela qualidade do seu trabalho, o reconhecimento (fama) será inevitável. Com esses atributos, e trabalhando num país capitalista, ganhar dinheiro será mera consequência. Por outro lado, a ganância e a afoiteza costumam decretar a falência de qualquer projeto pessoal.

A escolha pelo modelo de medicina que vamos praticar

Muitas vezes já se deseja esse modelo na faculdade e, com mais clareza, na residência médica, pelo tipo de relação afetiva que se desenvolve espontaneamente com os pacientes e a solidariedade no compartilhamento de tarefas com seus colegas de residência. Como este conjunto de atitudes depende, criticamente, de gostar de gente, e este atributo é próprio da personalidade, não podendo, portanto, ser realmente ensinado, o verdadeiro médico já "nasce pronto". Pequenos retoques, com o aparo de arestas mais grosseiras, podem melhorar alguns aspectos de uma relação áspera, mas é ingenuidade pretender transformar um tosco em um modelo de sensibilidade.

A construção de uma grande clínica ignora a fantasia de que esta grandiosidade pode ser alcançada pela exposição em redes sociais, e representa um prêmio merecido para quem entendeu que uma grande clínica é uma parede de muitos tijolos. E, finalmente: entre dois médicos igualmente treinados, sempre prevalecerá o mais carinhoso.

A condução da notícia ruim

Em medicina, em umas especialidades mais do que em outras, muitas vezes nos deparamos com a responsabilidade de dar uma notícia ruim. Esta situação exigirá sempre um grande exercício de sensibilidade, e o médico diante dessa tarefa precisa ter consciência de que, depois dela, ele será considerado inesquecível para o paciente ou a família, para o bem ou para o mal. A propósito, é elementar que o paciente, não importa em que condições esteja, seja poupado da insensatez de uma notícia ruim à noite. Submetê-lo sem nenhuma razão a uma noite atormentada e insone é pura crueldade. Certa vez um velho boêmio, que intuiu que eu já sabia na noite anterior do resultado de um exame que só lhe passei na manhã seguinte, agradeceu-me: "Obrigado, doutor, por ter me dado mais uma noite de esperança. E parabéns, porque eu aprendi, como boêmio, que quem não protege a delicadeza da noite, não conseguirá ser generoso durante o dia!".

O médico mais inexperiente refere dificuldade de encontrar as melhores palavras para dar uma notícia que ninguém gostaria de ouvir. Minha recomendação: pense como daria esta notícia para o seu pai ou sua mãe. Partindo do princípio de que quem ama protege, você descobrirá que as melhores palavras fluirão com naturalidade.

Do enunciado até aqui, fica claro o quanto é importante gostar de gente para que alguém se habilite a cuidar do outro. Lamentavelmente não se consegue ensinar ninguém a desenvolver empatia. Na falta dela, não significa que o formando não possa ser médico, mas ele deverá sim, obrigatoriamente, exercer uma especialidade que não o exponha ao contato direto com um sofredor, porque esse convívio implicaria em tolerância, que se for bilateral, caracterizará uma das situações mais devastadoras da autoestima profissional.

Em tempo: defendo que a pergunta "você gosta de gente?" faça parte de um questionário obrigatório para quem se inscrevesse para o vestibular de medicina. Muito sofrimento na relação médico-paciente seria evitado para ambas as partes se essa questão, respondida negativamente, significasse uma mudança de rumo na vida do candidato.

Considerações finais

A sofisticação técnica e o crescimento exponencial da inteligência artificial vão sem dúvida estabelecer novos paradigmas para a medicina do futuro. Neste contexto, uma questão importante diz respeito à ética profissional. O médico não pode, de nenhuma maneira, se submeter à pressão da indústria, interessada em vender mais, muitas vezes induzindo o profissional ingênuo a ultrapassar os limites da razão, que determinam que nem tudo o que é possível fazer é razoável que se faça.

Os cuidados éticos seriam assim resumidos: não podemos ficar à mercê da tecnologia e dos seus financiadores. Temos que buscar o equilíbrio entre o modismo sedutor e marqueteiro e o benefício real do paciente.

A melhor proteção que o médico pode oferecer a si mesmo, reduzindo os riscos de denúncias e demandas judiciais, é priorizar, em todas as circunstâncias, o benefício do paciente. Se agirmos como advogados do paciente, no sentido de transformá-lo em nossa única causa, e apesar disso, circunstancialmente, der tudo errado, sempre haverá quem nos defenda.

Se, no entanto, uma escolha propedêutica ou uma opção terapêutica forem colocadas em prática por pressão dos planos de saúde ou dos gestores do hospital e, por uma razão qualquer, resultarem em morte do paciente, o médico vítima dessa armadilha se descobrirá abandonado para enfrentar sozinho as consequências de um caso perdido. Pacientes muito mais informados do que antigamente, uma medicina mais invasiva, que aumenta o risco de complicações, e, muito importante, um atendimento médico despersonalizado na rede pública, aumentaram muito os riscos de demanda judicial diante de uma evolução desfavorável.

Quem já exerceu a difícil tarefa de julgar condutas médicas nos Conselhos Regionais de Medicina certamente aprendeu uma lição valiosa: é muito raro que por trás de uma demanda judicial não exista história de uma rusga ou um atrito entre o médico e o paciente ou sua família. Se um desfecho desfavorável for antecedido por um relacionamento hostil, a demanda judicial é uma consequência previsível. Em minha experiência pessoal, uma observação faz todo sentido: um médico que abraça raramente é processado.

Se você não acredita que isso faça diferença, só existe uma estratégia para avaliar essa sugestão: abrace.

Para concluir, ficaremos mais próximos do médico que queremos ser a partir da valorização de uma relação médico-paciente empática e generosa. Esta expectativa se cumprirá porque trata-se da relação não amorosa mais densa que se pode estabelecer entre dois seres humanos que eram completos desconhecidos, até que um deles adoeceu.

Referências

BALINT, M. The doctor, his patient, and the illness. *Lancet*, v. 268, n. 6866, 1955.
KANTER, F. J. *Bom dia pra você, com um sorriso*. Porto Alegre: AGE, 2020.
ROWLAND, K. You dont know me. *Lancet*, v. 390, n. 10114, 2017.

Leituras recomendadas

ARANTES, A. C. Q. *Histórias lindas de morrer.* Rio de Janeiro: Sextante, 2020.
CAMARGO, J. J. *A tristeza pode esperar.* Porto Alegre: L&PM, 2013.
CHARON, R. *Narrative medicine.* New York: Oxford University, 2006.
CORADAZZI, A. *De mãos dadas*. São Paulo: MG, 2021.
PELLEGRINO, H. Lucidez embriagada. Rio de Janeiro: Rocco, 2004.
PORTO, C. C. *Cartas aos estudantes de medicina*. 2. ed. Rio de Janeiro: Guanabara, 2018.

CAPÍTULO 14

O convívio do médico com a finitude humana

Aníbal Gil Lopes

Os humanos descobrem sua própria finitude terrena pela experiência direta da morte do outro. Esse aprendizado se inicia inconscientemente e, depois, pode gerar uma reflexão consciente, que é progressiva e busca responder às perguntas essenciais: de onde venho? Para que existo? Para onde vou?

Por outro lado, percebendo a existência do mal e da maldade humana, é inevitável que se perguntem sobre a sua origem e razão e busquem compreender o sentido do sofrimento e da dor, do ódio e da vingança. Na mesma trilha, descobrem os sentimentos do querer bem, da compaixão e do perdão.

Nesse lento e muitas vezes doloroso processo, podem encontrar o sentido da completude e o contraponto da finitude, que é a infinitude. Por outro lado, podem não encontrar respostas que tornem suportável sua condição humana, intrinsecamente fugaz e mortal. Esse drama interior da consciência não só se manifesta na história da humanidade, como se repete em cada ser humano, que muitas vezes pode contar com as respostas já encontradas pelos seus ancestrais e preservadas em sua própria cultura.

De fato, desde as civilizações mais antigas, a finitude humana é cercada de ritos funerários, que permitem refletir sobre o sentido da vida ou a falta dele, sobre o seu próprio fim ou a busca da infinitude. Como exemplo, a civilização do Antigo Egito desenvolveu ritos funerários sofisticados e complexos, a partir dos quais é possível, hoje, compreender muitos de seus valores culturais. Ao longo de sua extensa história foram estabelecidos ritos, feitiços, encantamentos, invocações e orações que serviam como guia para auxiliar os falecidos na jornada ao Duat, como era chamado o mundo dos mortos, onde a vida humana perduraria para sempre. Esses textos, escritos em longos rolos de papiro, eram colocados nos sarcófagos junto às múmias e são conhecidos hoje como Livro dos Mortos ou Livro do Surgimento do Dia.

Nessa concepção, se o peso do coração do morto for igual ao de uma pena, ele pode passar para a vida após a morte. Caso contrário, ele é devorado por Ammit, uma quimérica criatura cujo corpo é um misto de crocodilo, leão e hipopótamo. O Duat, de certo modo, corresponde ao Céu cristão e ao Jannah muçulmano, que só podem ser alcançados como prêmio oferecido aos virtuosos e justos. Nessa dimensão após a morte, a felicidade é perfeita. Os que não se pautaram pelo bem, ao contrário, encontram a destruição e o castigo no Inferno ou no Jahannam. Igualmente, na tradição grega, apresentada por Homero e Hesíodo, os mortos eram levados ao Hades para serem julgados. Os bons e justos teriam acesso a um lugar de descanso, os Campos Elísios, enquanto os maus seriam enviados para o Tártaro, onde o sofrimento seria eterno.

Na civilização cristã ocidental, na qual estamos de alguma forma inseridos, para os que creem em Deus "a vida não acaba, apenas se transforma: e, desfeita a morada deste exílio terrestre, adquirimos no céu uma habitação eterna" (Igreja Católica, 2024). Essa visão difere do sombrio mundo subterrâneo dos mortos próprio do Sheol hebraico, onde não há nem castigo nem recompensa, mas uma eternidade desprovida da verdadeira vida. Na Torá, o Sheol é citado 65 vezes. Este trecho indica sua concepção: "Os vivos sabem que hão de morrer, mas os mortos não sabem coisa nenhuma, nem tampouco têm eles jamais recompensa, mas a sua memória fica entregue ao esquecimento" (Eclesiastes 9:5).

Ao lado dessas dimensões da eternidade, em que o tempo é linear e infinito, ou seja, um espaço sem tempo, ou fora do tempo, há outras concepções baseadas na percepção cíclica do tempo, onde todo ser humano volta à vida sucessivamente até que se purifique e atinja a perfeição, como assumem as tradições religiosas que creem na reencarnação.

Não menos importante, deve ser considerado que, para muitos, a vida humana de fato é finita e se encerra com a morte. Portanto, seu sentido deve ser buscado e realizado aqui e agora. Para alguns, sua realização e felicidade dependem do exercício de valores altruístas, enquanto para outros o que vale é o sucesso alcançado, as conquistas realizadas e o prazer obtido, independentemente dos meios utilizados.

Enfim, a busca da resposta à questão sobre de onde viemos e para onde vamos está na origem da filosofia e permeia a própria ciência. Essas complexas questões ultrapassam o conhecimento intelectual e exigem uma maturação dos sentimentos e afetos, da reflexão e do tempo. Os estudantes de medicina e os profissionais jovens, com poucas exceções, têm muita dificuldade para se colocar diante do sofrimento, da dor, das perdas e da morte de seus pacientes, pois as suas próprias dúvidas existenciais ainda não foram respondidas.

A finitude humana e o exercício da medicina

Se a questão da finitude da vida é fundamental para todo ser humano e o acompanha ao longo de sua existência, para os médicos, cujo objetivo profissional é superar a dor, o sofrimento e a morte, ela se apresenta de modo intenso e muitas vezes angustiante.

Na medicina contemporânea, os saberes médicos estão intimamente associados ao conhecimento do funcionamento do corpo humano, que se iniciou no Renascimento com o estudo da anatomia cadavérica, que deu origem ao que veio a ser a medicina baseada na evidência científica que hoje praticamos. Um importante marco dessa época é a obra *De humani corporis fabrica* (Sobre a estrutura do corpo humano) escrita por Andreas Vesalius, em 1543. Tido como um dos mais importantes livros científicos de todos os tempos, é conhecido sobretudo por suas detalhadas e belíssimas ilustrações. O material de estudo atual das ciências morfológicas, mesmo quando baseado em sofisticadas tecnologias digitais, segue o mesmíssimo esquema elaborado por Vesalius.

Na grande maioria das escolas médicas nos dias de hoje, repetindo essa forma antiga e hoje ineficaz de ensino, antes do aluno entrar em contato com pessoas vivas e descobrir suas histórias e queixas, dores, medos e angústias, ele se familiariza com o corpo do cadáver, sem data de nascimento e morte, preservado sem nome e sem história, desprovido de sua humanidade, com o qual não é possível estabelecer laços afetivos. Assim, o aluno é levado a tomar como "coisa" o objeto de seu estudo, que deveria ser a pessoa humana, e, nesse processo, se desumaniza e se afasta da reflexão sobre sua própria essência, sua temporalidade e finitude terrena.

O objetivo final desse saber científico é o conhecimento dos mecanismos geradores da doença, que devem ser decifrados e controlados, uma vez que sua expressão maior é a morte, que deve ser evitada, vencida e eliminada. Nesse contexto, o médico não é o que cuida da saúde e da vida, mas o que luta conta a morte, sua inimiga, o que é verbalizado na linguagem popular ao dar ao exercício da profissão a conotação de luta, batalha, guerra. Enfim, a doença deve ser combatida, vencida, destruída e aniquilada; caso contrário, é a capacidade profissional e o próprio médico que são vencidos.

Infelizmente, um dos aspectos que muitas vezes passa desapercebido é que, quando o médico se limita a tratar a doença, ignorando a pessoa do doente, sua realidade humana e seu sofrimento, ele perde sua própria humanidade.

Referências

ECLESIASTES. A. T. *In*: BÍBLIA ON. [*S. l.: s. n*], 2024.
IGREJA CATÓLICA. *Catecismo*: parágrafo 1012. [*S. l.: s. n*], 2024. Disponível em: https://www.catecismodaigreja.com.br/paragrafo-1012/. Acesso em: 25 jun. 2024.

Leitura recomendada

VESALIUS, A. *De Humani Corporis Fabrica*. [*S. l.: s. n.*], 1543.

CAPÍTULO 15
Transmissão de más notícias

Carlos Fernando de M. Francesconi
Maria Helena Itaqui Lopes

O contato do médico com os pacientes, seja no ambiente hospitalar ou ambulatorial, divide-se basicamente em dois momentos: no primeiro, predomina o que o paciente tem a dizer e, no segundo, passa-se a conversar mais, dialogando com ele. A comunicação é muito mais que uma troca de palavras: pressupõe uma habilidade de obtenção de informações, coerência em todo processo dialogado, transmissão de mensagens e conexões entre os fatos relatados e deduzidos. A eficácia da comunicação definirá a correta relação entre o médico e seu paciente, impactando na transmissão de notícias e nas condutas a serem seguidas.

Ao falar com pacientes, transmite-se fatos – alguns previamente conhecidos e outros que são novos. Do ponto de vista de quem escuta, eles podem ser reduzidos a uma ideia básica de que se está transmitindo notícias, que poderão ser boas, más ou neutras. A última é infrequente. Seria o cenário de uma paciente, como exemplo, comparecer ao seu médico para exames periódicos por necessidade definida pela empresa onde trabalha, sendo jovem e assintomática, totalmente despreocupada com sua saúde. Ao saber que os resultados de todos os exames solicitados estão normais, encerra a consulta com alívio e certa dose de irritação pelo "tempo perdido".

O valor agregado de uma notícia deve ser cuidadosamente avaliado pelo médico à medida que a transmite. Uma notícia considerada muito boa poderá, na realidade, ser muito difícil para quem a recebe. Por exemplo, um diagnóstico de gravidez ou uma avaliação positiva de que o paciente poderá voltar às suas atividades laborais após um período de licença médica. Ambas têm em comum algumas questões: qual era a expectativa do(a) paciente? Qual o impacto do fato novo na sua vida? Entre outras possibilidades.

As boas notícias são fáceis de serem transmitidas para aqueles que as esperam, como um alívio para a preocupação e para o medo que levou o paciente a uma consulta médica ou internação hospitalar. As notícias transmitidas aos pacientes, quando não são obviamente boas, podem ser hierarquizadas em desagradáveis, ruins ou más. As primeiras seriam aquelas que geram um certo desconforto ao paciente, como suspensão em uma agenda, repetição de um exame em um prazo mais curto do que o antecipado, entre outros. As ruins podem ser exemplificadas por uma postergação de um procedimento médico esperado, prescrição de dietas restritivas, suspensão de uma atividade social em função de um quadro infeccioso respiratório, entre outras.

O conceito de más notícias pode ser entendido de diferentes perspectivas. Podem-se usar duas definições:

1. Má notícia é qualquer informação que altere de forma drástica e negativa a perspectiva de futuro de uma pessoa (Baile *et al.*, 2000).
2. Má notícia é a que resulta em um déficit cognitivo, comportamental e emocional na pessoa que a recebe, persistindo por algum tempo após ela ter sido recebida (Ptacek; Eberhardt, 1996).

Trata-se geralmente de notícias que geram reflexões abruptas com relação à finitude e/ou bem-estar de uma pessoa.

Cenários clínicos

A transmissão de más notícias ocorre em diferentes cenários clínicos, elencados no **Quadro 15.1**. Entretanto, existem alguns elementos em comum entre eles. Todos provocam profundas repercussões psicossociais nos pacientes, na forma de reações impactantes do ponto de vista psicológico, além de potenciais repercussões na qualidade de vida, na forma de perdas de várias ordens: mobilidade, mutilação, financeiras e afetivas por necessidade de afastamento da vida profissional e da família, entre muitas outras. Igualmente, e de forma muito grave, a má notícia pode trazer consigo percepções de finitude da vida quando o novo diagnóstico apresentado implica diretamente em doenças graves que comprometem as expectativas de sobrevida dos pacientes.

A transmissão de más notícias, na maioria das vezes, não fica limitada aos pacientes. As famílias fazem parte do universo que interagirá com os médicos. Cuidado e prudência são essenciais. O primeiro cuidado é saber quem da família deverá ter acesso às informações confidenciais relacionadas ao diagnóstico recém feito, com a inevitável discussão de medidas a serem

Quadro 15.1 Cenários clínicos de más notícias: diagnósticos e/ou procedimentos

- Doenças incuráveis
- Doenças malignas
- Mutilações
- Doenças com mau prognóstico
- Doenças com tratamentos complexos
- Doenças e/ou procedimentos estigmatizantes
- Doenças e/ou procedimentos que impossibilitem futura gravidez
- Cirurgias de risco
- Quimioterapia
- Radioterapia

seguidas e prognóstico. É uma boa prática esta escolha ser feita pelo paciente no momento de sua consulta. Ele poderá informar quem é a pessoa de sua confiança que poderá ter acesso a todas as informações médicas, incluindo a tomada de decisões quanto a eventuais procedimentos médicos, caso ele apresente perda transitória ou permanente de sua capacidade de decisão (autonomia). Caso não tenha ocorrido este diálogo, normalmente reporta-se ao núcleo familiar mais próximo: cônjuge, pais e irmãos. Situações especiais envolvendo a transmissão de notícia de um diagnóstico e prognóstico de doença grave e de morte do paciente igualmente exigirão muita prudência, empatia, compaixão e disponibilidade de tempo para ajudar todos a superar o momento difícil. Situações específicas, como idade do paciente e dos familiares, fatos novos e inesperados, relacionamentos familiares problemáticos e natureza do diagnóstico, deverão ser consideradas.

Aspectos práticos

Geralmente, o médico verifica as condições em que irá trabalhar antes de iniciar as suas consultas ou procedimentos de qualquer ordem: confere se o ambiente está adequado e se os instrumentos que utilizará estão disponíveis e em boas condições. Da mesma forma, a transmissão de más notícias merece um preparo especial do médico, antes de iniciar seu contato com o paciente.

Existem protocolos que apresentam os tópicos e a ordem na qual deverão ser apresentados neste cenário (**Quadro 15.2**).

É importante que o médico, de maneira análoga à realização de um procedimento, siga os cuidados de cada fase: pré, trans e pós-procedimento. Faz-se necessário estar sempre consciente de que a transmissão de más notícias é um dos momentos mais nobres e complexos da profissão médica, pois apresenta-se um roteiro, por muitas vezes dramático, a uma pessoa enferma

Quadro 15.2 Diferentes protocolos de abordagem à transmissão de más notícias

Protocolo SPIKES
- *Setting* (cenário)
- *Perception* (percepção)
- *Invitation* (convite)
- *Knowledge* (conhecimento)
- *Emotions* (emoções)
- *Sumary and Strategy* (sumário e estratégia)

Protocolo ABCDE
- *Advanced preparation* (preparação avançada)
- *Build* (construção de um ambiente/relação terapêutica)
- *Communicate well* (comunicar-se bem)
- *Deal with patient and family reactions* (lidar com as reações do paciente e da família)
- *Encourage and validate emotions* (encorajar e validar emoções)

Protocolo BREAKS
- *Background* (antecedentes)
- *Rapport* (relacionamento apropriado)
- *Explore* (explorar)
- *Announce* (anunciar)
- *Kindle* (apoiar, inspirar)
- *Summarize* (sintetizar)

Fonte: Oiseth, Jones e Maza (2023).

e fragilizada que entregou todas as expectativas e esperanças de sua vida ao profissional com quem está conversando.

A seguir, descreve-se como abordar esta situação, fazendo uma combinação dos diferentes protocolos e acrescentando algumas estratégias relevantes, mais detalhadas e mais apropriadas para a nossa cultura.

Deve-se iniciar revisando todas as informações clínicas do prontuário do paciente, incluindo eventos clínicos ocorridos e exames realizados. O próximo passo é avaliar o ambiente, pensando em quem deve estar presente e gentilmente pedindo àquelas pessoas que não farão parte da conversa para que se retirem, de forma a preservar a privacidade do paciente; alocar tempo na sua agenda para uma entrevista que poderá ser longa; agendar a conversa para um momento em que tanto médico como paciente estejam descansados (evitar um horário muito tarde na noite); ensaiar como irá apresentar o conteúdo de sua conversa; desligar o telefone celular. No consultório, deve-se dispor de lenços de papel facilmente acessíveis e comunicar à secretária a não interrupção da consulta, como, por exemplo, para repassar ligações telefônicas. Além disso, deve-se estar sentado sempre de frente para o paciente, para que se mantenha com ele um contato visual permanente.

No trans-procedimento, deve-se iniciar a conversa preparando o paciente (p. ex., "vamos tratar de um assunto difícil de discutir" e/ou contextualizando os eventos, recordando os passos seguidos até aquele momento, considerando o quadro clínico apresentado e exames realizados). As perguntas devem priorizar a busca do entendimento do que ele sabe de sua doença e uma contínua atenção para descobrir o que ele quer saber, devendo-se pesquisar de maneira clara e atenta. Deve-se estar igualmente conectado àquilo que o paciente não pergunta ou evita saber, sendo o silêncio igualmente importante. Caso sejam questões relevantes, isso pode indicar que são áreas que devem ser exploradas com maior prudência.

Ao longo da entrevista, deve-se usar uma terminologia simples e acessível. É conveniente dar as informações de forma gradual. Recomenda-se evitar um longo monólogo a respeito da doença ou procedimento que será realizado, como se fosse uma apresentação professoral. Muitas vezes essa conduta esconde um medo ou desconforto do que o paciente poderá sentir, responder ou questionar. Deve-se apresentar o diagnóstico ou procedimento com uma abordagem mais simples e, gradualmente, progredir para uma explicação mais completa, sempre respeitando a pauta do paciente – através do uso de silêncio antes de progredir no conteúdo da conversa – e interrompendo a explicação no momento que o paciente se declarar satisfeito com o que foi transmitido. É importante que seja dado a ele um tempo de reflexão, que poderá trazer novas perguntas nos dias subsequentes. O modelo explanatório descrito por Cecil Helman (2009) em seu livro *Cultura, saúde e doença* é muito útil neste cenário. Ele ensina que todos os pacientes trazem consigo informações de como interpretar as causas e consequências de suas doenças. Cabe ao médico contemplar esclarecimentos claros de questões que estão presentes na mente dos pacientes. Perguntas como "o que eu tenho?", "por que eu fiquei doente?", "o que vai acontecer comigo?", "vou sofrer muito?", "e se eu não fizer nada, o que ocorrerá?" (tratando-se de indicação de procedimentos), "a minha situação pode ameaçar meus familiares?", entre outras, devem ser valorizadas pelo médico. Este deve evitar ficar preso ao seu modelo explanatório que geralmente está restrito ao campo das considerações que são mais relevantes no seu papel de médico: a fisiopatologia, diagnóstico e tratamento estariam corretos?

Este é um momento em que o médico deve manifestar, de forma objetiva, empatia, humanidade, compaixão e mesmo tristeza. É importante estar atento às emoções do paciente (responder aos sentimentos do paciente) e não inibir qualquer expressão de seus sentimentos.

Um contato físico apropriado pode ter um poderoso efeito confortador de manifestação de solidariedade, apoio e suporte ao paciente. Caso questionado ou percebendo apropriado, o médico deve sempre apresentar as alternativas prognósticas de forma positiva (taxas de sobrevida em vez de taxa de mortalidade).

Depois do paciente ter esgotado as suas perguntas, é importante que se dê espaço para questionamentos e considerações aos familiares eventualmente presentes. Ao encerrar a conversa, deve-se já deixar marcada a hora da próxima visita/consulta.

A prática deste tipo de entrevista representa um desafio à sensibilidade e ao bom senso do médico, pois ele deverá contemplar o realismo das informações, evitando a tentação de minimizar o problema, mas ao mesmo tempo não tirar as esperanças de vida do enfermo.

Pelo acima exposto, fica claro que esta não é uma situação a ser tratada por telefone ou meios digitais de comunicação. Quando a família ou o paciente insistem que uma má notícia seja comunicada a distância, deve-se resistir a esta pressão de todas as formas possíveis. É menos nocivo que o paciente passe por um período de muita ansiedade até um encontro presencial do que o efeito potencialmente devastador de um diagnóstico sem que o médico esteja próximo para contextualizar, explicar com clareza de que se trata e colocar as medidas futuras numa perspectiva adequada. Concluindo a entrevista, é importante que seja apresentado um plano de atendimento futuro. Deve-se enfatizar que a proximidade e a disponibilidade para com o paciente serão mantidas; que as intervenções visando a cura da doença e o alívio de desconfortos médicos previsíveis serão praticadas; e que todas as necessidades do paciente, na medida do possível, serão atendidas.

Ao encerrar a entrevista, deve-se retomar com o paciente a necessidade de ter acesso a outras fontes de apoio: familiar, psicológica, espiritual, religiosa, entre outras. No pós-procedimento, é apropriado prescrever medicamentos ansiolíticos para o período da noite, principalmente, e diurno, se solicitado pelo paciente. Sempre que possível, deve-se assegurar junto ao acompanhante do paciente alguma forma de suporte emocional por parte de familiares ou amigos. Além disso, deve-se informar à equipe multidisciplinar que cuida do paciente institucionalmente do momento que o paciente está passando, para que comportamentos inapropriados não venham a ocorrer, e registrar o ocorrido no prontuário para que toda a equipe de profissionais da saúde tenha conhecimento do conteúdo da conversa e dos planos estabelecidos com o paciente. Por isso, é pertinente revisar o prontuário antes das visitas médicas em pacientes hospitalizados. Por se tratar de uma equipe em ação, todos os seus membros deverão compartilhar das informações e todos deverão falar a mesma linguagem com o paciente. Não é incomum que este faça perguntas com relação à sua situação clínica para testar se alguém está omitindo alguma informação ou se existe efetivamente uma coerência de condutas entre todos os seus participantes.

A fórmula ideal

Cada pessoa possui uma capacidade específica que a torna peculiar e a diferencia de todas as outras. Assim, um médico também desenvolve uma série de habilidades que aprende durante a sua formação. Embora seja relativamente padronizada nos currículos acadêmicos, na prática a capacidade de internalização conceitual diferirá muito na forma de absorção do aprendizado, na sua sedimentação e aplicação na prática cotidiana.

Diz-se que o *continuum* do aprendizado não prescinde dos valores adquiridos na formação familiar e da escolaridade prévia. Esses elementos são básicos na capacidade de interpretar o momento nobre de uma consulta, em que é necessária uma biblioteca de conhecimentos mesclada com afeto e empatia. A interpretação é um processo e uma arte. Identificar o sentimento de uma pessoa que recebe uma má notícia exige um nível de hermenêutica interna de hierarquia superior. A atitude do médico demonstrará a sua real capacidade de compreensão daquele momento específico, que será único para cada paciente. Desenvolver essa capacidade é tão importante quanto qualquer outra técnica médica. A diferença reside no fato de que a técnica geralmente é única, precisa, objetiva, enquanto a atitude é singular, altamente subjetiva e permite grande variabilidade.

É possível se valer das palavras do grande escritor e poeta Fernando Pessoa, que auxiliam nessa ideia: "A ciência descreve as coisas tal como são; a arte como são sentidas, tal como se sente que são."

Referências

BAILE, W. F. *et al*. SPIKES-A. Six-step protocol for delivering bad news: application to the patient with cancer. *Oncologist*, v. 5, n. 4, 2000.

HELMAN, C. *Cultura, saúde e doença*. 5. ed. Porto Alegre: Artmed, 2009.

OISETH, S.; JONES, L.; MAZA, E. Transmissão de más notícias. *Lecturio*, 2023. Disponível em: https://www.lecturio.com/pt/concepts/transmissao-de-mas-noticias/. Acesso em: 11 maio 2024.

PTACEK, J. T.; EBERHARDT, T. L. Breaking bad News: a review of the literature. *JAMA*, v. 276, n. 6, p. 496-502, 1996.

Leitura recomendada

LEE, S. J. *et al*. Enhancing physician-patient communication. *Hematology*, 2002.

CAPÍTULO 16
A verdade completa ou a verdade útil

James Fleck

Valores imateriais

Este é um assunto sobre o qual eu não gostaria de escrever. A verdade vem sendo buscada desde o início da civilização consciente e registrada. Muitas vezes foi interpretada como versão criativa e metafórica, o que sob a ótica do racionalismo cartesiano deixa muito a desejar (Descartes, 1996). Todavia, a existência da dúvida e o trabalho metodológico da curiosidade não se mostraram resolutivos na interpretação de valores imateriais. Acredito que o exercício da sensibilidade transcende o uso da razão, mas não o dispensa. A sensibilidade é ilimitada e fluida, enquanto a razão remete ao questionamento e a busca pelo regramento objetivo da consciência.

Todavia, o equilíbrio entre razão e sensibilidade é instável, o que remete à parábola bíblica do cego guiando o cego (Bíblia [...], Mt 15:14, 2023), cuja representação pictórica ilustra a inquietação humana na busca pela verdade.

Pieter Bruegel era um pintor de Flandres do século XVI que reproduzia cenas do cotidiano, algumas vezes bucólicas e até caricatas. Bruegel retratava os hábitos sociais de sua época e lugar. No quadro "A parábola dos cegos", pintado em 1568, Bruegel passa uma mensagem subliminar, traduzindo um forte apelo simbólico aos valores imateriais. Na parábola bíblica são mencionados dois cegos e um ensinamento: "Se um cego guiar outro cego, ambos cairão em uma cova". Bruegel expande o ensinamento para seis cegos que caminham em um movimento parabólico (referência à parábola de Mateus) e que, inexoravelmente, irão cair.

Identifica-se, na expressão facial e corporal dos cegos, três momentos psicológicos distintos e sequenciais. Nos cegos que estão atrás, o sentimento dominante é a expectativa; no meio, a conscientização do risco; e no final, o desespero, a queda ou eventualmente a morte. A cegueira representada não é física. O cego não fica necessariamente limitado. Ele, normalmente, compensa sua deficiência com a hipertrofia dos outros sentidos e reintegra-se socialmente. A cegueira representada por Bruegel é espiritual. Os cegos, em seu movimento, afastam-se de um templo, representado por uma igreja. O templo também é simbólico, pois abriga valores humanos como a consciência, a ética e a solidariedade. Há uma aparente contradição, pois os cegos parecem solidários ao afastarem-se dos valores imateriais. No entanto, o que o quadro procura mostrar é ironicamente o oposto, representando a negação ao comportamento solidário. O quadro é um chamamento ao resgate de valores transcendentes atemporais, onde situa-se, necessariamente, a verdade. O quadro não tranquiliza, e sim serve para tangibilizar a inquietação humana na busca pela verdade, o que justifica minha ambivalência em escrever este texto.

A vulnerabilidade humana

Como médico, fico com a sensação de que nunca existirá uma verdade completa, mas que é possível trabalhar com o que se convenciona chamar de verdade útil. Na busca incansável da medicina pela saúde das pessoas, a verdade útil deve ser entendida como uma ferramenta, capaz de executar múltiplas funções. Na atenção primária à saúde, a verdade útil tem que ser global e igualitária. Quando a saúde é classificada como um direito universal, isso não é dialético (Aggarwal; Rowe; Sernyak, 2010). A percepção de saúde tem que permear todos os continentes, sociedades e culturas, pois somente assim será possível evitar a crescente disseminação de doenças físicas e mentais. Aqui, a ferramenta da verdade útil adquire a forma de verdade humanitária. Ela trabalha a equidade na base da pirâmide social, com distribuição de recursos de prevenção e atenção primária para todo o planeta. Infelizmente, vive-se em um mundo artificialmente segmentado, no qual as barreiras geográficas geram um falso sentimento de proteção e invulnerabilidade.

Todavia, os seres humanos são muito frágeis e escondem esta condição utilizando inadvertidamente o recurso psicológico da negação. É o véu da desgraça. As doenças infectocontagiosas nascem em bolsões de carência e viajam quase que instantaneamente, não respeitando barreiras sanitárias, por mais eficientes que pareçam ser. Os bolsões de carência podem ser físicos, como o caso da desnutrição na África Subsaariana, e também emocionais, como no mundo desenvolvido, onde a infelicidade está levando a uma crescente prevalência de obesidade, dependência de drogas lícitas e ilícitas, doenças crônico-degenerativas e doenças mentais. A infelicidade também é uma doença contagiosa, que se dissemina rápido, contamina e bloqueia o exercício de valores imateriais. A infelicidade é um sentimento egoísta, que blinda a criatividade e o exercício do bem social.

Em se tratando de saúde pública, toda a humanidade está no mesmo barco (Lorenz, 1993). A verdade humanitária está diretamente relacionada à conscientização de pertencimento e equidade. Nos Estados Unidos da América o *budget* anual da saúde é de 4,7 trilhões de dólares americanos, o que corresponde a um investimento *per capita* de US$ 12.914,00, ou seja, 18,3% do PIB norte-americano previsto para 2023. Este número contrasta com a disponibilização de apenas 100 dólares americanos *per capita* destinados por ano à assistência à saúde nos países da África Subsaariana. A magnitude da diferença aponta para a insensibilidade humana em compreender a verdade humanitária e as consequências da inequidade. Avanços recentes no diagnóstico e tratamento das doenças crônico-degenerativas têm escalonado o custo da saúde em países desenvolvidos. Em escala global, esse custo poderá tornar-se proibitivo. Um novo modelo de gerenciamento de recursos precisa ser desenvolvido. Deve-se voltar a dar ênfase na atenção primária, incluindo, prioritariamente, a erradicação da desnutrição no mundo e a prevenção das doenças infectocontagiosas, bem como das crônico-degenerativas.

A principal intervenção é educacional, combinada à distribuição de recursos e à promoção de hábitos de vida saudável. Embora este "mantra" seja exaustivamente repetido em encontros internacionais multilaterais, nunca foi, efetivamente, colocado em prática. É preciso vontade política e muita transpiração. Tudo começa com um amplo e irrestrito registro de base populacional, disponibilizado em tempo real para todos os habitantes do planeta. Em 2020, iniciou-se o programa Global e-PHR (*electronic personal health record*) (Fleck, 2020). O primeiro passo foi um apelo a todos os *stakeholders* para uso da inteligência coletiva na construção de um modelo de consenso. Criou-se a Ficha Clínica Digital (FCD) personalizada, que, em um primeiro momento, é usada para coletar os dados cadastrais de identificação pessoal e de saúde preliminares da população-alvo. É o chamado registro de base populacional, que por si só já representa um grande avanço, pois permite geoprocessamento e mapeamento de intervenções preventivas. Porém, a FCD vai além. Ela promove o exercício regrado de boas práticas médicas.

Um programa piloto já foi colocado em prática, visando validação deste recurso. Progressivamente, será gerado um *big data* a ser trabalhado na busca da verdade útil em seu sentido humanitário.

A vida é mais do que um jogo de probabilidades

Na assistência médica, principalmente em alta complexidade, a verdade útil é buscada no respeito aos critérios ditados pela metodologia científica. Atualmente, os ensaios controlados randomizados (ECR) são a pedra angular da ciência médica. Eles representam o mais alto nível de evidência para apoiar avanços diagnósticos e terapêuticos. Na história da pesquisa clínica, o primeiro ECR foi projetado em 1946, sendo coordenado por Sir Geoffrey Marshall e assistido por dois estatísticos denominados Sir Austin Bradford Hill e Philip Hart. O ensaio foi iniciado em 1947, avaliando o uso da estreptomicina no tratamento da tuberculose pulmonar (Medical Research Council Investigation, 1948).

Aqui, o Dr. Hill instituiu a distribuição aleatória, uma nova metodologia estatística que foi descrita em um artigo histórico publicado no British Medical Journal. A questão central, no programa de distribuição aleatória, proposto pelo Dr. Hill, foi a ocultação da alocação, substituindo a distribuição alternada de pacientes por uma nova estratégia mascarada, usando um conjunto de envelopes lacrados, cada um contendo apenas o nome do hospital e um número. Essa técnica, evitando viés de seleção, aumentou gradativamente sua sofisticação por meio do uso de novos critérios de distribuição em blocos e metodologia adaptativa estratificada. Há mais de 75 anos, os avanços da ciência médica baseiam-se na seleção aleatória, responsável pela imprevisibilidade dos resultados. A medicina tornou-se uma ciência apoiada por estatísticos, e os médicos passaram a explicar suas recomendações com base em probabilidades. Os ECR e a metanálise são agora utilizados como o melhor nível de evidência para propor um novo padrão no diagnóstico ou no tratamento das doenças. No entanto, apesar da metodologia rigorosa, a padronização de condutas assistenciais não corresponde perfeitamente ao observado no método de distribuição aleatória utilizada nos estudos clínicos. Os ECR e as metanálises nunca incluíram pacientes expressando exatamente os mesmos fatores de risco, bem como a desejada homogeneidade no comportamento clínico e molecular das doenças investigadas. Atualmente, as diretrizes clínicas são baseadas no nível de evidência e recomendação, apoiadas por revisão por pares da literatura, contextualização e consenso. É uma espécie de modelo de melhor ajuste, usando uma metodologia heurística de resolução de problemas.

A seguir, usa-se o câncer como modelo de raciocínio. O câncer é a segunda principal causa de morte no mundo. Nos últimos 50 anos, ECR e metanálises criaram praticamente toda a base de evidências para apoiar os avanços na prevenção, diagnóstico e tratamento do câncer. No entanto, se está vivendo um ponto de virada. Atualmente, tanto a pesquisa quanto a prática oncológica têm sido progressivamente sustentadas na medicina personalizada. Uma enorme quantidade de dados vem sendo obtida a partir de várias vias de sinalização molecular presentes na oncogênese. Todas elas costumavam ser representadas por ilustrações metafóricas descritivas. Atualmente, as redes de comunicação podem ser representadas em nível molecular e usadas para testar novas terapias direcionadas, ainda utilizando ECR e metanálise. Uma abordagem semelhante é usada em outras vias de sinalização e na imunoterapia do câncer por bloqueio de pontos de checagem imunológica. No entanto, mesmo nesse cenário sofisticado, existem limitações para o uso atual dos ECR. A principal delas é a necessidade de analisar populações homogêneas, assumindo que o dano molecular está ocorrendo em apenas uma via de sinalização. No entanto, esta é uma visão simplista e artificial, assim como é sua descrição metafórica. Os organismos vivos são dinâmicos e o comportamento microambiental depende de uma rede de sinalização conectada. No microambiente das células tumorais, há plasticidade fenotípica, que se estende aos níveis molecular, genômico, morfológico e funcional. Isso explica a recorrência precoce e o alto nível de resistência medicamentosa observados na doença metastática.

Recentemente, o The Cancer Genome Atlas (TCGA, Atlas do Genoma do Câncer) vem introduzindo uma metodologia mais integrativa (Weinstein *et al.*, 2013). O TCGA identificou em nível molecular cerca de 20.000 tumores primários, pareados com amostras normais, envolvendo as 33 localizações anatômicas mais frequentes do câncer (Lee, 2016). O TCGA possui seis plataformas abrangentes, compilando dados clínicos, genômicos, epigenômicos e proteômicos. Todas as plataformas são suportadas por banco de dados crescentes e podem ser representadas visualmente. Colocando em perspectiva, este é o início de uma nova era, que sustenta esperançosamente uma metodologia mais precisa para apoiar a tomada de decisão clínica.

A integração de gráficos de conhecimento bem projetados e recursos de inteligência artificial pode identificar padrões, tanto para condições normais quanto para estágios progressivos de doença. O que acontece no modelo de raciocínio do câncer pode ser extrapolado para outros cenários. Esses avanços irão tornar a ciência médica mais previsível em um futuro próximo.

A verdade científica e a expressão fractal da vida

A seguir, combina-se, momentaneamente, ciência e raciocínio filosófico, assumindo a interação dialética como um processo construtivo de aprendizagem. Parte-se da premissa de que a ciência médica pode ser completamente precisa e previsível. Qual modelo poderia descrever os sistemas biológicos, tanto na saúde quanto na doença? Bem, quase tudo na natureza é baseado em geometria fractal (Lesmoir-Gordon; Rood; Edney, 2003). O corpo humano é inteiramente composto de geometria fractal (Goldberger, 1996), observada tanto na morfologia quanto na fisiologia. A árvore brônquica é composta de uma mesma dimensão fractal até a sétima geração e depois passa para uma dimensão superior. Fígado, rins, cérebro e pâncreas também são órgãos que podem ser descritos morfologicamente sob a mesma regra fractal de autossimilaridade. Os batimentos cardíacos seguem um padrão fractal. O fluxo sanguíneo é fractal. Curiosamente, o fluxo sanguíneo cerebral aumenta em áreas onde há maior atividade neuronal. O uso crescente de ressonância nuclear magnética funcional do cérebro pode evocar padrões fractais em atividades cognitivas, emocionais e funcionais tanto na saúde quanto na doença (Kisan; Mishra; Rout, 2017). Tornando essa visão dialética mais instigante, a imagem neuronal se assemelha ao quadro *Summertime: Number 9A*, de Jackson Pollock, pintada em 1948. O artista nunca estudou biologia, mas acreditava firmemente que a pintura representava a energia e o movimento das forças internas. Como os neurônios do córtex visual humano, o trabalho de Jackson Pollock tem padrões que lembram a geometria fractal, o que leva a indicar que a expressão da arte pode ser orientada tanto emocional quanto fisiologicamente (Pollock, 1948). Na natureza, o comportamento também pode ser explicado por padrões fractais. Talvez o melhor exemplo seja o modelo matemático observado no voo dos estorninhos, fenômeno chamado de murmuração, devido ao som emitido. É uma expressão coletiva de movimento e ruído, sustentada por um código de sinalização individual, orientando todo o grupo (Lorente, 2019). Esse fenômeno pode ser semelhante aos modelos de sinalização molecular expressos no microambiente celular. Os avanços tecnológicos do sequenciamento de última geração permitiram a identificação de variantes de DNA, incluindo inserções, deleções, duplicações, inversões, expansões repetitivas e outras, o que se reflete na expressão clínica das doenças. Curiosamente, uma análise de dimensão fractal do DNA humano foi recentemente descrita, expressando alto valor preditivo (Thermo Fisher Scientific, 2017). Arranjos microscópicos de células cancerígenas, imuno-histoquímica e fenótipo molecular também podem ser descritos em padrões fractais (Metze, 2013).

A verdade científica pode aproximar-se de um modelo exato?

Penso que o reconhecimento do padrão fractal das doenças pode ser expandido com o uso da inteligência artificial (IA). Os fractais são definidos por vários níveis de organização, formas irregulares e autossimilaridade. A geometria fractal lida com dimensões compostas, onde cada parte da imagem é semelhante à imagem inteira. Em geral, quando a expressão fenotípica muda de um estado normal para um estado doente, ocorre um salto súbito para uma dimensão fractal mais alta. Mas, ainda assim, um padrão pode ser identificado e eventualmente previsto. O conceito de geometria fractal foi descrito pela primeira vez por Benoît Mandelbrot. Em 1980, o matemático, trabalhando para a IBM, usou números complexos e polinômios quadráticos para construir uma imagem de iteração infinita. Essa imagem, conhecida como conjunto de Mandelbrot, foi a primeira a reproduzir, em um sistema eletrônico, a geometria fractal encontrada na natureza (Mandelbrot, 1967). Nos fractais, apesar da irregularidade, complexidade e não linearidade, há um padrão que é percebido, reconhecido e que pode ser previsto. Pouco avanço foi feito em modelagem computacional fractal após o conjunto de Mandelbrot. Algumas tentativas começaram a surgir na pesquisa clínica com participação pequena e muito específica na assistência ao paciente. A principal razão é a dificuldade de identificar padrões irregulares e dinâmicos tanto na saúde quanto na doença (Mathews; Panicker, 2014). Mas eles estão lá, esperando para serem encontrados pela IA. Isso pode soar como um voo livre sobre a ficção! No mundo real, a IA nunca superará a criatividade do cérebro humano, mas certamente é uma ferramenta muito útil para trabalhar com *big data*.

Médicos e engenheiros de ciência da computação devem cooperar no desenvolvimento de uma nova ontologia para comunicar dados médicos globalmente. Ela poderá ser, progressivamente, usada para gerar gráficos de conhecimento, capazes de alimentar os algoritmos de aprendizado de máquina com um grande número de dados qualificados. O resultado será a crescente identificação de padrões fractais específicos no corpo humano. Como a dimensão fractal é previsível e exata, isso levaria a ciência médica a criar intervenções diagnósticas e terapêuticas mais precisas, com consequente maior custo-efetividade.

Exercício de inteligência coletiva e a verdade do paciente

A melhor forma de expressão da verdade útil é quando o médico utiliza todos os recursos da medicina integrativa multidimensional para aproximar e, se possível, fazer coincidir a verdade científica com a verdade do paciente. É um exercício de inteligência coletiva, na qual a principal interferência médica consiste em aprender a ouvir o paciente. Sempre lembro de uma consulta em que a paciente falou compulsivamente durante trinta minutos, antes que eu pudesse fazer meu primeiro comentário. O exercício da medicina presume uma forte conexão com o paciente. A empatia, que sustenta a relação médico-paciente, é um processo cognitivo. Ela é a resultante de um exercício profissional vocacionado, no qual o médico aprende a identificar e compreender os sentimentos do paciente. A empatia depende do exercício da sensibilidade, mas vai além, pois envolve a aquisição de habilidades e competências. A interferência cognitiva é parte essencial da assistência multidimensional, conduzindo a um sinergismo de potencialização das inteligências do médico e do paciente.

Estudos têm demonstrado que a inteligência coletiva costuma ser maior que o simples somatório das inteligências individuais. De qualquer forma, médico e paciente precisam aproximar a linguagem. Este é o primeiro passo para romper barreiras e atingir sintonia de comunicação. O ganho é bilateral. O paciente entende melhor a doença e modula seu comportamento para facilitar a solução do problema. O médico obtém maior efetividade em suas intervenções, na medida em que aprende com o paciente a melhor forma de lidar com a própria subjetividade. Cria-se uma ciranda virtuosa, sustentada por valores imateriais.

No entanto, a interferência sobre valores imateriais é subliminar e deve ser precedida de questões práticas. O médico precisa certificar-se de que as necessidades humanas essenciais como sobrevivência, segurança, pertencimento, autoestima e realização pessoal estão satisfeitas. Estas necessidades são básicas e explícitas. A falta ou deficiência de qualquer uma delas pressupõe graus variáveis de infelicidade e desajuste social. Não é possível trabalhar valores imateriais, como a verdade útil, sem resolver objetivamente as questões práticas que permeiam a vida cotidiana do paciente. Utilizando os recursos disponíveis em um sistema de saúde estruturado, o médico irá buscar na assistência multiprofissional a melhor forma de prover as necessidades humanas essenciais do paciente, mesmo que temporariamente.

Trata-se de um esforço de mobilização profissional e familiar para restaurar a dignidade e a pró-atividade do paciente. Somente a partir deste momento é possível trabalhar valores imateriais. Estes são individuais, específicos e muitas vezes estão ocultos. Exercendo a empatia, o médico terá que despertar no paciente o desejo de revelar e compartilhar valores imateriais. Normalmente, é possível identificar um valor predominante, que eu passei a denominar de valor âncora. Ele é a chave de partida para desencadear a ciranda virtuosa.

Uma vez identificado o valor âncora, o médico irá utilizá-lo como recurso interativo, fortalecendo a relação médico-paciente. O valor âncora facilita a agregação de outros valores imateriais, promovendo inteligência coletiva e melhorando o custo-efetividade das intervenções propostas. Finalmente, chega-se na verdade do paciente, uma percepção física coletiva, que vibra na frequência sintônica das emoções humanas.

Referências

AGGARWAL, N. K.; ROWE, M.; SERNYAK, M. A. Is health care a right or a commodity? Implementing mental health reform in a recession. *Psychiatric Services,* v. 61, n. 11, 2010.

BÍBLIA, N. T. Mateus. *Parábola bíblica do Novo Testamento. In*: Bíblia Sagrada. Rio de Janeiro: NVI, 2023.

DESCARTES, R. *Meditation of first philosophy.* [S. l.]: Internet Encyclopedia of Philosophy, 1996.

FLECK, J. F. *Global e-PHR Personal Health Record*. [*S. l.: s. n.*], 2020.
GOLDBERGER, L. Non-linear dynamics for clinicians: chaos theory, fractals and complexity at the bed side. *Lancet*, v. 347, n. 9011, p. 1312-1314, 1996.
KISAN, S.; MISHRA, S.; ROUT, S. B. Fractal dimension in medical imaging: a review. *International Research Journal of Engineering and Technology*, v. 4, n. 5, p. 1103-1106, 2017.
LEE, J.-S. Exploring cancer genomic data from the cancer genome atlas project. *BMB Reports*, v. 49, n. 11, p. 607-611, 2016.
LESMOIR-GORDON, N.; ROOD, W.; EDNEY, R. *Introducing fractal geometry*. London: Icon Book, 2003.
LORENTE, A. G. Mathematical modeling of the flight of the starlings: a particular case of an attractor repeller pairs. *Universal Journal of Computational Mathematics*, v. 7, n. 1, p. 14-20, 2019.
LORENZ, E. *The essence of chaos*. London: UCL, 1993.
MANDELBROT, B. How long is the coastline of Britain? Statistical self-similarity and fractal dimension. *Science*, v. 156, n. 3775, p. 636-638, 1967.
MATHEWS, D. M.; PANICKER, K. S. M. Cluster computing of nucleotide sequence by fractal analysis. *International Journal of Scientific & Engineering Research*, v. 5, n. 2, 2014.
MEDICAL RESEARCH COUNCIL INVESTIGATION. Streptomycin treatment of pulmonary tuberculosis. *British Medical Journal*, v. 2, n. 4582, p. 769-83, 1948
METZE, K. Fractal dimension of chromatin: potential molecular diagnostic applications for cancer prognosis. Expert Review of Molecular Diagnostics, v. 13, n. 7, p. 719 735, 2013.
POLLOCK, J. Summertime: number 9A. *Tate Gallery*, 1948.
THERMO FISHER SCIENTIFIC. *Next-Generation Sequencing Challenges*: NGS growing by leaps and bounds, problems arise, Genetic Engineering Biotechnology News. [*S. l.: s. n.*], 2017.
WEINSTEIN, J. N. *et al*. The Cancer Genome Atlas Pan-Cancer analysis Project. *Nature Genetics*, v. 45, n. 10, p. 1113-1118, 2013.

CAPÍTULO 17
A monitoração da qualidade do atendimento médico

J.J. Camargo

Os questionários de avaliação do trabalho médico são ferramentas importantes, utilizadas para obter *feedback* dos pacientes, colegas de trabalho e da própria equipe médica sobre o desempenho de um médico no exercício de suas funções. Esses questionários podem abranger diversos aspectos, tais como competência clínica, habilidades de comunicação, empatia, pontualidade, ética, entre outros. A avaliação do trabalho médico por meio de questionários pode fornecer *insights* valiosos para o profissional, auxiliando-o a identificar áreas de melhoria, bem como reconhecer pontos fortes.

Importância da avaliação da satisfação do paciente para um cuidado integral

Considerando que a medicina envolve uma ciência biológica, há poucos elementos objetivos que possam ser submetidos aos algoritmos que regem as ciências exatas, o que torna a apuração dos padrões de qualidade no cuidado humano uma tarefa praticamente impossível. No entanto, isso não retira a responsabilidade de que se estabeleçam critérios que respondam minimamente a pergunta: "A medicina que estamos oferecendo satisfaz as expectativas dos pacientes?". Não se pode ignorar que os pacientes, em última análise, são os consumidores e os melhores árbitros para aferirem uma nota pelo desempenho médico global.

Quando se analisa essa questão sem viés corporativo, parece evidente que os médicos modernos, sabendo muito mais do que os seus antecessores, não parecem nem um pouco preocupados com a opinião dos pacientes, quando seria razoável que entendessem que só serão de fato melhores se os pacientes os perceberem assim. Esta soberba médica pode ser em parte explicada pelo fato de que, nos últimos 70 anos, a medicina avançou mais do que em toda a história da humanidade. Na base dessas transformações está o fato de que nunca houve tanta facilidade de acesso à informação, o que traz um contraponto curiosamente ignorado: em função dessa avalanche de informações, a possibilidade de desatualização nunca foi tão rápida. Em algumas áreas, mais que em outras, tem-se estimado que o conhecimento se renova em 50% a cada dois anos.

Há, aqui, a constatação obrigatória de que estamos vivendo um grande paradoxo: somos tecnicamente mais qualificados que nossos antecessores, mas os pacientes, especialmente os idosos, se referem com nostalgia aos médicos de antigamente. Assim, é imperioso admitir que, em algum ponto desta trajetória vitoriosa, perdemos a conexão – e isso ocorreu exatamente quando não percebemos que a tecnologia que nos encanta não mudou em nada o sentimento dos pacientes, fragilizados pela doença e aterrorizados pelo velho e imutável medo da morte.

De qualquer forma, do ponto de vista objetivo do atendimento, a qualidade do trabalho médico continua obedecendo à equação implacável: paciente infeliz = médico equivocado. Sem a humildade para perceber que a opinião do paciente é a mais importante na aferição da qualidade do nosso trabalho, seguiremos pomposos, arrogantes e, fazendo-se justiça, desconsiderados.

São relativamente raros os serviços que oferecem à população questionários que avaliem a qualidade do atendimento médico. Certamente a ausência dessa preocupação é a principal causa do comportamento reativo de muitos pacientes, que se sentem humilhados e negligenciados justamente enquanto estão em uma condição de vulnerabilidade e dependência, em que o acolhimento carinhoso e empático seria o mais poderoso antídoto contra a solidão e o abandono.

Uma grande competição de mercado tem se desenvolvido em países avançados, onde há aumento da idade média da população e, em consequência disso, uma necessidade crescente de acomodação de pacientes idosos e dependentes. Todos os detalhes são vistos como elementos relevantes na disputa pela clientela mais sofisticada. Itens como ambientes que reproduzam minimamente um lar normal ou a possibilidade de levar pequenos animais são muito valorizados (Gawande, 2015).

No cuidado individual, a capacidade de julgamento de quem se preocupa com a qualidade do atendimento prestado começa por entender o significado da doença para o paciente. Para muitos médicos, não é claro o entendimento de que a doença é uma abstração da realidade, restrita aos livros, laudos técnicos, exames anatomopatológicos e de imagem. Para os pacientes, a doença se expressa unicamente pelo sofrimento. Por isso, quando adoecemos, é impossível ignorar o quanto somos diferentes diante dos fantasmas da doença e, por extensão, da morte. Dessa percepção se apoderou magnificamente Liev Tolstói (1828-1910) em *Anna Kariênina*, quando concluiu que somos parecidos na alegria, mas nossas reações frente ao sofrimento são completamente originais (Tolstói, 2017).

Estratégias para monitorar a qualidade do atendimento

A preocupação com estratégias de avaliação de desempenho médico é relativamente recente, e por isso não existe uma cartilha estabelecida. Sempre preocupado em saber onde estamos e para onde vamos na arte do cuidar, tenho utilizado duas estratégias que funcionam como uma espécie de autopoliciamento do médico no seu desempenho diante da população doente, essa massa crítica que, como era de se esperar, está sempre conectada e com um olhar atento, mas não necessariamente generoso.

Na primeira delas, tenho proposto como rotina inquirir a todo paciente que passou por uma experiência pessoal sofrida – seja por uma situação aguda de internação prolongada, uma cirurgia de grande porte, uma passagem pela terapia intensiva, uma quimioterapia ou, numa situação extrema, por um transplante – sobre o que ele considerou inesquecível dessa experiência.

Essa técnica servirá didaticamente para mostrar pelo menos o quanto o médico esteve eventualmente distante do sentimento do paciente, que pode ter considerado inesquecível um fato ou experiência que o médico nem percebeu. Lembro de um paciente portador de uma fibrose pulmonar que esteve em avaliação num outro centro onde foi exaustivamente avaliado e, depois de quatro meses, foi chamado para ouvir que não era um bom candidato ao transplante porque tinha uma hérnia hiatal que criaria problemas no pós-operatório. Então, veio a Porto Alegre para ouvir uma segunda opinião. Considerei que a pretensa contraindicação poderia ser contornável, porque pela mesma incisão necessária para o transplante era possível corrigir a tal hérnia, permitindo um pós-operatório normal.

Tendo tudo ocorrido da maneira planejada, fui me despedir dele por ocasião da alta, e lhe perguntei o que considerava inesquecível dessa experiência pessoal tão intensa. Ele nem precisou pensar para responder: "De tudo que aconteceu aqui?". Quando confirmei que sim, ele me contou uma história da qual eu não tinha a menor notícia: "O senhor lembra que eu fui chamado para o transplante às 2h30min da manhã? Pois eu cheguei no Centro de Transplantes com tanta falta de ar, mas tanta falta de ar, que nem me animei a acompanhar a minha esposa no estacionamento, apesar de saber dos perigos daquela hora. Entrei na recepção do Centro, e uma moça com um sorriso me disse: 'O senhor nem precisa se sentar, porque eu farei a burocracia depois com a sua esposa. Agora, o senhor vai subir pra UTI e eles vão lhe preparar para o transplante'. E então, doutor, ela me ajudou a carregar o carrinho do oxigênio para o elevador e, quando a porta ia fechar, ela a segurou aberta com o braço, entrou no elevador, me deu um beijo e me disse: 'Boa sorte, eu vou rezar pro senhor'. Vocês foram maravilhosos comigo, mas o que eu nunca vou esquecer foi a sensibilidade daquela menina, que percebendo o meu medo e a minha solidão naquela madrugada fria, foi capaz de ser doce e generosa comigo."

Após uma pausa, visivelmente emocionado, ele concluiu com uma espécie de consolo: "Ah, e o transplantezinho de vocês foi bem legal!". A lição se desenhou explícita: ele não estava desvalorizando o trabalho médico, apenas reconhecia o poder de uma palavra generosa e um gesto carinhoso, que tinham sido redentores naquele instante de sofrimento emocional inesquecível. Tenho estimulado os estudantes e residentes a adotarem essa estratégia, porque, no mínimo, ela disciplinará o médico sobre a importância dos pequenos gestos que tantas vezes representam, em situações de desespero, um poderoso lenitivo.

A segunda maneira clássica de avaliar o desempenho global do atendimento médico é a contabilização das manifestações de gratidão, que é mais eloquente na medicina do que em qualquer outra atividade. Na verdade, quando a medicina é exercida na sua plenitude, ela se transforma numa verdadeira usina geradora de gratidão. E, invariavelmente, a falta dela, que é o mais nobre dos sentimentos humanos, só tem uma justificativa: esse médico precisa urgentemente revisar a sua conduta no relacionamento pessoal. As consequências de um relacionamento médico-paciente continuam reverberando ao longo do tempo, numa condição que não tem meio termo: ou se desenvolve uma idolatria cultivada em reminiscências carinhosas ou um esquecimento voluntário, recurso que a neurociência reconhece como um escudo protetor das nossas lembranças desagradáveis.

Como não existe nenhum mecanismo marqueteiro mais eficiente do que um paciente agradecido, o reverso também é verdadeiro: a primeira punição rigorosa de um comportamento rígido será a depreciação desse médico sempre que vier à baila o seu nome. E a experiência no campo judicial confirma que a falta de empatia será a mais imediata e poderosa munição quando houver, por razões técnicas, justificativas para uma demanda judicial. A propósito da minha experiência pessoal, o médico que abraça o paciente raramente é processado. Os Conselhos Regionais de Medicina estão recheados destes exemplos: praticamente em toda a demanda judicial há, na sua esteira, uma rusga ou um confronto agressivo com o paciente ou sua família.

Na verdade, o grande desafio vivido diariamente pelo médico na relação com seu paciente é manter um clima de amorosidade que enobrece a quem dá e enternece a quem recebe. Por óbvio, esse círculo virtuoso precisa ser constantemente alimentado pelo prazer de cuidar do outro, o que só é viável se houver, no que se faz, uma grande paixão.

Considerações finais

Em resumo, a mesma medicina que representa, para os vocacionados, uma via expressa para a felicidade é também uma amante ciumenta e possessiva que não tolera ser amada pela metade. Assim, o médico que pretenda utilizá-la como caminho de felicidade e realização pessoal, precisa estar disponível para os bons e maus momentos, jamais ignorando que a plenitude profissional só será alcançada se for entendida como um modelo de entrega, que depende, continuamente, de doses generosas de afeto, empatia, solidariedade e compaixão.

Referências

GAWANDE, A. *Mortais.* Rio de Janeiro: Objetiva, 2015.
TOLSTÓI, L. *Anna Kariênina.* São Paulo: Companhia das Letras, 2017.

Leituras recomendadas

ANDERSON, G. Medicare and chronic conditions. *New England Journal of Medicine*, v. 353, 2005.
BOYD, C. M. *et al.* Clinical practice guidelines nd quality of care for older patients with multiple comorbid diseases: implications for pay for performance. *JAMA*, v. 294, n. 6, 2005.
MCGLYNN, E. A. *et al.* The quality of health care delivered to adults in the United States. *New England Journal of Medicine*, v. 348, n. 26, 2003.
WERNER, R. M.; ASCH, D. A. The unintended consequences of publicly reporting quality information. *JAMA*, v. 293, n. 10, p. 1239-1244, 2005.

CAPÍTULO 18

Telemedicina: precedentes, atualidades e perspectivas

Marcelo Marsillac Matias

Com base em documentos, relatos, registros e artigos, é possível perscrutar as origens mais remotas e diversas da telemedicina. As controvérsias existem, é claro: para alguns, a prática tem seu marco inicial na Primeira Guerra Mundial, com orientações via rádio de médicos para cuidados de feridos; para outros, a telemedicina planejada como tal é mais recente, marcada por operações comandadas via telefone. Aqui, parte-se do entendimento de que, na prática, com planejamento ou não, esse fenômeno começou ainda no fim do século XIX, em 1879, quando um pediatra recebeu uma ligação de pais preocupados com a tosse do filho e teria pedido para que colocassem o telefone junto do menino; identificando que não era nada com que se preocupar, marcou uma consulta para a manhã seguinte (Vladzymyrskyy; Jordanova; Lievens, 2016).*

De um jeito ou de outro, se trata de um lapso temporal de algumas décadas – o que, se alocado no contexto dos milhares de séculos da História Universal, não representa uma imprecisão. Por outro lado, se é possível apontar com alguma proximidade a linha de partida da telemedicina, o mesmo não é possível quanto à sua linha de chegada. Não é possível apontar quais são seus limites. Sabe-se, portanto, de onde vem a telemedicina, mas não se sabe para onde ela vai. E o motivo para isso é muito simples: não parece haver limites para o desenvolvimento tecnológico.

A história da humanidade é – dentre outros aspectos – a história da evolução tecnológica. Do fogo aos nanochips, da roda à inteligência artificial, as tecnologias jamais deixaram de ser desenvolvidas. Refere-se, aqui, é bom

---

* Vladzymyrskyy; Jordanova; Lievens.

frisar, não apenas à tecnologia moderna, digital, microeletrônica, mas, especialmente, à tecnologia *lato sensu*, como a definem os dicionários: "Ciência cujo objeto é a aplicação do conhecimento técnico e científico para fins industriais e comerciais" (Tecnologia, 2023).* Seja no sentido que for, as tecnologias relacionadas à telemedicina não dão o menor sinal de arrefecimento – ao contrário, aliás.

Sendo assim, é necessário lidar com alguns fatos incontornáveis. Primeiro: a tendência é de que a medicina como um todo chegue num ponto de máxima automatização, dispensando a mente e as mãos do homem e valendo-se tão somente de mecanismos comandados por inteligência artificial. Sabe-se que, de maneira mais ou menos prototípica, isso já existe; e nada indica que esse processo não se vá desenvolver ao extremo. Se isso, por um lado, pode preocupar em termos de desumanização dos processos, por outro lado, responde à preocupação (um tanto disparatada) de que pode vir a faltar médicos. E este é o segundo fato: com o avanço das tecnologias, sobrarão médicos – o que é um alento para o público em geral, mas um alerta para os profissionais da saúde.

E eis o último – e importantíssimo – fato: mais do que nunca, é preciso focar na qualificação dos profissionais, não no aumento numérico deles. E isso não apenas por causa de uma saturação do mercado, que *ainda* não é realidade; antes mesmo disso, enquanto parece haver falta de médicos (por conta, sobretudo, de má gestão pública), somente com profissionais mais qualificados é que as inevitáveis tecnologias se desenvolverão da melhor maneira para todos – inclusive para os médicos. Para que sempre haja cérebros humanos por detrás dos mecanismos, estes cérebros têm de ser realmente superiores, de modo que, como sempre, qualidade vale mais do que quantidade.

Não se pode lutar contra a telemedicina porque, como toda tecnologia, ela é inevitável. Seria repetir as quixotescas batalhas contra o rádio, o telefone, a TV, a internet… O que se há de fazer é qualificar, valorizar e defender a atuação médica humana. O ser humano médico não pode, em momento algum, ter sua importância anulada ou mesmo diminuída. E isso vale não apenas em defesa dos profissionais, mas em favor de todas as pessoas.

---

* Priberam Dicionário. Disponível em: https://dicionario.priberam.org/tecnologia. Acesso em: 05 jan. 2024.

Nada pode substituir a inteligência humana na verdadeira compreensão do paciente; mas, para isso, essa inteligência tem de estar verdadeiramente preparada, sob pena de ser substituída por uma artificial, sem que ninguém o sinta.

Precedentes

Embora, como dito, haja registros esporádicos de ocorrência, a telemedicina de fato começou a se desenvolver na década de 1960, no contexto da National Aeronautics and Space Administration (Nasa). Os motivos eram óbvios: a não ser que o órgão gastasse com treinamento e envio de médicos ao espaço, restava oferecer aos astronautas o expediente do atendimento remoto. Mais ou menos pela mesma época, começou a se desenvolver a interligação entre unidades periféricas e hospitais, com foco em orientações.

Em 1967, por exemplo, o Hospital Geral de Massachusetts estabeleceu procedimentos de auxílio em atendimentos de emergência no aeroporto local por meio de contato telefônico. Contudo, esse movimento se intensificaria de maneira estável e com padrões a partir dos anos 1990, em função do desenvolvimento de equipamentos (computadores e instrumentos de videoconferência) e de meios (especialmente a internet). Um marco nesse período foi a criação da Associação Americana de Telemedicina, em 1993.

No Brasil, porém, o avanço da aplicação de tecnologias de comunicação na saúde foi mais lento e, por assim dizer, rudimentar: iniciou-se, de fato, com expedientes como organização de fila de espera de atendimento e marcação e solicitação de exames pelo computador, até que passou-se a realizar os próprios exames a distância. Levaria um tempo até que se chegasse nos diagnósticos de fato. E, ainda hoje, as ações remotas ainda são imensamente dificultadas pelas carências tecnológicas e tradicionais problemas no sistema de saúde brasileiro – de gestão pública, sim, mas também de procedimentos em si (como se utilizam técnicas erradas, costuma-se ter resultados errados).

Voltando à linha do tempo: em 1999, houve a primeira regulamentação sobre a telemedicina pela Associação Médica Mundial, a Declaração de Tel Aviv, que estabeleceu responsabilidades e normas éticas. Ou seja, ainda no século passado, em tempos de consolidação da telemedicina, já havia grande preocupação com o que viria a acontecer em termos éticos, que é onde está o grande senão dessa questão. Por aqui, todavia, o primeiro dispositivo legal trouxe apenas parâmetros básicos. Foi a Resolução 1.643 (CFM, 2002), uma regulamentação básica do Conselho Federal de Medicina (CFM), que falava, basicamente, em comunicação audiovisual de dados para assistência, educação e pesquisa em saúde.

Embora a grande questão da telemedicina seja de caráter ético, há pontos práticos a se considerar, como a possibilidade de aplicação para cada tipo de especialidade. São arranjos que foram sendo percebidos ao longo do tempo. Há situações em que o expediente se aplica quase que em 100% do atendimento, desde os primeiros contatos até o acompanhamento dos tratamentos. É o caso da psiquiatria, por exemplo. Alguns psiquiatras simplesmente não têm mais consultório – e não parece haver problema algum nisso. Para algumas especialidades, porém, a telemedicina é simplesmente inviável, por necessitarem de algum grau de perscrutação física. Encaixam-se aqui a obstetrícia, a urologia e a proctologia. E há áreas que estão no meio do caminho, funcionando em caráter híbrido, como a oftalmologia, a dermatologia e a própria cirurgia à distância.

Nesse contexto, em 2018 foi lavrado o segundo documento do CFM: a resolução 2.227 (CFM, 2018), que, repleta de problemas, causou grande tumulto junto à comunidade médica brasileira, o que acabou levando à sua revogação e, consequentemente, ao restabelecimento dos parâmetros da primeira resolução (1.643/2002). Em resumo, a 2.227 (CFM, 2018) impunha uma série de exigências para a prática da telemedicina que inviabilizaria por completo seu exercício pelos médicos. Somente grandes instituições teriam a capacidade de se adequar. A reação dos profissionais à época se mostra cada vez mais acertada, posto que as possibilidades tecnológicas que se desenvolvem tornam a telemedicina uma poderosa ferramenta para uma atenção de saúde mais eficaz, econômica e rápida.

A despeito dos problemas, o CFM apresentou nesse documento uma série de questões positivas que acabariam se consolidando logo em seguida, como definições a respeito dos tipos de intervenções remotas. A começar pela própria teleconsulta, com médico e paciente em locais diferentes – algo totalmente normalizado hoje em dia. Outro tipo é a interconsulta, quando um profissional está junto de um paciente e entra em contato com um colega, trocando informações e colhendo um parecer diferente. Na verdade, isso já existe há muito tempo, de modo bastante natural, à revelia de regulamentações.

Há, também, o telediagnóstico – que é onde os problemas começam a ficar mais claros. Por exemplo: hoje, a maioria das ressonâncias magnéticas feitas em solo americano não são interpretadas dentro dos Estados Unidos, mas na Índia. Ou seja, esses exames são alocados em uma central de telemedicina indiana, onde são analisados para posterior diagnóstico. Há casos semelhantes no Brasil, em que hospitais de um estado realizam determinados exames e, na falta de especialistas, encaminham as coletas para outros locais, recebendo os devidos pareceres.

Isso traz um problema ético e legal: se o médico de um estado errar em seu diagnóstico e vier a ser processado por pacientes de outro estado, qual será o foro competente? Afinal, seu CRM não tem jurisdição sobre a região para a qual ele ofereceu o telediagnóstico. São questões a se considerar, mas que não mudam o fato de que se trata de práticas recorrentes. Não há como voltar atrás nessa realidade, de modo que é preciso, então, lidar com ela da melhor forma possível.

Além disso, há a telecirurgia, modalidade que se expande à medida que se desenvolve a cirurgia robótica. Demanda-se, nesse caso, apenas um operador em campo; ademais, o procedimento é todo feito a distância. Outras modalidades viabilizadas pelas tecnologias incluem:

- **Telediagnóstico**, que pode ser feito, a depender do caso, até mesmo por uma ligação de vídeo ou pelo envio de simples fotografias batidas com o celular (a área da dermatologia, por exemplo, permite esses expedientes).
- **Teletriagem**, que pode funcionar muito bem, a partir do recebimento de informações a respeito de pacientes para deliberações quanto à ordem de urgência nos atendimentos, por exemplo.
- **Telemonitoramento**, ainda incipiente, mas que tende a crescer muito, pois permite o acompanhamento remoto, via imagem ou aparelhos de monitoramento que vão passando a situação em tempo real para o médico, podendo emitir sinais de emergência em caso de alterações graves, a partir do que um profissional ou mesmo uma ambulância pode se deslocar para socorrer.
- **Teleorientação**, que seria um tipo de telemonitoramento, mas focada no acompanhamento ativo, com contato e orientações para o paciente (muito utilizado, p. ex., por mães de recém-nascidos junto a pediatras, por meio de aplicativos de mensagem, como o WhatsApp).
- Por fim, a **teleconsultoria**, que expande as possibilidades de atuação dos médicos com recursos de tecnologia da informação.

O delineamento de todo esse campo foi muito positivo na resolução 2.227/2018, mas a forma como isso foi feito, conforme já relatado, foi inadequada. Graças ao posicionamento de médicos e entidades como o nosso Sindicato Médico do Rio Grande do Sul (SIMERS, presidido pelo autor deste capítulo à época), o dispositivo foi revogado, evitando o engessamento da atuação dos médicos na telemedicina. Logo após, porém, antes que o CFM pudesse se reposicionar e resolver a questão de forma mais assertiva, um evento de impacto global mudaria tudo.

Atualidades – do *turning point* da pandemia até o momento

Virou um lugar-comum: *com a pandemia, o mundo mudou*. Mas, como todo clichê, este também está fundado na realidade. De fato, o surto mundial de covid-19 causou uma série de impactos – alguns, irrevogáveis. É o caso da telemedicina, que foi formidavelmente acelerada e consolidada em função das restrições de mobilidade e contato pessoal ao longo da crise sanitária de 2020 e 2021.

Com a prerrogativa de suspender atividades, governantes municipais puderam tomar decisões de grande repercussão na vida de todos. Dessa forma, algumas cidades brasileiras procederam com o fechamento até mesmo de consultórios médicos, levando todo o contexto de Saúde a lidar com essa excepcionalidade.

Nessa situação extraordinária, o CFM editou o Ofício 1.756 (CFM, 2020), autorizando a telemedicina no contexto da pandemia. Mediante essa óbvia necessidade, o documento não sofreu resistência. A autorização valia pelo período em que estivesse decretada a situação pandêmica por parte da Organização Mundial da Saúde. Posteriormente, o CFM teria de fazer a resolução disso adequadamente, o que acabou ocorrendo:

- Em 2021, o Conselho emitiu a Resolução 2.299 (CFM, 2021), regulamentando, disciplinando e normatizando a emissão de documentos médicos eletrônicos – receituários e atestados, o que era fundamental.
- No ano seguinte, a Resolução 2.314 (CFM, 2022) regulamentou a cirurgia robótica e deu a "regulamentação definitiva" da telemedicina.
- Ainda em 2022, a Lei 14.510 autorizou e disciplinou a questão em todo o território nacional, concedendo aos profissionais "a liberdade e a completa independência de decidir sobre a utilização ou não da telessaúde, inclusive com relação à primeira consulta, atendimento ou procedimento",

podendo ainda "indicar a utilização de atendimento presencial ou optar por ele, sempre que entender necessário" (Brasil, 2022).

De fato, as necessidades derivadas do distanciamento durante a pandemia e as consequentes regulamentações conformaram um verdadeiro *turning point* na história da telemedicina. Para dar apenas um exemplo disso, ilustrativo o suficiente do *boom* da atenção remota de saúde no Brasil, traz-se aqui o caso do Hospital Albert Einstein. Pioneiro nessas práticas, a instituição já havia realizado a primeira intervenção cirúrgica com auxílio de robótica no país, em 2008. Em 2012, já fazia consultas e atendimentos a distância; e são esses dados que, se comparados aos de 2020, revelam o avanço da telemedicina:

- Em 2012, foram realizadas 70 teleconsultas pelo Albert Einstein; em 2020, foram 1.000, um aumento de 1.330%.
- Já em termos de teleatendimento, o salto foi maior ainda: 2.400% (de 200 em 2012 para 5.000 em 2020).

Apesar de tanto avanço, pode-se dizer que, hoje, se está no meio do caminho quando o assunto é telemedicina. Ou seja, já evoluiu-se a partir do zero, mas ainda se está muito longe de exercer todas as possibilidades dessas práticas. Lembrando que o ponto zero foi algo entre aquela ligação para o pediatra em 1879 e a Primeira Guerra Mundial; e o limite é algo que não é possível mensurar. Mas, certamente, a pandemia acelerou esse processo, como ressaltam Blandford *et al.* (2020) em artigo no The Lancet, prevendo, durante a crise, o que hoje é uma realidade:

> A pandemia forçou os indivíduos e os sistemas de saúde a reverem o que é possível e desejável e a adaptarem modelos de cuidados à situação em rápida evolução. Muitos países assistiram a uma evolução das consultas por telefone e vídeo. Os pacientes foram enviados para casa com dispositivos como oxímetros de pulso e instruções sobre autogestão, para minimizar a carga nos sistemas de saúde. Alguns hospitais introduziram robôs e *tablets* para facilitar o distanciamento físico durante o monitoramento e a comunicação com os pacientes. Muitas destas mudanças permanecerão após a pandemia e serão reforçadas no futuro.

De qualquer forma, não é possível escapar de uma conclusão quando se olha para todo esse cenário: ser contra a telemedicina é o mesmo que ser contra a internet – ou seja, perda de tempo e desperdício de esforço.

Contudo, é importante ressaltar que isso não significa anuir com um avanço descontrolado e desregulamentado dessas práticas. A virtude está no meio-termo – neste caso, no equilíbrio entre o desenvolvimento tecnológico e a mensuração humana sobre o que é pertinente e o que não é.

Há vários casos no Rio Grande do Sul que atestam essas possibilidades, como o TeleOftalmo e o DermatoNet, com funcionalidade comprovada na obtenção de diagnósticos. Há também o desenvolvimento do telediagnóstico em estomatologia com o EstomatoNet, que permite a análise de lesões na boca com o uso de um aparelho de celular. O RespiraNet, que facilita o acesso a exames de espirometria, é outro exemplo. Esses expedientes estão no contexto da iniciativa TelessaúdeRS, da Universidade Federal do Rio Grande do Sul (2024).

Outras instituições relevantes já estão alicerçadas nesse contexto. O Instituto de Previdência do Estado do Rio Grande do Sul, por exemplo, passou a oferecer teleatendimentos ainda em 2020. Já a Unimed Porto Alegre, na mesma época, lançou uma plataforma própria para telemedicina, oferecendo consultas que funcionam exatamente como no modelo tradicional, porém, a distância.

Porém, e eis os pontos de atenção, todas essas possibilidades dão margem para ações ilícitas e inescrupulosas. Enquanto instituições e profissionais sérios e comprometidos têm disposição e condições de oferecer esses serviços com qualidade, as entidades médicas têm recebido inúmeras denúncias de mau exercício da medicina desde 2020. Para dar um exemplo: no SIMERS, chegou o relato de farmácias que estavam oferecendo consultas pelo valor de cinco reais, incluindo a prescrição – para ganhar, evidentemente, na venda do medicamento.

Como se vê, enquanto se está no meio do caminho do desenvolvimento da telemedicina, o profissional médico segue sendo fundamental. Em artigo publicado no The Lancet, os estudiosos Yee, Bajaj e Stanford (2022, p. 1, tradução nossa) falam sobre essa questão:

> As relações médico-paciente também são prejudicadas pela falta de conexão devido à interação através de uma interface digital. [...] Em uma disciplina como a medicina, que é igualmente humanística e técnica, tanto o cuidado físico como o emocional são necessários para se alcançar resultados de saúde ótimos e reforçar as relações médico-paciente. Essas conclusões realçam a necessidade de, no percurso da telemedicina, dar prioridade a uma abordagem mais empática e centrada no paciente.

A medicina, antes de ser uma questão técnica, segue sendo fundamentalmente humana. É preciso ter isso em mente no longo prazo. Não há como – e nem por quê – fugir da telemedicina, mas é preciso, isso sim, evitar a possível desumanização que as tecnologias podem ensejar. O exame, o entendimento, a compreensão, enfim, toda a gama de subjetividades que somente o relacionamento médico-paciente permite, fazem parte dos requisitos para o cuidado de saúde de excelência. E é justamente no encontro entre essa humanidade (devidamente treinada, atenta e capacitada) e os recursos tecnológicos que se produzirá uma medicina verdadeira superior.

Futuro e perspectivas

É preciso entender que, apesar de não ser possível sondar os limites da telemedicina como um todo, ela tem limitações específicas. Na especialidade do autor deste capítulo, a obstetrícia, por exemplo, a prática é quase inviável. Claro, é possível acompanhar, tirar dúvidas de pacientes e coisas do tipo, mas não há como examinar nem coletar exames a distância nessa área. Pode-se pensar, projetando o futuro, que, em algum momento, a gestante poderá entrar em uma sala totalmente automatizada e obter seu exame sem qualquer contato humano. É a esse extremo que se deve ter o cuidado de não chegar, pois, ao mesmo tempo em que se defende a telemedicina, deve-se defender a atuação médica e, sobretudo, o bem-estar das pessoas.

Há formas de se fazer isso, evidentemente. Pensando na realidade brasileira, um país-continente com um território e contextos desafiadores, vê-se que seria possível treinar e estabelecer profissionais de saúde aptos a fazer o intermédio entre médico, laboratório, exames clínicos, hipóteses diagnósticas e pacientes. Imagine um barco equipado e com médicos, navegando pela imensidão fluvial da Amazônia, acessando comunidades isoladas e permitindo exames físicos, para posterior discussões de casos e deliberações com clínicos, cirurgiões, radiologistas e até mesmo biomédicos.

Outra questão premente, quando se fala em perspectivas da área da saúde, é a suposta "falta de médicos", que, segundo alguns, é já um problema real, mas que tende a se agravar. Quando se olha para a realidade, com um olhar técnico e humano, vê-se que nem isso é verdade, e nem a solução oferecida é eficaz – no caso, abrir mais faculdades de medicina. Primeiramente, porque a quantidade nem sempre (ou quase nunca) garante a qualidade. Esses médicos adicionais, formados em afogadilho, serão jogados em um sistema já mal gerido e, em vez de resolver o problema, farão parte dele – e serão novas vítimas.

Qualquer conversa sobre aumento da quantidade só tem cabimento após o incremento da qualidade ser uma realidade. Esses fatos ficam mais evidentes ainda quando se considera as questões tecnológicas debatidas neste capítulo. Deve-se considerar que um fato atual da medicina é o déficit de vagas em residência, que não acompanhou a crescente de vagas em faculdades. Evidentemente, um médico com residência tem vantagem competitiva sobre os demais. Imagine isso num futuro com um maior peso da telemedicina e de suas tecnologias: o grande contingente de médicos malformados não terá como competir com a minoria de médicos bem-formados apoiados por técnicos e computadores, restando-lhe funções e remunerações aquém de seus objetivos.

É preciso estar preparado para esse horizonte de mudanças, que aponta para um importante meio-termo entre os extremos de uma possível falta e de uma provável sobra de médicos. Com a automatização de procedimentos e os atendimentos remotos, como dito, a tendência é que o mercado diminua, com o fechamento de consultórios e de grandes setores de instituições. Isso aconteceria no longuíssimo prazo, é claro. Mas, ao mesmo tempo, se for possível não perder a mão nesse processo, mantendo a necessária humanização da medicina, haverá espaço para quem estiver capacitado.

As possibilidades são muitas, como lembra o professor Chao Lung Wen (2022), que discorre largamente sobre os pontos positivos:

> A telemedicina é uma inovação que poderá melhorar a sistemática de execução e provimento de serviços, aumentando a eficiência, ampliando a cobertura de atendimento aos pacientes (Telemedicina de Logística) e possibilitando a criação de novos serviços que podem melhorar a cadeia integrada de processos (Telemedicina de Cuidados Integrados) que, pelos métodos convencionais, seriam inviáveis. Mais do que uma ferramenta, a telemedicina é um método para cuidados e uma solução para estabelecer uma estratégia de logística de saúde fundamentada no uso dos recursos digitais interativos para organizar raciocínio investigativo e realizar condutas de forma conectada. Entre os aspectos relevantes, estão a agilização dos processos de decisão e resolução de problemas (hospitais e serviços conectados), aumento da eficiência, redução de desperdícios e humanização no atendimento (pelo respeito às necessidades da população com redução das filas, por meio da oferta de serviços médicos conectados).

Tudo aquilo que hoje é uma realidade ainda muito tímida, especialmente em países com dificuldades infraestruturais como o Brasil, em algumas décadas será a realidade dominante. Trata-se aqui de cirurgias a distância, telemonitoramento e teleconsultoria, entre outros. É claro que isso vai interferir no mercado de trabalho do médico, e aqui pode-se discutir sensíveis questões éticas, como possíveis competições desleais.

Imagine um consultório com uma superestrutura de informática, capaz de fazer o atendimento, por exemplo, de uma região inteira do país, ou de fazer diagnóstico radiológico no estado do Amazonas inteiro, mesmo estando sediado em São Paulo. O que farão os radiologistas amazonenses? Não é difícil imaginar cenários como esse e prever que, portanto, a medicina, que sempre foi uma atividade de indivíduos, passe a ser uma atividade também de empresas – e, na competição entre CPF e CNPJ, normalmente é este que leva vantagem. Para a população, é bom que o melhor vença. Mas quem garante que assim será? Se um grande se impõe com serviços de qualidade, os pacientes saem ganhando. Contudo, outros mercados dão a pista de que essa imposição nem sempre tem a excelência como prioridade, além de trazer consigo possíveis abusos financeiros, políticas de preços monopolistas e outros problemas.

Essas questões têm de estar sobre a mesa não para que se fuja dos problemas ou se combata a telemedicina, mas para que se evolua progressivamente, com diligência, compreensão dos cenários e acerto para todas as partes. É preciso produzir desenvolvimento, não problemas, especialmente com relação às questões éticas e de risco profissional. É preciso que todo esse contexto se solidifique de maneira realista, no dia a dia dos consultórios e hospitais – não dentro de gabinetes, a partir de decisões açodadas de burocratas com interesses outros que não o bem-estar e a saúde de todos. Por exemplo: em que pese suas consequências positivas para a regulamentação da telemedicina, as decisões burocráticas durante a pandemia causaram muitos problemas para médicos e para a população.

Ao longo de toda a História, o poder excessivo na mão das máquinas estatais sempre se revelou prejudicial a todos. Por isso, para o presente e o futuro da telemedicina, não se pode abrir mão da participação verdadeiramente democrática da sociedade como um todo e, especialmente, das comunidades acadêmicas, científicas e profissionais. As bases de dados derivadas dos mecanismos da telemedicina são questões extremamente sensíveis. São informações que, nas mãos erradas, podem ser muito perigosas. Eis por que, em todo esse texto, insistiu-se na observância das questões éticas relativas à informatização da saúde. A questão técnica não tem limites; a questão ética tem. Aquela, vai se ajustando, atualizando-se, adaptando-se; esta, contudo, pode colocar tudo a perder.

Referências

BLANDFORD, A. et al. Opportunities and challenges for telehealth within, and beyond, a pandemic. *Lancet*, v. 8, n. 11, 2020.

BRASIL. *Lei n. 14.510, de 27 de dezembro de 2022*. Altera a Lei nº 8.080, de 19 de setembro de 1990, para autorizar e disciplinar a prática da telessaúde em todo o território nacional, e a Lei nº 13.146, de 6 de julho de 2015; e revoga a Lei nº 13.989, de 15 de abril de 2020. Brasília: Presidência da República, 2022. Disponível em: https://www.planalto.gov.br/ccivil_03/_ato2019-2022/2022/lei/l14510.htm. Acesso em: 1 maio 2024.

CFM. *Ofício n. 1756, de 19 de março de 2020*. Brasília: CFM, 2020. Disponível em: https://portal.cfm.org.br/images/PDF/2020_oficio_telemedicina.pdf. Acesso em: 1 maio 2024.

CFM. *Resolução n. 2.227, de 6 de fevereiro de 2018*. Define e disciplina a telemedicina como forma de prestação de serviços médicos mediados por tecnologias. Brasília: CFM, 2018. Disponível em: https://portal.cfm.org.br/images/PDF/resolucao222718.pdf. Acesso em: 1 maio 2024.

CFM. *Resolução n. 2.299, de 26 de outubro de 2021*. Regulamenta, disciplina e normatiza a emissão de documentos médicos eletrônicos. Brasília: CFM, 2021. Disponível em: https://sistemas.cfm.org.br/normas/visualizar/resolucoes/BR/2021/2299. Acesso em: 1 maio 2024.

CFM. *Resolução n. 2.314, de 20 de abril de 2022*. Define e regulamenta a telemedicina, como forma de serviços médicos mediados por tecnologias de comunicação. Brasília: CFM, 2021. Disponível em: https://abmes.org.br/legislacoes/detalhe/3920/resolucao-cfm-n-2.314. Acesso em: 1 maio 2024.

CFM. *Resolução n. 1.643, de 7 de agosto de 2002*. Define e disciplina a prestação de serviços através da Telemedicina. Brasília: CFM, 2002. Disponível em: https://abmes.org.br/legislacoes/detalhe/2695. Acesso em: 1 maio 2024.

TECNOLOGIA. *In*: PRIBERAM Dicionário. [*S. l.: s. n.*], 2023. Disponível em: https://dicionario.priberam.org/tecnologia. Acesso em: 1 maio 2024.

UFRGS. *TelessaúdeRS*. Porto Alegre: UFRGS, 2024. Disponível em: https://www.ufrgs.br/telessauders/. Acesso em: 1 maio 2024.

VLADZYMYRSKYY, A.; JORDANOVA, M.; LIEVENS, F. *A century of telemedicine*: curatio sine distantia et tempora. [Moscow: s. n.], 2016.

WEN, C. L. *Telemedicina do presente para o ecossistema de saúde conectada 5.0*. São Paulo: IESS, 2022.

YEE, V.; BAJAJ, S. S.; STANFORD, F. C. *Paradox of telemedicine*: building or neglecting trust and equity. *Lancet*, v. 4, 2022.

CAPÍTULO 19
A medicina da saúde em pediatria

Roberto H. Cooper

A medicina, ou alguma forma de cuidar do outro, é uma prática que existe, no mínimo, desde que evoluímos para *Homo sapiens* há cerca de 300 mil anos. Nada nos impede de pensar que as demais espécies *Homo* não tivessem algum tipo de cuidado entre si. Quando olhamos nossos primos primatas, como os chimpanzés e os bonobos, somos capazes de perceber ações de cuidado uns com os outros e, muito claramente, com seus filhotes.

Com relação à pediatria, trata-se de uma prática muito recente na linha do tempo da medicina. Isso se dá em parte porque por muitos séculos as sociedades não faziam grandes diferenciações entre crianças e adultos, considerando aquelas como miniaturas destes. As crianças eram vestidas com roupas de adultos e assim que tinham alguma força eram incorporadas às tarefas do que hoje chamamos vida adulta. Curiosamente, o brincar também não era algo separado e toda a comunidade se envolvia em brincadeiras como cabra-cega, bem-me-quer, esconde-esconde, jogo do sério ou jogos com argolas, bola e cavalo de pau. Somente quando, lá pelo século XVII, se começou a observar a criança como algo distinto de um adulto em miniatura, também retiramos o brincar da vida dos adultos. Ganhamos pelo lado da criança e perdemos pelo dos adultos, que deveriam ser sérios, responsáveis e produtivos, deixando as tolices das brincadeiras para as crianças.

A pediatria só surgiu como especialidade no final do século XIX, devido aos elevados índices de mortalidade infantil e ausência de profissionais especializados para cuidar de crianças. O primeiro hospital exclusivamente pediátrico foi fundado em Paris, em 1802, o Hôpital Necker-Enfants Malades (Hospital Necker para Crianças Doentes), que hoje segue sendo um grande centro pediátrico.

No Brasil, em fevereiro de 1882, Carlos Arthur Moncorvo de Figueiredo propôs ao governo imperial a criação de uma disciplina de doenças infantis.

Seis meses depois, um decreto autorizava a criação de disciplinas sobre doenças e cirurgias de crianças nas duas faculdades de medicina do Império – além do Rio, havia a de Salvador, na Bahia. A primeira aula de Pediatria no Brasil foi ministrada por Dr. Carlos Arthur Moncorvo, em sua própria residência, neste mesmo ano.

Outro personagem fundamental da história da pediatria no Brasil foi Antônio Fernandes Figueira. Com base em suas observações, escreveu um artigo sobre doenças infantis publicado em 1895 e premiado pela Academia Nacional de Medicina. Em 1903, lançou o livro *Eléments de séméiologie infantile*, com 632 páginas, em francês, que estabelecia as diferenças das doenças em crianças e em adultos. Fernandes Figueira ajudou a fundar a Sociedade Brasileira de Pediatria em 1910 e, além dos artigos médicos, escreveu o *Livro das mães: consultas práticas de higiene infantil*, publicado em 1920, respondendo a 107 dúvidas maternas. Fernandes Figueira criticava tanto as amas de leite quanto o uso de leite de vacas, cabras ou jumentas para recém-nascidos e defendia a amamentação pela própria mãe, o que mostra a sua permanente atualidade.

A título de curiosidade e para registrar excelentes iniciativas (interrompidas), na década de 1940, o Serviço Nacional de Educação Sanitária do Ministério da Educação e Saúde (só tivemos um Ministério da Saúde a partir de julho de 1953), produziu textos para serem lidos em emissoras de rádio do Rio de Janeiro. O prof. Danilo Perestrello, que ainda não tinha se tornado o psicanalista precursor que foi no nosso país, produziu mais de 40 palestras abordando temas que tratavam essencialmente da saúde das crianças, valorizando o contexto social e familiar, bem como os aspectos emocionais das crianças e suas famílias – isto é, falando de saúde sem ser pelo oposto ou negação da doença, o que para a época (e até hoje) era inovador, revolucionário.

Nessa breve introdução, incompleta e superficial, chamei atenção para dois fatos: de que a noção de criança ou infância é uma construção social que surgiu muito recentemente, pois foi se entendendo as diferenças entre crianças e adultos; e de que o desenvolvimento da pediatria se deu no bojo de mudanças no ensino e na prática de medicina, que passaram ser mais pautados em experimentação e evidências científicas que, apesar de incipientes à época, já se desenhavam. A questão-problema para este capítulo é exatamente o fato da medicina ter se desenvolvido conduzida pelo estudo das doenças – e não tinha como ser diferente, afinal são as doenças que gritam, enquanto a saúde é silenciosa, são as doenças que gritam, enquanto a saúde é silenciosa.

Ocorre que hoje podemos afirmar que a pediatria é uma especialidade que lida, por princípio, com a saúde. A questão é que nós pediatras não entendemos de saúde, mas de doença. Quando lidamos com a saúde, utilizamos o ferramental de quem lida com a doença: reducionista, objetivo, específico, diagnóstico e prescritivo. Fomos formados com uma visão biomédica do cuidar e isso nos deixa na situação da pessoa que só tem como ferramenta um martelo. Para esta pessoa, todo e qualquer problema se parece com um prego!

Antes de seguirmos, vamos tentar definir "saúde". Segundo a Organização Mundial de Saúde (*apud* OPAS, 2018), saúde é o bem-estar físico, mental e social, mais do que a mera ausência de doença. Uma outra forma de definir saúde poderia ser o estado de equilíbrio ativo entre o organismo e seu ambiente, mantendo os aspectos estruturais e funcionais do corpo dentro da normalidade. Em ambas as definições corremos o risco de um beco sem saída: o que é bem-estar, o que é normalidade?

O que podemos dizer é que a saúde e a doença são formas nas quais a vida se manifesta. Assim, correspondem a experiências singulares e subjetivas do indivíduo. O discurso médico científico não contempla a significação mais ampla da saúde e do adoecer. A saúde não é objeto que se possa delimitar; não se traduz em conceito científico.

Singular, subjetiva e não traduzível em conceito científico? Como lidar com isso ao cuidar dos pacientes? O pediatra consegue vislumbrar (às vezes), duas formas de atuar: promovendo a saúde e instituindo medidas de prevenção. Qual a diferença entre "promover" e "prevenir"? Há uma diferença bem simples que está na própria etimologia das duas palavras. "Prevenir" significa preparar, chegar antes de, impedir que se realize, agir antecipadamente. Já "promover" significa impulsionar, fomentar, originar, gerar. A promoção de saúde "não se dirige a uma determinada doença ou desordem, mas serve para aumentar a saúde e o bem-estar geral". Portanto, promover e prevenir são conceitos/ações que se integram. Mas vejam o quanto da lógica biomédica está presente nessas abordagens.

Se vamos promover a saúde, se impõe a pergunta: quem é o paciente do pediatra? A criança, sua família, a comunidade onde está inserida, o país, o mundo? Qual o limite, o recorte? Essa pergunta nos leva a considerar que o pensamento humano se desenvolve em duas direções: por um lado, a profundidade, a redução e o estreitamento; por outro, a amplitude, a abrangência e a abertura de fronteiras. O pensamento científico moderno tende à redução, colocando para si o desafio de alcançar o máximo da precisão e objetividade por meio da tradução dos acontecimentos em esquemas teóricos, calculáveis e demonstráveis. A linguagem matemática seria capaz de expressar as leis universais dos fenômenos. Os elementos dos acontecimentos que as palavras – ou, mais precisamente, os conceitos científicos – não conseguiam alcançar tenderam a ser vistos como erros ou anomalias. Por essa ótica hegemônica, a resposta à pergunta sobre quem é o paciente fica clara: é a criança. O seu entorno é acessório, mera fonte de informações que serve para construir uma hipótese de saúde e doença, seguida de prescrição.

Mas a referência à integridade dos acontecimentos – que torna evidente o aspecto mutilante do conhecimento científico – é questão que se coloca desde o nascimento dessa forma de apreender a realidade. Sem dúvida, tal problema tornou-se mais explícito no mundo contemporâneo em decorrência dos impasses gerados pela progressiva fragmentação do conhecimento. A necessidade de integrar as partes surgiu no interior da própria lógica analítica: como integrar as informações e saberes construídos no sentido de uma profundidade crescente? Apresentou-se, para o pensamento científico, o desafio da busca da amplitude, valorizando a compreensão da interação entre as partes na direção da unidade e da totalidade. A questão da complexidade surgiu na discussão científica como possibilidade de explicar a realidade ou os sistemas vivos mediante modelos que buscam não só descrever os elementos dos objetos, mas, principalmente, as relações que se estabelecem entre eles. Evidenciaram-se diferentes níveis de organização da realidade e qualidades emergentes próprias a cada nível.

Agora a resposta à pergunta "quem é o paciente?" já se modificou! A criança, sem dúvida, permanece sendo o paciente, mas não só ela, porque a saúde dela depende de interações e relações entre mãe e filho, formando um binômio indivisível (que a pediatra não vê com clareza); entre os pais e a criança e destes entre si; e entre a criança e o entorno, a escola, a comunidade, o país e o mundo. Tudo implica e interfere na saúde da criança, porque tudo está em interação e inter-relacionamento. Mas essa complexidade é quase insuportável para nós e nos abrigamos no reducionismo confortável: "sou pediatra e essas coisas, ainda que importantes, não me dizem respeito!". De fato, em uma visão autocentrada, onipotente, em que tudo deve ser resolvido pelo médico, elas não dizem respeito ao pediatra. Mas, com efeito, dizem respeito ao pediatra que compreende suas limitações e busca, em primeiro lugar, ampliar seus conhecimentos incorporando novos saberes e, segundo, mesmo com novos saberes, compreender que precisa trabalhar em rede, em malha, em um tecido de fios diversos que produzam uma tela onde a vida possa se expressar mais plenamente. A atuação cidadã de um pediatra é um ato médico relacionado com a saúde dos seus pacientes.

Ao mesmo tempo em que somos capazes de incentivar e contribuir para o aleitamento materno, estimular a vacinação nos momentos adequados, contribuir para a redução do uso de televisões, *tablets*, computadores, celulares e orientar sobre alimentação saudável, devemos ir além, nos perguntando o que temos feito para uma sociedade mais saudável. Aqui não arrisco dizer o que seria essa sociedade, porque entendo que o "saudável" é subjetivo e pessoal. Ainda assim, é provável que todos nós queiramos uma sociedade menos violenta, mais segura, em que todos possam comer e morar com dignidade, tendo acesso à saúde, e em que a cor da pele, a religião e a orientação sexual não excluam ninguém. A pergunta é: qual a minha contribuição para que esta sociedade exista? Isso é medicina da saúde em pediatria.

Essas considerações não são originais nem irreverências de um pediatra irrequieto que sou. Vejam o que Nietzsche escreveu em a *Gaia ciência* (2012, p. 348): "Ainda estou à espera de um médico filosófico, no sentido excepcional da palavra – um médico que tenha o problema da saúde geral do povo, tempo, raça, humanidade, para cuidar". O desejo de Nietzsche por um médico filosófico nos dá uma ideia do caminho a ser trilhado por pediatras ou médicos que queiram se aventurar pela saúde, e não só pela doença. É preciso ampliar o horizonte de conhecimentos. É preciso beber em outras fontes que não apenas os livros e artigos de medicina. No caso da pediatria, são fundamentais algumas noções de pedagogia, sem as quais fica difícil assumirmos uma posição de educadores (no sentido de *ex-ducere* por oposição ao *inducere*). Seria desejável conhecer alguma coisa de psicanálise, não como uma forma de terapia, mas como modo de ver e entender o ser humano no seu desenvolvimento individual e nas suas relações. Nesse sentido, Winnicott, que foi pediatra, é um autor a ser visitado. Além disso, nunca é demais se deliciar com a literatura, pois é nela que encontramos a natureza humana exposta na sua singularidade tão universal. Para quem for mais curioso, um passeio pela mitologia grega e outras mitologias também irá revelar um pouco de quem somos. E, convenhamos, pode-se acrescentar a filosofia, que nunca fez mal a ninguém!

Para encerrar, cito Henri Atlan (1994, p. 18), biofísico e filósofo francês: "Trata-se de relativizar o valor de verdade dos conceitos científicos; utilizá-los, mas não acreditar totalmente neles, abrindo canais para valorizar a interação de sensibilidade e pensamento". Sem abrir mão de ter conhecimento de causa dos saberes científicos, é preciso recolocar a importância do papel da filosofia, da arte e da política. Trata-se do esforço voltado para a construção de uma nova relação com a verdade, que permita "encontrar uma sabedoria através e para além do conhecimento".

A medicina da saúde em pediatria (ou em geral) é um importante e fundamental contraponto a um modelo reducionista, binário ou algorítmico de se enxergar o outro e, como consequência, o mundo. Portanto, está mais para João Guimarães Rosa (2019, p. 293) – "O correr da vida embrulha tudo, a vida é assim: esquenta e esfria, aperta e daí afrouxa, sossega e depois desinquieta. O que ela quer da gente é coragem." – do que para o Nelson (*Textbook of pediatrics* [Kliegman, 2019]). O Nelson é necessário, mas não suficiente!

Há que se ter coragem para ver além do sintoma, do órgão afetado. Coragem para ver a singularidade do indivíduo inserido no contexto único da sua família. Coragem para calar e ouvir, porque simplesmente não temos o que dizer e precisamos entender melhor a dinâmica desse ambiente onde está inserida a criança (incluindo entender melhor a própria criança). Coragem para se emocionar, se deixar tocar, não só pelo sofrimento que uma doença traz, mas pela beleza e potência de um bebê saudável. Coragem para inovar, ousar, fugindo de fórmulas prontas e usando a criatividade. Coragem para considerar que uma ótima consulta pode se encerrar sem uma prescrição farmacológica, e sim com um aperto de mão ou um abraço.

Referências

ATLAN, H. *Tudo, não e talvez.* Almada: Instituto Piaget, 1994.
KLIEGMAN, R. S. *et al. Nelson textbook of pediatrics.* New York: Elsevier, 2019.
OPAS. *Indicadores de saúde*: elementos conceituais e práticos. Washington: OPAS, 2018.
ROSA, J. G. *Grande sertão veredas.* São Paulo: Companhia das Letras, 2019.
NIETZCHE, F. *A gaia ciência.* São Paulo: Companhia de Bolso, 2012.

Leituras recomendadas

ARIÈS, P. *História social da criança e da família.* 2. ed. Rio de Janeiro: LTC, 1981.
FIGUEIRA, A. F. *Elements de sémiologie infantile.* Paris: Octave Doin, 1903.
FIGUEIRA, A. F. *O livro das mães*: consultas práticas de higiene infantil. 2. ed. Rio de Janeiro: Leite Ribeiro & Murilo, 1920.
FREIRE, P. *A pedagogia do oprimido.* São Paulo: Paz & Terra, 2019.
HEYWOOD, C. *Uma história da infância*: da Idade Média à época contemporânea no Ocidente. Porto Alegre: Artmed, 2004.
MORAES, V. Poema enjoadinho. *In*: MORAES, V. *Antologia poética.* Rio de Janeiro: A Noite, 1954.
MORIN, E. *Os sete saberes necessários à educação do futuro.* 2. ed. São Paulo: Cortez, 2018.
PRESTRELLO, D. *Almas infantis.* 8. ed. Rio de Janeiro: Serviço Nacional de Educação Sanitária, 1967.
WINICOTT, D. *Da pediatria à psicanálise.* São Paulo: Ubu, 2021.

Capítulo 20
A criança autista: diagnóstico e condução

Julia Lima

O transtorno de espectro autista (TEA) é um distúrbio do neurodesenvolvimento, de etiologia multifatorial, caracterizado por prejuízo persistente na comunicação social e nas interações sociais, associado a padrões restritos e repetitivos de comportamento, atividades e/ou interesses. A partir do DSM-5-TR, o TEA começou a ser classificado em níveis variados de severidade (1, 2, 3), de acordo com o nível de suporte que o paciente necessita (APA, 2023).

O TEA é um dos transtornos da neuropsiquiatria mais bem conhecidos e estudados no mundo. O predomínio é no sexo masculino (relação de 3,8:1), e houve aumento da prevalência nas últimas três décadas. Dados publicados em março de 2023 pelo Centers for Disease Control and Prevention (CDC) mostram que 1 em cada 36 crianças de 8 anos de idade foram identificadas com TEA nos Estados Unidos no ano de 2020 (CDC, 2024).

Atualmente, estudos apontam bases genéticas e ambientais como fatores principais na etiologia do TEA. A etiologia genética no TEA é multifatorial e poligênica. Existe uma alta herdabilidade (40-90%) e mais de 100 genes e regiões genômicas associadas ao diagnóstico do autismo. No entanto, na maioria das vezes o TEA essencial não está associado a nenhuma síndrome específica e é considerado multifatorial, com fatores de risco genéticos e ambientais. Algumas síndromes genéticas associadas ao autismo são a síndrome do X frágil (FMR1), síndrome de Rett (MECP2), fenilcetonúria não tratada, esclerose tuberosa, neurofibromatose, síndrome de Phelan-McDermid, síndrome de Angelman, síndrome de Prader-Willi e distrofia muscular de Duchenne.

Nos fatores de risco ambientais, são incluídos idade parental (idade materna > 40 anos e idade paterna > 50 anos), utilização de ácido valpróico na gestação, presença de irmãos com autismo, hipoxia neonatal, baixo peso ao nascer e/ou prematuridade e síndrome metabólica materna. A gemelaridade também é um fator de risco para autismo, e o risco em gêmeos univitelinos é maior do que em gêmeos dizigóticos.

Por outro lado, vacinas, trabalho de parto prolongado, cesariana, poluentes, depressão pós-parto e uso de ácido fólico ou vitaminas não são fatores de risco para o desenvolvimento do autismo.

Abordagem clínica e diagnóstico

Deve-se procurar por dificuldade de comunicação e interação social, associado a padrões restritos ou repetitivos. Alguns sinais precoces do autismo em crianças são:

- Aos 12 meses – Não respondem pelo nome.
- Aos 14 meses – Não apontam para objetos para mostrar interesse (atenção compartilhada).
- A partir dos 18 meses – Não brincam e têm dificuldade no brincar simbólico; evitam contato visual e preferem brincar sozinhos; apresentam problemas em entender sentimentos; atraso de fala ou linguagem (verbal e não verbal); ecolalia; movimentos repetitivos.

Na anamnese é importante perguntar sobre o histórico patológico pregresso do paciente, a história gestacional e o parto (p. ex., uso de mediações, exposição a toxinas, uso de drogas lícitas ou ilícitas, sofrimento fetal). Deve-se perguntar sobre presença de TEA, síndromes genéticas, deficiência intelectual e convulsões na família, pelo menos até parentes de 3º grau. Na história do desenvolvimento, perguntar sobre os marcos do desenvolvimento social, emocional e de linguagem.

O exame físico/neurológico é de suma importância, e esses pacientes necessitam de avaliação por neuroimagem. Deve-se avaliar o perímetro cefálico, visto que 1/4 dos pacientes com TEA têm macrocrania, e a estatura e o peso, pois algumas síndromes genéticas podem ter associação com baixa estatura e obesidade, como Prader-Willi, e podem cursar com TEA. Avaliar a pele, pensando-se em doenças neurocutâneas que podem cursar com TEA, e dismorfismos (alteração da formação das estuturas faciais ou de outros membros) pensando-se em algumas síndromes como X frágil, Smith-Lemli-Opitz

(SLOS) e Angelman. Também é importante avaliar a parte motora (ataxia, hipotonia, distúrbios dos movimentos), alterações sensoriais e atraso ou regressão de linguagem.

Não existe um marcador biológico ou exame complementar para estabelecer o diagnóstico de TEA. O diagnóstico é baseado em informações fornecidas pelos pais e/ou cuidadores, observação clínica e nas considerações do DSM-5.

Segundo o DSM-5-TR (APA, 2023) o diagnóstico de TEA é clínico e baseia-se na presença de:

1. Déficit persistente na comunicação e interação social:
   - Comunicação não verbal/gestual (p. ex., contato visual fraco, pouco entendimento de gestos, dificuldade para integrar respostas verbal e não verbal).
   - Reciprocidade socioemocional (p. ex., compartilhar interesses, emoções, reciprocidade ao dialogar).
   - Dificuldade de fazer e manter amizades, além de entender seu contexto (p. ex., dificuldade de fazer amigos, pouco interesse por terceiros, dificuldade de ajustar seu comportamento à situação).
2. Padrões restritos e repetitivos de comportamento, interesses e/ou atividades:
   - Movimentos estereotipados ou repetitivos usando objetos ou linguagem (p. ex., ecolalia, estereotipias motoras).
   - Comportamentos ritualistas ou rigidez nas rotinas.
   - Interesses restritos ou anormais para a idade.
   - Transtorno do processamento sensorial – hipersensibilidade ou hipossensibilidade aos estímulos sensoriais do ambiente (p. ex., barulho, estímulos álgicos ou de temperatura, dificuldade com texturas).
3. Sintomas de início precoce, sendo que podem estar mascarados até que haja demanda social (fenômeno de camuflagem).
4. Sintomas que levem a prejuízo funcional.
5. Ausência de outros diagnósticos que expliquem melhor os sintomas.

Para fazer o diagnóstico do TEA, é necessário ter 5 dos 7 critérios, incluindo todos da categoria A (socialização e comunicação) e pelo menos 2 dos 4 critérios da categoria B (comportamentos restritos e repetitivos).

Instrumentos de triagem

É recomendado que seja feito o rastreamento para TEA, por pediatras, em todas as crianças aos 18 meses e aos 24 meses de idade. Além dos critérios do DSM-5, existem outras ferramentas que podem ser úteis na investigação do TEA, tanto para fazer o rastreamento quanto para chegar ao diagnóstico. Para menores de 3 anos podem ser usados o M-CHAT (*Modified Checklist for Autism in Toddlers*), o STAT (*Screening Tool for Autism in Two-Years-Old*) e o ITC (*Infant-Toddler Checklist*). Para pré-escolares em diante, há o CAST (*Childhood Autism Syndrome Test*) e o ASQ (*Autism-Spectrum Quotient*). Como instrumentos diagnósticos podem ser utilizados o ABC (*Autism Behavior Checklist*), o CARS-2 (*The Childhood Autism Rating Scale – Second Edition*) e o ADOS (*Toddler Mode: Autism Diagnostic Observation Schedule*).

Exames complementares

É indicado a avaliação de alterações no formato e tamanho do crânio, presença de dismorfismos, manchas na pele, alterações sensoriais como visão e audição, atraso ou regressão de linguagem, alterações motoras como hipotonia, ataxia e distúrbio de movimento e epilepsia, além de deficiência intelectual.

Podem ser utilizados os exames de potencial evocado auditivo de tronco encefálico ou audiometria, ressonância magnética de crânio com ou sem espectroscopia, avaliação neuropsicológica, eletroencefalograma e testes genéticos como cariótipo, *microarray* (FISH para síndromes de Angelman ou Prader-Willi, sequenciamento do exoma, pesquisa de X frágil) e pesquisa de erros inatos do metabolismo (principalmente se houver vômitos e desidratação recorrente, letargia, hipotonia, epilepsia precoce, dimorfismo, regressão marcante dos marcos do desenvolvimento).

Comorbidades

As comorbidades associadas ao TEA são muito comuns. Aproximadamente 70% dos pacientes com autismo apresentam uma comorbidade associada e 48% apresentam mais de uma comorbidade.

A epilepsia é uma das comorbidades mais recorrentes em pacientes com autismo. A literatura descreve que, clinicamente, os pacientes com TEA e epilepsia podem apresentar menor cognição e piora dos déficits comportamentais. Distúrbios do sono também estão presentes em aproximadamente 60 a 93% dos casos. Outras condições podem se manifestar de forma concomitante ao autismo, como transtorno de déficit de atenção e hiperatividade (TDAH), transtorno opositivo desafiador (TOD), ansiedade, transtornos de conduta, transtornos do humor, deficiência intelectual, depressão, problemas gastrointestinais, dificuldades alimentares (seletividade alimentar) e transtornos da linguagem

Como conversar com a família sobre o diagnóstico?

Como neurologista infantil, a abordagem do diagnóstico do TEA com uma família exige não apenas conhecimento técnico, mas também uma sensibilidade e empatia profunda. Este é um momento delicado e potencialmente transformador para a família, e a forma como comunicamos o diagnóstico pode impactar significativamente a aceitação e o manejo da condição. Sempre tenho alguns pontos que julgo extremamente importantes nesse momento. Eles são listados no Quadro 20.1.

O atendimento humanizado neste momento significa reconhecer a vulnerabilidade da família e responder com compaixão e empatia. Significa ver além do diagnóstico e enxergar a criança como um indivíduo único, com potencial e dignidade. Uma abordagem humanizada não apenas facilita a aceitação do diagnóstico, mas também fortalece a relação de confiança entre o médico e a família, criando uma base sólida para o cuidado contínuo e o desenvolvimento da criança.

Em resumo, abordar o diagnóstico do TEA de forma humana e sensível é essencial para proporcionar à família o suporte necessário para enfrentar os desafios e celebrar as conquistas ao longo do caminho.

Tratamento

A heterogeneidade das características do TEA torna o tratamento único para cada paciente. Esse tratamento precisa ser reavaliado periodicamente, e a reavaliação ajudará a escolher um plano terapêutico individual para cada paciente.

As terapias comportamentais, baseadas na análise do comportamento aplicada (ABA), possuem maiores evidências para o tratamento dos sintomas

Quadro 20.1 Como se preparar e conversar com a família sobre o diagnóstico de TEA

- **Preparação para a consulta** – Antes de qualquer consulta, é fundamental revisar cuidadosamente o histórico médico da criança, os resultados de avaliações anteriores e quaisquer observações feitas por outros profissionais. Isso demonstra à família que você está bem-informado e comprometido com o caso.
- **Criação de um ambiente acolhedor** – Ao receber a família, é essencial criar um ambiente acolhedor. Cumprimentar a família com um sorriso, olhar no olho e ter um tom de voz calmo ajuda a estabelecer uma conexão inicial positiva.
- **Escuta ativa e empática** – Durante a consulta, escutar os pais, deixá-los falar sem interromper e manter o contato visual é fundamental. Permita que os pais expressem suas preocupações, medos e esperanças. Faça perguntas abertas e demonstre interesse genuíno em suas respostas.
- **Explicação clara e detalhada** – Ao explicar o diagnóstico, utilize uma linguagem clara e acessível. Explique o que é o TEA, suas características principais e como ele pode se manifestar de diferentes maneiras em cada criança. É crucial ressaltar que o diagnóstico de TEA não é uma sentença, mas o início de um caminho de apoio e desenvolvimento.
- **Planejamento de acompanhamento** – Estabeleça um plano de acompanhamento claro, com consultas regulares para monitorar o progresso da criança e ajustar as intervenções conforme necessário. Reforce que você estará disponível para responder a quaisquer dúvidas ou preocupações que possam surgir ao longo do caminho. Ofereça apoio emocional à família, reconhecendo que o processo de aceitação pode ser longo e desafiador. Recomende, se apropriado, a consulta com um psicólogo ou terapeuta familiar para ajudar a lidar com as emoções e o estresse associados ao diagnóstico.

do autismo. A ABA é baseada na psicologia comportamental para estimular aprendizagem e comportamentos desejados, procurando reduzir comportamentos indesejados, utilizando escalas que podem ser mensuradas (pontuadas) objetivamente.

A terapia fonoaudiológica ajuda a estimular o desenvolvimento da comunicação, seja ela verbal ou não verbal, e a terapia ocupacional com integração sensorial de Ayres é importante para o desenvolvimento de atividades de vida diária e melhora a resposta a estímulos sensoriais e nas estereotipias. Também pode-se utilizar a fisioterapia para auxiliar pacientes com transtornos motores e dificuldades na coordenação motora.

Não existe tratamento medicamentoso específico para o TEA, de maneira ampla. O tratamento é individual para o sintoma-alvo de cada paciente, conforme a necessidade. Entre 50% a 60% das crianças com TEA recebem algum medicamento para reduzir comportamentos disruptivos ou para alguma outra comorbidade. Tratamentos farmacológicos bem indicados se tornam muito importantes para uma condução adequada das intervenções terapêuticas, para o aprendizado escolar e para o funcionamento social do paciente.

Alguns fármacos utilizados, suas principais indicações e efeitos colaterais são:

- **Antipsicóticos atípicos (risperidona, aripiprazol e quetiapina)** – Agitação, agressividade, comportamento desafiador ou repetitivo. Efeitos adversos: sintomas extrapiramidais, ganho de peso, boca seca e sedação.
- **Inibidores seletivos da recaptação de serotonina (citalopram, escitalopram, fluoxetina)** – Comportamento repetitivo, depressão, ansiedade. Efeitos adversos: agitação, intolerância gastrintestinal.
- **Estimulantes (metilfenidato)** – Para sintomas de hiperatividade e desatenção. Efeitos adversos: insônia, irritabilidade, perda de apetite, perda de peso e cefaleia (Benvenuto et al., 2023; De Filippis; Wagner, 2016).

Considerações finais

O entendimento sobre o TEA evoluiu significativamente ao longo das últimas décadas, tanto em termos de diagnóstico quanto de tratamento. Reconhecer a natureza multifatorial e complexa do TEA, que envolve fatores genéticos e ambientais, é crucial para proporcionar um cuidado adequado e personalizado. A importância de uma abordagem multidisciplinar é evidente, integrando terapias comportamentais, fonoaudiológicas, ocupacionais e, quando necessário, farmacológicas para abordar os sintomas específicos e comorbidades associadas. Além disso, a sensibilidade no momento do diagnóstico e o suporte contínuo às famílias são fundamentais para garantir que cada criança alcance seu pleno potencial. O compromisso com a pesquisa contínua e a prática clínica humanizada oferece esperança para melhorias constantes na qualidade de vida das pessoas com TEA e suas famílias, destacando a importância de ver cada indivíduo além do diagnóstico, como alguém com capacidades únicas e dignidade própria.

Referências

APA. *Manual diagnóstico e estatístico de transtornos mentais:* DSM-5-TR. 5. ed. Porto Alegre: Artmed, 2023.

BENVENUTO, A. *et al.* Pharmacotherapy of autism spectrum disorders. *Brain & Development*, v. 35, n. 1, p. 119-127, 2013.

CDC. *Data and statistics on autism spectrum disorder.* Washington: CDC, 2024. Disponível em: https://www.cdc.gov/autism/data-research/index.html. Acesso em: 1 jul. 2024.

DEFILIPPIS, M.; WAGNER, K. D. Treatment of autism spectrum disorder in children and adolescents. *Psychopharmacology Bulletin*, v. 46, n. 2, p. 18-41, 2016.

Leituras complementares

CROWE, B. H.; SALT, A. T. Autism: the management and support of children and young people on the autism spectrum (NICE Clinical Guideline 170). *Archives of Disease in Childhood. Education and Practice Edition*, v. 100, n. 1, p. 20-23, 2015.

SANCHACK, K. E.; THOMAS, C. A. Autism spectrum disorder: primary care principles. *American Family Physician*, v. 94, n. 12, p. 972-979, 2016.

VOLKMAR, F. *et al.* Practice parameter for the assessment and treatment of children and adolescents with autism spectrum disorder. *Journal of the American Academy of Child and Adolescent Psychiatry*, v. 53, n. 2, p. 237-257, 2014.

ZWAIGENBAUM, A. I.; BRYSON, S.; GAROND N. Early identification of autism spectrum disorders. *Behavioural Brain Research*, v. 251, n. 1, p. 133-146, 2013.

CAPÍTULO 21

Exigências da relação médico-paciente em doença crônica

Dagoberto Vanoni de Godoy

Uma pessoa acometida por uma doença crônica, principalmente aquela capaz de provocar degeneração progressiva de capacidades físicas e/ou cognitivas, exige do médico não somente uma abordagem tecnicamente excelente, mas também uma compreensão ampla das relações interpessoais e psicossociais do doente com seus familiares e, não raramente, com os cuidadores profissionais envolvidos no seu processo de cuidado. Embora o incremento da oferta dos fármacos, dos procedimentos clínico-cirúrgicos e das terapias complementares tenha frequentemente proporcionado acentuado ganho de qualidade de vida para o doente, a história natural de uma enfermidade crônico-degenerativa traz no seu âmago o despertar de sentimentos de incerteza e medo, acompanhados de uma lista crescente de incapacidades adquiridas.

Ter uma doença crônico-degenerativa desperta no doente e nos seus familiares uma série de dúvidas para as quais não existem respostas concretas. O doente pode perguntar a si mesmo e à sua família quem ele poderia ter sido se não estivesse acometido pela doença, por que isso aconteceu com ele e não com outra pessoa, e como será o seu futuro. Esses questionamentos são mistérios inextricáveis, geradores de frustração e sofrimento. Segundo Bauman (2008), o mal é o tipo de iniquidade que violenta a inteligibilidade da ordem que torna o mundo suportável para uma pessoa. O mal é irmão siamês do medo e é ininteligível e inexplicável (Bauman, 2008).

Nessas circunstâncias, é papel do médico facilitar a elaboração e a assimilação de ideias e comportamentos que auxiliem a pessoa doente e seus familiares a suportarem a convivência com o sofrimento e com a incerteza. O médico deve proporcionar o tempo necessário para o processamento das perdas sofridas por esse grupo de pessoas, permitindo que elas sejam conduzidas, da maneira mais serena possível, às tomadas de decisão apropriadas para o enfrentamento das adversidades impostas pela sua situação.

Contextualização das exigências da relação médico-paciente em doença crônica

Quando o médico estabelece uma conduta, geralmente vale-se de um modelo de decisão racional que o permitirá atingir determinada meta benéfica ao paciente. Para tanto, ele avalia as evidências clínicas demonstradas pelo doente e julga, a partir do melhor conhecimento científico disponível, qual a melhor atitude a ser implementada. No entanto, dois componentes, não completamente racionais, sempre afetam a objetividade desse processo: as crenças e os desejos. Tanto o médico como o doente e seus familiares são influenciados por suas crenças e desejos. Todavia, o médico pode se apoiar no conhecimento científico e na sua experiência profissional para a tomada de decisão, enquanto ao paciente e seus familiares, pela carência de conhecimento científico e de experiências prévias, resta modular suas crenças e desejos segundo a confiança desenvolvida pela relação médico-paciente-família.

Na construção dessa relação de confiança, o médico deve entender que, na cultura ocidental, a elaboração das perdas impostas pela doença, inclusive o vislumbre da chegada da morte, se processa pela vivência pessoal de diversos estágios psicológicos: negação, raiva, barganha, depressão e aceitação. Esses estágios têm, para cada indivíduo, uma duração variável e podem ser recorrentes até que a aceitação da perda seja tomada como um fato inexorável (Kübler-Ross, 1969).

Também é importante que o médico considere como se dá a relação entre o estabelecimento progressivo das incapacidades impostas pela doença e em que espaço de tempo o declínio funcional deve ocorrer. A história natural das doenças incuráveis impõe ao doente um de três tipos de comportamento: 1) as incapacidades se estabelecem rapidamente e não apresentam possibilidade de cura (por exemplo, câncer avançado e irresponsivo à terapêutica); 2) as incapacidades surgem mais lentamente e não regridem (por exemplo, demência senil); e 3) as incapacidades ocorrem a médio prazo, são progressivas, mas cursam com episódios de exacerbação e remissão (por exemplo, enfisema pulmonar). Entretanto, no tipo 3, após cada remissão, as condições clínicas do paciente não são mais completamente restauradas (Lunney *et al.*, 2003). Este tipo de evolução clínica oferece mais dificuldades para que o paciente e seus familiares consigam elaborar as perdas decorrentes do curso natural da doença, pois, ao contrário dos dois primeiros, a recuperação parcial após as crises pode levá-los inúmeras vezes aos estágios de negação, raiva, barganha e depressão e dificultar o atingimento do estágio de aceitação.

A incerteza em relação ao que acontecerá no futuro provoca o medo, e o medo, reforçado pela incerteza, propicia um terreno fértil para a eclosão da futilidade médica. Antigamente, a futilidade médica era definida como a aplicação de um tratamento que sabidamente não funcionava. Atualmente, é melhor entendida como um desacordo intratável entre o médico e o doente e/ou familiares a respeito da execução de procedimentos diagnósticos e/ou terapêuticos incapazes de oferecer qualquer benefício ou capazes de oferecer apenas um benefício marginal ao doente, mas com grande potencial de gerar o prolongamento do seu sofrimento. Geralmente, a implementação de condutas fúteis ocorre na vigência de sentimentos de mútua desconfiança entre o médico e o doente e/ou familiares, num contexto de discordância sobre o que de melhor deveria ser feito para a resolver determinada situação (Lantos *et al.*, 1989).

Para a superação da futilidade médica, é necessário que o médico tenha em mente o adágio mais profundo em significado da profissão médica: *primum non nocere*, ou seja, "primeiro, não prejudicar". A escola denominada Bioética do Principialismo estabelece quatro princípios básicos para o exercício da medicina: 1) beneficência; 2) autonomia; 3) não maleficência; e 4) justiça. Esses princípios assumem diferentes pesos conforme a situação em que são aplicados. Na formação acadêmica atual, o objetivo primário a ser atingido pelo médico em construção é o de proporcionar a cura ao doente. Nesse contexto, a excelência ética é representada pelos princípios da beneficência e da autonomia, pois, não infrequentemente, os princípios da não maleficência e da justiça são considerados como mínimos éticos. Por exemplo, a amputação de um membro inferior devido a um osteossarcoma, se tiver a concordância do paciente, respeita os princípios da autonomia e da beneficência em detrimento do princípio da não maleficência. Por que essa amputação é eticamente sustentável, já que não respeita o princípio da não maleficência? Porque ela representa um passo para a cura do paciente. No entanto, nas doenças crônico-degenerativas a cura não é uma possibilidade, fato que inverte os conceitos de excelência ética e mínimos éticos. Ou seja, nem sempre levar indiscriminadamente ao limite do fazer tudo o que está disponível em termos de diagnóstico e terapêutica é o melhor para determinado doente. A pergunta chave nessa situação é: o que devo fazer para minorar o sofrimento e preservar a qualidade de vida dessa pessoa? É facilmente perceptível que, nessas condições, os princípios da não maleficência e da justiça deixam de ser mínimos éticos para passarem ao padrão de excelência ética.

O Brasil segue transformando-se demograficamente, sendo dois fenômenos os principais vetores dessa mudança: o envelhecimento populacional e a redução do número de componentes das famílias devido à queda da taxa de natalidade. O censo demográfico de 2022, realizado pelo Instituto Brasileiro de Geografia e Estatística (IBGE), estimou que 28% dos brasileiros tinham idade igual ou superior a 50 anos, o que corresponde a cerca de 57 milhões de pessoas (IBGE, 2022). É exatamente nessa faixa etária que o impacto negativo das doenças crônico-degenerativas se faz com maior gravidade. No que tange à queda da taxa de fecundidade das famílias brasileiras, observa-se um decréscimo de seis filhos por casal na década de 1970 para dois filhos na década de 2010. Ao considerar-se os dados anteriores, observa-se que, num período de quarenta anos, houve um crescimento da população sob risco de desenvolvimento de doenças crônico-degenerativas e um decréscimo no número de familiares disponíveis para o cuidado dessas pessoas. O problema torna-se ainda maior ao constatar-se que esses familiares têm dificuldades para compatibilizar o tempo disponível para o cuidado requerido pelo doente com o tempo exigido pelo mercado de trabalho. Devido a essa realidade dura, a culpa e o ressentimento, expressos de forma velada ou explícita, podem se fazer sentir na família. Portanto, o médico precisa ter a sensibilidade para entender que não está tratando uma pessoa doente, mas sim toda a sua família.

Exigências da relação médico-paciente em doença crônica

Inicialmente, enfatiza-se a importância do médico envidar todo seu esforço para oferecer as condutas técnico-científicas que mais se aproximem do "estado da arte" na condução clínica de seu paciente com uma doença crônico-degenerativa. Essa é uma atitude inegociável.

Evidentemente ninguém deseja adoecer, mas o adoecimento pode reforçar um conflito permanente do ser humano: a discrepância entre a necessidade de receber afeto e a qualidade e intensidade do afeto recebido ou negado pelas pessoas a quem ele dedica seu amor (Balint, 1984). O médico deve compreender esse estado fragilizado da pessoa cronicamente doente de modo que evite quatro grandes e frequentes equívocos. O primeiro é a supervalorização do diagnóstico, pois ao doente o que realmente interessa não é o nome de sua doença, mas saber se voltará a ser saudável ou se há tratamento para sua condição. O segundo equívoco está diretamente ligado à ansiedade do médico e refere-se a falar mais do que ouvir os doentes e seus familiares. Muitas vezes, para abrandar o seu próprio sofrimento e impotência, o médico pode ser verborrágico e despertar necessidades que, até então, não existiam para a pessoa doente e seus familiares. O terceiro é delegar aos leigos decisões eminentemente técnicas, as quais não deveriam ser compartilhadas, mas sim comunicadas. Por fim, o quarto equívoco é sintetizado na expressão "não há nada mais a ser feito", pois sempre haverá alguma coisa a ser feita para paliar a aflição do paciente e seus familiares, basta que se queira realizá-lo. O médico deve alterar seus objetivos: da obtenção da cura para a preservação da dignidade do indivíduo (Billings, 2008).

Na medida em que o término da vida se aproxima, as principais necessidades do doente concentram-se nos seguintes domínios: 1) controlar a dor e outros sintomas; 2) evitar o prolongamento inapropriado da vida; 3) aliviar a carga emocional dos familiares; e 4) reforçar as relações amorosas (Singer; Martin; Kelner, 1989). Sempre que possível, o médico deve agir como o facilitador da discussão e da elaboração da situação que essas pessoas estão vivenciando. Dessa maneira, o médico deve saber tolerar os silêncios ocasionais, avaliar a comunicação verbal e não verbal, estimular com delicadeza e empatia a expressão de emoções reprimidas e compreender o entendimento do paciente e de seus familiares com respeito ao compartilhamento na tomada de decisões e nas preferências de comunicação diante de más notícias.

Satisfazendo as exigências da relação médico-paciente em doença crônica

Para suprir as necessidades da pessoa cronicamente doente e de seus familiares, o primeiro passo deve ser a superação de um dilema insofismável que recai sobre o médico: de um lado o acolhimento e o suporte, no extremo oposto o desinteresse e o abandono. Na situação de doença crônico-degenerativa, não existe meio termo: ou o doente sente-se acolhido, ou abandonado.

Embora, para o médico, o exame físico do paciente em muitas ocasiões seja superado pelas informações fornecidas pelos exames complementares laboratoriais ou de imagem, para o doente a realidade é diferente. Para o enfermo, a visita do médico é o evento mais importante do seu dia. A consubstanciação do encontro entre médico e paciente é a realização do exame físico. O doente espera ser examinado pelo seu médico todos os dias. Bernard Lown (1996, p. 287), professor emérito de cardiologia na Universidade de Harvard, relata uma bela história relacionada à importância do exame físico para a pessoa doente:

> Isto, como muitos outros aspectos importantes da cura, foi-me ensinado pelo dr. S. A. Levine. Quando ele estava morrendo de câncer no estômago, pediu-me para ser seu médico. Passando para vê-lo todas as noites depois do trabalho, eu achava as visitas emocionalmente desgastantes, porque ele não era apenas meu professor, mas também eu o considerava como um pai. Depois de cada exame, eu fazia um pronunciamento otimista, que era a parte mais difícil da visita. Pela nossa longa ligação, eu sabia que Levine não tolerava hipocrisia e abominava a enganação, mas claramente acolhia uma mensagem de otimismo. Perguntando-me se deveria desistir de seu consultório particular, ele pareceu satisfeito quando considerei que não havia pressa para que ele concretizasse essa decisão.
>
> Finalmente, até mover-se na cama tornou-se uma provação para ele, que havia sido reduzido a um mero conjunto de ossos e a uma bizarra colcha de retalhos de vênulas finas que corriam desordenadamente por sua pele fina, esticada e amarelada, semelhante a um pergaminho. Eu já conseguia visualizá-lo repousando num sarcófago, mas os seus olhos nunca perderam o brilho vital.
>
> Certa noite, decidi não lhe sobrecarregar com a farsa do exame físico. Quando eu estava saindo, ele sussurrou: "Bernie, você tem um minuto? Lembrei-me de uma história que pode lhe interessar. Quando Sir Clifford Albutt estava morrendo, foi atendido por Sir William Osler. Um dia, quando o doutor Osler estava saindo da sua enfermaria, Sir Clifford gritou: 'Sir William, o que devo fazer com minhas escaras?' Osler não se lembrava de ter visto nenhuma escara. Consternado, ele virou-se para a enfermeira ao seu lado e sussurrou: 'Como estão as escaras?' Ela respondeu: 'Ele não tem nenhuma!' Sir William, que estava na porta, voltou, examinou Sir Clifford e garantiu-lhe que a pele estava saudável".

> É claro que encontrei imediatamente uma razão para examinar o dr. Levine mais detalhadamente do que até então tinha feito. A lição fora aprendida; depois disso, até a morte de SAL, examinei-o cuidadosamente em todas as visitas. Ninguém aceita o abandono.

O segundo passo requer habilidades mais abrangentes, que se estendem desde a definição do que é um ser vivo até a do que é um ser humano. Mas o que é um ser vivo? Qual seria a condição *sine qua non* para qualificarmos um sistema como um ser vivo? Uma resposta relevante para esta questão é a de que todo ser vivo é um sistema autopoiético, ou seja, autônomo, autoproduzido, autorregulável e com capacidade de interação com o meio externo. A interação deste sistema com o meio externo gera constantemente alterações adaptativas. Mas, se a autopoiese é interrompida ou se não é capaz de adaptar-se às demandas do meio externo, o sistema colapsa, ou seja, a vida se extingue (Maturana; Varela, 1995). Por outro lado, se a uma pessoa comum for solicitada a definição do ser humano, dificilmente se ouvirá a resposta de que o ser humano é um sistema biológico. Mais do que isso, provavelmente essa pessoa incluirá na sua definição referências às qualidades da capacidade de pensar, de ter consciência e de ter sentimentos.

Interessantemente, cerca de cem anos antes do conceito de autopoiese ter sido estabelecido, Schopenhauer reconhecia que o que nos é apresentado do mundo é organizado subjetivamente, e que a vontade, ou seja, a forma como interpretamos a realidade, é a essência íntima das coisas (Schopenhauer, 2007). Esse conceito contribuiria, anos mais tarde, para a estruturação de formas de ressignificação de tragédias pessoais ou familiares.

Um doente que padeça de uma enfermidade crônico-degenerativa quase que certamente experimentará as seguintes sensações: incerteza sobre a continuidade de sua vida, despersonalização, fome, frio, dor, higiene precária, atividades forçadas, falta de privacidade, falta de informação, degradação física e, infelizmente e não raramente, escárnio e falta de respeito. Essas sensações foram exatamente as mesmas vividas pelos prisioneiros de guerra confinados nos campos de concentração nazistas durante a Segunda Guerra Mundial. Um prisioneiro em especial, Viktor Frankl, que perdeu toda a sua família nessas prisões brutais, não só conseguiu sobreviver, como formulou uma teoria psicológica que lhe proporcionou manter propósitos positivos mesmo nas condições mais desfavoráveis à saúde física e mental. As ideias de Schopenhauer e de Dostoiévski serviram de inspiração para Frankl (1991, p. 67), sendo que, deste último, selecionou uma frase emblemática para exemplificar a sua teoria, centrada na busca de dar sentido à vida: "Temo somente uma coisa: não ser digno do meu tormento".

No início do século XX, as duas escolas preponderantes de psicoterapia eram a psicanálise e a psicologia individual, criadas respectivamente por Sigmund Freud e Alfred Adler. Para Freud, uma vez que o indivíduo desenvolvesse a capacidade para conviver com seus desejos mais íntimos de forma consciente, sua neurose poderia ser compreendida e curada. Adler entendia que o meio social e a preocupação contínua do indivíduo em alcançar objetivos pré-estabelecidos eram os determinantes básicos do comportamento humano. Frankl, empregando o conceito de vontade de Schopenhauer, associou a psicanálise à vontade de prazer e a psicologia individual à vontade de poder e teceu críticas às duas teorias, pois nenhuma delas conseguiria evitar que uma pessoa, tão logo satisfizesse seus objetivos de prazer ou de poder, conseguisse viver sem angústia. Tal angústia, denominada de vazio existencial, adviria justamente da falta de sentido para a vida a ser vivida.

Para superar essa problemática, Frankl criou uma nova escola de psicoterapia baseada na vontade de sentido, a qual recebeu o nome de logoterapia. A logoterapia concentra-se no sentido da existência humana, bem como na busca desse sentido pela pessoa. Para a logoterapia, a busca do sentido na vida da pessoa é a principal força motivadora no ser humano (Frankl, 1991).

A aplicação da logoterapia mostra-se muito adequada para a condução da relação médico-paciente-família no contexto das doenças crônico-degenerativas, pois o sofrimento constante não abre muito espaço para a vontade de prazer ou a vontade de poder.

Analise-se o seguinte exemplo dado pelo próprio Frankl (1991, p. 101):

> Certa vez um clínico geral de mais idade veio consultar-me por causa de uma depressão muito profunda. Ele não conseguia superar a perda de sua mulher, que falecera fazia dois anos, a qual ele amara acima de tudo. Bem, como poderia eu ajudá-lo? Que poderia lhe dizer? Abstive-me de lhe dizer qualquer coisa e, ao invés, confrontei-o com a pergunta: "Que teria acontecido, doutor, se o senhor tivesse falecido primeiro e sua esposa tivesse que lhe sobreviver?" – "Ah", disse ele, "isso teria sido terrível para ela; ela teria sofrido muito!" Ao que retruquei: "Veja bem, doutor, ela foi poupada deste sofrimento e foi o senhor que a poupou dele; mas agora o senhor precisa pagar por isso, sobrevivendo a ela e chorando a sua morte." Ele não

disse uma palavra, apertou minha mão com calma e deixou meu consultório. Sofrimento de certo modo deixa de ser sofrimento no instante em que encontra um sentido, como o sentido de um sacrifício.

A logoterapia permite que o médico designe "missões" à pessoa doente e aos seus familiares. Nessas "missões", podem ser inseridas ações que visem abrandar o sofrimento e que proporcionem um senso de conforto e utilidade à pessoa executante, como por exemplo, auxiliar no controle da dor e de outros sintomas, aliviar a carga emocional dos familiares mais fragilizados e reforçar as relações familiares amorosas. Na medida em que as pessoas sentem-se realizando o bem para alguém que amam e confiam no médico assistente, reduzem-se as requisições para que sejam tomadas atitudes diagnósticas e/ou terapêuticas fúteis, já que os sentimentos de culpa em relação à pessoa doente têm mais chances de serem apaziguados. A futilidade gerada pelo desespero perde força.

Além do conhecimento e das habilidades técnicas demonstradas pelo médico ao paciente e aos seus familiares, outros dois elementos são muito importantes para que a futilidade seja evitada: afeto e confiança. O afeto deve ser demonstrado respeitosamente, e expressado tanto pelas palavras como pelo toque delicado. Não pode haver a dissociação entre a linguagem verbal e a linguagem corporal do médico, visto que isso gera desconfiança. Quatro falhas na comunicação entre o médico, a pessoa doente e os seus familiares podem favorecer a fragilização dessa relação e a suspeição de negligência médica. Elas ocorrem quando o paciente e os seus familiares:

1. Não são informados a respeito do que está ocorrendo.
2. Não entenderam a informação prestada.
3. Entenderam a informação, mas não acreditam na mesma.
4. Entenderam e acreditam na informação, mas discordam da mesma devido a valores fundamentais.

Para a construção de uma relação satisfatória para todos os envolvidos no processo de doença crônico-degenerativa, é imprescindível que o diálogo franco e sereno sobre a melhor ação para a solução adequada das aflições do paciente e dos seus familiares seja uma atitude perenemente cultivada pelo médico. É necessário que o médico conheça profundamente as expectativas do paciente e seus familiares no que concerne a uma provável futura limitação de tratamento. Nem sempre isso pode ser discutido diretamente com a pessoa doente, quer por incapacidade cognitiva, quer para a sua proteção psicológica. Nesses casos, a abordagem restrita aos familiares pode ser a melhor alternativa, pois esses poderão sondar o paciente sem o peso da autoridade prognóstica médica. O médico pode sentir-se muito desconfortável para estabelecer um diálogo que trate das diretivas antecipadas de vontade (testamento vital), mas não deveria. Nas situações desesperadoras, muito provavelmente as decisões serão tomadas sem a devida autonomia e poderão não refletir o desejo real da pessoa doente e de seus familiares.

Observe-se a evolução da transformação social provocada pela aplicação do testamento vital nos Estados Unidos. A partir da década de 1970, a Suprema Corte de Justiça estadunidense chancelou ao doente o direito de recusar submeter-se a tratamentos de suporte de vida considerados fúteis. Na década de 1990, o congresso estadunidense aprovou a Lei de Autodeterminação do Paciente, dando guarida ao processo de transformação, no entendimento da sociedade estadunidense, sobre a importância da manutenção da melhor qualidade de vida possível ao morrer. No lugar da distanásia precipitada por internações indevidas em unidades de tratamento intensivo (UTI), por exemplo, os estadunidenses passaram a priorizar a realização de ações mais eficazes para conduzir a pessoa a uma boa morte, e aqui não há referência à eutanásia, mas à preservação da dignidade humana. No mundo real, essa maneira de encarar o final da vida trouxe uma alteração radical no comportamento das pessoas idosas nos Estados Unidos. No final dos anos 1990, apenas 30% dos idosos estadunidenses completavam documentos norteadores dos procedimentos a serem realizados pelos médicos e familiares no que tange ao manejo de suas doenças. Em 2010, a proporção de idosos que realizaram o seu testamento vital foi de 72%. Neste mesmo período, as taxas de hospitalizações para essa faixa etária nos últimos dois anos de vida subiram de 52% para 72%, mas as mortes ocorridas em ambiente hospitalar decresceram de 45% para 35% (Silveira, Wiitala; Piette, 2014). O planejamento dos cuidados avançados de vida reduziu o tratamento de suporte fútil, aumentou a utilização de unidades de cuidados paliativos e evitou internações. Além disso, houve um incremento da anuência, por parte dos familiares, ao cumprimento dos desejos e objetivos de final de vida estabelecidos pelos próprios idosos.

Considerações finais

Em suma, o acolhimento afetuoso, visando à máxima preservação da qualidade de vida, das relações amorosas e da dignidade da pessoa doente e de seus familiares, alicerçado na construção de ações que estruturem a vontade de sentido, garante ao médico o cumprimento de todas as exigências necessárias para uma relação médico-paciente de excelência. Ao longo de uma jornada que pode ser muito dolorosa, é muito bom saber que é consolando que se é consolado.

Referências

BALINT, M. *O médico, seu paciente e a doença*. Rio de Janeiro: Livraria Atheneu, 1984.
BAUMAN, Z. *Medo líquido*. Rio de Janeiro: Zahar, 2008.
BILLINGS, J. A. Care of diyng patients and their families. *In*: GOLDMAN, L.; AUSIELLO, D. *Cecil medicine*. 23rd ed. Philadelphia: Saunders Elsevier, 2008.
FRANKL, V. E. *Em busca de sentido*: um psicólogo no campo de concentração. 13. ed. São Leopoldo: Sinodal; Petrópolis: Vozes, 1991.
IBGE. *Censo demográfico 2022*. Brasília: IBGE, 2022.
KÜBLER-ROSS, E. *Sobre a morte e o morrer*. 4. ed. São Paulo: Martins Fontes, 1969.
LANTOS, J. D. *et al*. The illusion of futility in clinical practice. *American Journal of Medicine*, v. 87, n. 1, p. 81-84, 1989.
LOWN, B. *The lost art of healing*. Boston: Houghton Mifflin, 1996.
LUNNEY, J. R. *et al*. Patterns of functional decline at the end of life. *JAMA*, v. 289, n. 18, p. 2387-2392, 2003.
MATURANA, H.; VARELA F. *A árvore do conhecimento:* as bases biológicas do conhecimento humano. Campinas: Psy, 1995.
SCHOPENHAUER, A. *O mundo como vontade e representação*. Rio de Janeiro: Contraponto, 2007.
SILVEIRA, M. J.; WIITALA, W.; PIETTE, J. Advance directive completion by Elderly Americans: a decade of change. *Journal of the American Geriatrics Society*, v. 62, n. 4, p. 706-710, 2014.
SINGER, P. A.; MARTIN, D. K.; KELNER, M. Quality end-of-life care: patients' perspectives. *JAMA*, v. 281, n. 2, p. 163-168, 1999.

CAPÍTULO 22

Vínculos afetivos na relação médico-paciente em doença crônica

Ivan Carlos Antonello

Os significados e propósitos da medicina poderiam ser encontrados entre as promessas que fundamentavam a profissão, quando sonhávamos com ela antes ainda de iniciarmos os rituais que nos levariam à formação tradicional. Naqueles tempos, aliviar o sofrimento era o objetivo principal e garantia nossa tendência ou vocação para o cuidado em saúde (Egnew, 2009). Porém, a medicina evoluiu e o que vemos, por vezes, é a alta tecnologia ao reboque da "prestação de serviços". Os sistemas de saúde são mal projetados para o atendimento do sintoma e para a real e primeira necessidade do paciente: o alívio de seu sofrimento. Interessados que estamos nas causas e na solução das enfermidades, o que nos faz sentir poderosos, nos esvaziamos do logro, da potência de cuidar. Com isso, quem tem mais a perder, ao longo do caminho, é quem nos tem acompanhado por mais tempo: a pessoa com doença. É especialmente esta quem precisa ser escutada, por seu cuidado e pelo bem de nossa própria saúde. Cuidadores apressados ou descuidados adoecem de falta de atenção e, se não conseguem escutar a si próprios, como escutariam o outro?

A narrativa do paciente sempre foi a base do relacionamento da pessoa com o médico. É através dela que a pessoa se apresenta e por ela indica o caminho singular de sua história, pois, diferentes das doenças, que têm nome próprio e comum, as histórias têm trajetórias dependentes das habilidades interpretativas e interpessoais (Egnew, 2009; Charon, 2006). O objetivo deste texto é a conversa sobre o tema "vínculos afetivos e doenças crônicas". Os pacientes não são crônicos, mas as doenças podem ser. Se entendermos desta forma, compreenderemos que sempre há alguém com alguma saúde ao nosso lado no percurso em que vigiamos a enfermidade. A pessoa pode sempre ser curada ou cuidada, ainda que a doença não desapareça. É como um cobertor que alguém puxa para aquecer-se um pouco em uma noite muito fria de inverno. O frio do inverno, ele mesmo, continua existindo, mas a pessoa sente-se aquecida. E quem a acompanha, também.

A pessoa do paciente

No passado, quando o assunto era medicina, o teor da conversa, em geral, sempre rodava em torno do paciente, de um determinado paciente, de seu diagnóstico, tratamento e prognóstico. Não era por acaso que se dizia que, entre médicos, se falava do trabalho o tempo inteiro. Diferente da literatura, que buscava expressar o belo e o humano por meio das palavras, a medicina expressava o cuidado através da experiência, escuta e compreensão. O médico necessitava escutar para conhecer, analisar, compreender, argumentar e, se possível, concluir. Essa premissa, talvez, não seja a de maior veracidade no mundo contemporâneo.

A pessoa do paciente começa a desaparecer das conversas médicas em nome da evidência, aprendida nos estudos de grupos de doenças ou de doentes da segunda metade do século XX. A arte do encontro clínico transmuta-se pelo abraço e o rigor da ciência, assoprados pelo método. A medicina baseada em evidências torna-se um indiscutível paradigma científico para o exercício da prática profissional. Guiados por consensos derivados da força dos estudos longitudinais, ensaios clínicos e revisões sistemáticas, construiu-se uma medicina mais precisa com os indicativos percebidos para os grupos estudados. Nessa paisagem, nada mais fisiológico e natural do que o médico aprender sobre neutralidade. A ciência não suporta o viés e tampouco a emoção, então, por conceito, é neutra, ou no mínimo aspira à neutralidade.

Em um de seus artigos traduzidos sobre técnica, Sigmund Freud parece propor que o analista coloque de lado seus sentimentos. Esta seria uma proteção desejável para sua vida emocional. Para o paciente, seria o auxílio que lhe poderia ser dado em termos de efetividade da terapêutica. Isso evitaria as contratransferências, que são as emoções que o médico sente em relação ao paciente, influenciado pelas suas próprias vivências presentes e passadas (Souza; Coelho, 2012). Se bem entendido ou não, o fato é que o conceito psicanalítico de neutralidade se constituiu em um arquétipo para a relação médico-paciente: o terapeuta não poderia ser tocado pelo sentimento, sob pena de comprometer a terapia. Talvez esse conceito tenha inibido o encontro clínico de saúde ao longo das últimas décadas. O paciente ideal para a equipe médica é o que não questiona o tratamento indicado, aquele que aceita os procedimentos sem discuti-los, sem demonstrar emoções, sem queixas e reclamações, como quem cumpre uma formalidade, pois a emoção deve passar distante dos cenários de saúde. O paciente que reage, que não se conforma e se revolta com a necessidade do tratamento indicado, é problemático (Quintana; Cecim; Henn, 2002).

Dessa forma, foi se desencontrando a relação entre humanos existente entre o médico e a pessoa que o procurava. Ao se incluir um paciente em um ensaio clínico que investiga doentes renais crônicos, por exemplo, é isto que ele é: um ponto em um grupo de enfermos com doença renal crônica. Não estão inclusos, frequentemente, dados sobre sua condição social, tolerância, resiliência, estilo de vida, humor, sinceridade, preferências ou adesão ao tratamento. Porém, isso tudo se refere ao indivíduo, faz parte de sua história e pode influenciar na tomada de decisões.

Quando se tem uma doença crônica, há necessidade terapêutica de reconstrução e adaptação às mudanças. Mesmo com a experiência, lentamente adquirida ao longo do percurso do adoecimento, a pessoa precisa repartir o fardo indesejado. Nesse sentido, a narrativa mostra-se como uma oportunidade de dar voz a essa ruptura e é capaz de auxiliar a enfrentar esse momento. Não fosse o relato da trajetória, a percepção sobre quem é a pessoa, como adoeceu e como seguirá adiante seria bastante precária. A narrativa é a voz interna do sujeito, que só decide soltá-la com a permissão do médico, profissional que, em geral, apenas foi treinado para fazer perguntas diretas que auxiliem no diagnóstico. O poema de Manuel Bandeira, *Pneumotórax* (Bandeira *apud* Fuks, 2024), traz um pouco disso:

> Febre, hemoptise, dispneia e suores noturnos.
> A vida inteira que podia ter sido e que não foi.
> Tosse, tosse, tosse.
> Mandou chamar o médico:
> – Diga trinta e três.
> – Trinta e três... trinta e três... trinta e três...
> – Respire.
> ....
> – O senhor tem uma escavação no pulmão esquerdo e o pulmão direito infiltrado.
> – Então, doutor, não é possível tentar o pneumotórax?
> – Não.
> A única coisa a fazer é tocar um tango argentino.

O poema inicia com o paciente em reflexão sobre o que lhe passa. No primeiro verso, relata os sintomas. No segundo verso, diante de um infortúnio, suspeita de algo grave, lamenta a vida melhor que não teve e as coisas que não fez. Volta aos sintomas a seguir, a tosse que o atormenta, não se sente mais animado para pensar nas outras coisas que lhe entristecem, como não ter aproveitado a vida enquanto com saúde. Precisa de um médico. O médico chega e inicia com as instruções dirigidas de "diga trinta e três", "respire", que lhe facilitam o diagnóstico, confirmando a gravidade: "O senhor tem uma escavação no pulmão esquerdo e o pulmão direito infiltrado". Nada mais, nenhuma proposta terapêutica, nenhuma consideração ou palavra de consolo. Então, o doente intervém e toma a dianteira em uma pergunta direta sobre o tratamento possível com pneumotórax, de que já ouvira falar. O médico o desalenta com uma resposta seca: "Não". Sabe-se lá o que se passa, então, no interior do poeta, que tristezas, necessidades e ideias de morte se operam ao ouvir a condenação. E, na falta de companhia para a trajetória, o paciente Bandeira busca, em um esforço interno de defesa, encarar a realidade com humor lírico, típico de seu jeito: "A única coisa a fazer é tocar um tango argentino". A frase também é carregada de emoção e dramaticidade, própria do estilo musical de preferência, o tango. E o doente escolhe "tocar" e não "dançar", porque consciente ou inconscientemente percebeu que não tem parceiro para a dança (que é tudo o que precisaria, em momento de fragilidade, pelo diagnóstico de uma doença muito grave para a época).

É de parceria que se fala quando se discute vínculo afetivo. Talvez Freud tenha quisto dizer imparcialidade, traduzida incorretamente por neutralidade. Um parceiro pode ser, por vezes, frágil, ansioso, injusto. Neutro, nunca.

A comunicação e o vínculo

A comunicação entre médico e paciente é um dos elementos mais importantes que afetam o processo de tratamento. Perceba-se que o verbo "afetar" tem a mesma raiz latina dos substantivos "afeto" e "afetivo". É sobre esta conexão, este vínculo, que se escreve e que faz a diferença no acompanhamento de uma pessoa em dificuldades. A parceria entre médico e paciente gera confiança, que determina a atitude dos pacientes em relação à saúde e a implementação dos cuidados médicos sugeridos. Um paciente confiante demonstra melhor bem-estar físico e mental, obtém melhores resultados terapêuticos, utiliza cuidados preventivos e serviços de saúde com maior frequência e demonstra maior segurança diante do sistema global de saúde. Isso ocorre quando há esperança e uma opinião favorável sobre o médico, bem como sobre estereótipos da profissão médica (incluindo idade, sexo, experiência profissional, título profissional e científico) (Pawlikowska; Suchodolska, 2021).

O médico escuta, mas também fala e, na sua conversa, utiliza metáforas para tranquilizar o outro. Metáforas são incluídas baseadas no mesmo conhecimento prévio e cuidadoso da ciência, porém são diferentes de acordo com as vivências de cada um que as usa. Trogen, a respeito de um exame clínico objetivo estruturado, relata as metáforas dos médicos (representados pelos alunos) na tentativa de convencimento do pai (representado pelo ator) de que deveria vacinar seu filho. A primeira é de que "a vacina ensina o corpo, que passa a reconhecer e atacar o vírus a partir do reconhecimento de sua impressão digital", a segunda, de que "a vacina é um *personal trainer* do sistema imunológico", e uma terceira, de que "a vacina é uma apólice de seguros contra doenças futuras". Metáforas encurtam distâncias, tornam o estranho familiar (Brit Trogen, 2017).

A literatura identifica muitas características da comunicação adequada entre médico e paciente, o que contribui para o vínculo. Entre elas estão a abordagem individual dos pacientes, escuta ativa e sem julgamento, credibilidade, profissionalismo, abertura, gentileza, empatia, compreensão, simplicidade de comunicação, interpretação de necessidades, utilização de perguntas abertas, incentivo para que os pacientes falem e treinamento para que façamos uso apropriado do silêncio (Scarbaliene; Skarbalius; Gedrime, 2019).

As narrativas das pessoas que sofrem, por vezes, ajudam a sedimentar a convicção de que não há outra opção para médico e paciente do que estabelecer uma colaboração recíproca para o enfrentamento das dificuldades. A descoberta de que existe um compromisso silencioso, não formalmente contratado, por vezes se faz durante o desenrolar de uma cena e dois atores, e pode-se ilustrar com uma pequena história:

> Um jovem médico acompanhou uma pessoa com doença renal crônica durante aproximados 30 anos, desde o início de sua doença. Neste período, o sujeito fez diálise, esteve internado algumas vezes e foi transplantado. Um dia, o médico foi chamado na unidade de tratamento intensivo, pois o paciente estava em insuficiência respiratória em razão de uma pneumonia por germe oportunista, precisava ser entubado e resistia ao procedimento.

Travou-se o seguinte diálogo entre ele, que se encontrava fraco e trêmulo, e seu médico:
– Preciso ser entubado, doutor?
– Sim, é importante. Poderemos te cuidar melhor se estiveres no respirador. É o que precisas neste momento.
– Vou morrer?
– Claro que não, se eu pensasse isto, achas que estaria aqui, conversando e te consolando?
– Acho sim!
Antes que fosse entubado e após a observação, o médico começou a chorar, silenciosamente, não sem ouvir a última e rouca frase.
– Não chore, doutor. Quando o conheci eu era jovem, casado e tinha dois filhos pequenos, tinha muito medo de deixá-los órfãos. Pois neste tempo todo, meus filhos cresceram e casaram-se, tenho um neto, brinquei com ele e fui feliz. Você e eu somos uma dupla de sucesso.
O paciente foi entubado e, nesta mesma internação, acabou falecendo.

No caso relatado, havia um vínculo afetivo entre o médico, que chorou lamentando a perda iminente, e o paciente, que teve compaixão desta pessoa, que identificava como parceiro, na caminhada ocorrida por 30 anos. Os sentimentos, parte a parte, não prejudicaram a decisão terapêutica. Não espanta que o paciente tenha quisto a confirmação do procedimento pelo médico, que sempre o acompanhou. O que pode surpreender é que o mais frágil, o que ia morrer, tivesse empatia – e mesmo compaixão – pelo sofrimento do que permaneceria vivo. Tentou consolá-lo, ante a morte próxima, lembrando do quanto ganhou e o quanto era agradecido pela companhia. Isso só é possível quando há cooperação mútua e um mesmo propósito ao longo da jornada de doença.

Por que essa compreensão é tão difícil? Ela pode ser aprendida? A empatia pode ser ensinada? Tem-se a impressão de que esta é uma característica pessoal, da natureza do sujeito. No entanto, talvez deva ser despertada pela discussão, pelo encontro clínico, em treinamento diário. Baseia-se na paixão, no relacionamento, na alegria, na tristeza, e na experiência de estar no mundo. Pode-se melhorar a satisfação e o envolvimento na prestação de cuidados, aprendendo e praticando a compreensão empática com os pacientes e consigo mesmo. Salvar e prolongar vidas leva à necessidade de acompanhar os pacientes em suas jornadas de doença, de cuidar de seus corpos, porém, não esquecer de suas almas (Egnew, 2009; Frankel, 1995).

Considerações finais

O acompanhamento de pacientes crônicos não suporta, sem algum sofrimento, a existência de conclusões, mesmo que se refiram à conclusão de um texto sobre o assunto. No entanto, a companhia não se extingue com a conclusão. Fica a memória, a experiência do médico que servirá a outros encontros. Ao estar junto com os pacientes, é preciso vê-los a partir da evidência científica definida para o grupo ao qual pertencem e também a partir da experiência do médico com estes casos; porém, não podemos esquecer que há uma outra experiência que acontece a partir do paciente que narra sua própria história e tem sua própria expectativa. A despeito de como se observa a situação, há outro espectador, com outras vivências e outras emoções e que pode sofrer com elas mesmo que contemplando o mesmo cenário apresentado ao médico.

É importante lembrar que somos descendentes de xamãs e necessitamos mais do que evidências científicas para desenvolver o cuidado. Precisamos também, e sempre precisaremos, da narrativa do sujeito e da experiência de vida que carregamos. Só assim seremos uma boa companhia para a pessoa que nos procurou em busca de uma medicina onde a ciência e a efetividade não soterrem o afeto.

Referências

BRIT TROGEN, M. S. The evidence-based metaphor. *JAMA*, v. 317, n. 14, p. 1411-12, 2017.
CHARON, R. *Narrative medicine*: honoring the stories of illness. New York: Oxford University Press, 2006.
EGNEW, T. R. Suffering, meaning, and healing: challenges of contemporary medicine. *Annals of Family Medicine*, v. 7, n. 2, p. 170-175, 2009.
FRANKEL, R. M. Emotion and the Physician-Patient Relationship. *Motivation and Emotion*, v. 19, n. 3, p. 163-73, 1995.
FUKS, R. Poema pneumotorax de Manuel Bandeira (com análise). *Cultura genial*, 2024. Disponível em: www.culturagenial.com/poema-pneumotorax-manuel-bandeira. Acesso em: 9 maio 2023.
PAWLIKOWSKA, L. K.; SUCHODOLSKA, M. The relationship between doctor and patient as an indicator of the level of trust in medical care. *Global Journal of Health Science*, v. 13, n. 7, p. 56-60, 2021.
QUINTANA, A. M.; CECIM, P. S.; HENN, C. G. O preparo para lidar com a morte na formação do profissional de medicina. *Revista Brasileira de Educação Médica*, v. 26, n. 3, p. 205-210, 2002.
SCARBALIENE, A.; SKARBALIUS, E.; GEDRIME, L. Effective communication in the healthcare settings: are the graduates ready for it? *Journal of Contemporary Management Issues*, v. 24, n. esp., p. 137-147, 2019.
SOUZA, C. R. A.; COELHO, D. M. O neutro em psicanálise: da técnica à ética. *Fractal*: Revista de Psicologia, v. 24, n. 1, p. 95-110, 2012.

CAPÍTULO 23

Os requintes da relação médico-paciente em oncologia

Daniel Goldberg Tabak

A comunicação efetiva permite que pacientes melhorem a compreensão da doença e a aderência aos regimes de tratamento. Permite também que os médicos utilizem o seu tempo de forma mais eficaz, minimizem o *burnout* e atinjam uma maior realização profissional. Embora os pacientes relatem consistentemente que desejam uma comunicação aberta e honesta com seus médicos, essas discussões tornam-se mais desafiadoras com as restrições de tempo e quando os pacientes expressam descrença ou discordância diante das evidências apresentadas. Alguns estudos já revelaram que, entre os pacientes com câncer incurável de cólon ou de pulmão, dois terços pensam que é possível serem curados com quimioterapia (Weeks *et al.*, 2012) ou radioterapia (Chen *et al.*, 2013).

As disposições sobre o cuidado não são mecânicas. Essas decisões são emocionais e muitas vezes estão enraizadas nos valores, considerações familiares, prioridades e crenças dos pacientes, sejam elas religiosas ou espirituais. A composição emocional e psicológica do próprio médico também é um fator importante na comunicação (Back *et al.*, 2005) e a torna ainda mais complexa.

Existem diversas armadilhas na conversação, como o bloqueio, as preleções, o conluio e a tranquilização prematura. Responder de forma empática é fundamental, bem como criar oportunidades para perguntas abertas e maior tempo para as respostas. Alguns dos requintes da relação médico-paciente em oncologia podem ser exemplificados na discussão sobre a interrupção do tratamento quimioterápico paliativo e nas controvérsias sobre o cuidado ao final da vida (Back *et al.*, 2005).

Habilidades fundamentais da comunicação

Comportamentos que devem ser evitados (Back *et al.*, 2005)

Bloqueio

O bloqueio ocorre quando o paciente levanta uma questão, o médico deixa de responder e redireciona a conversa. Muitas vezes os médicos estão apenas parcialmente conscientes desse comportamento. Por exemplo, uma mulher com câncer de mama metastático pode perguntar: "Quanto tempo eu tenho?", e o médico responder: "Não se preocupe com isso", ou "Como está sua respiração?". O bloqueio é importante porque os médicos deixam de evocar os principais questionamentos do paciente e, consequentemente, são incapazes de se referir às suas verdadeiras preocupações.

Preleções

As preleções ocorrem quando o médico apresenta um grande volume de informações sem dar ao paciente a chance de fazer perguntas. Mesmo quando o discurso parece ter sido eficiente, os pacientes geralmente são incapazes de seguir o fluxo das informações fornecidas. Pacientes sobrecarregados por tristeza ou medo podem ter questões específicas e não absorver todos os elementos que o médico fornece.

Conluio

O conluio ocorre quando o paciente hesita em trazer alguns tópicos difíceis e seus médicos não fazem as perguntas especificas. Os pacientes geralmente assumem que, se for algo importante, o seu médico irá mencionar. Já o médico presume que se o paciente desejar saber, ele irá questionar. Consequentemente, conversas difíceis sobre prognóstico, cura ou sobre o final da vida podem não acontecer.

Tranquilização prematura

A tranquilização prematura ocorre quando o clínico responde com uma garantia antes de explorar e compreender a preocupação. Essa prática geralmente é usada por médicos que agem como se não tivessem tempo para explorar as preocupações do paciente. Ela pode levar a um questionamento repetido por pacientes cujas preocupações não foram completamente entendidas ou direcionadas.

Comportamentos que devem ser cultivados (Back *et al.*, 2003)

Perguntar, responder e perguntar

Para o aprendizado, a repetição do conhecimento a ser adquirido é essencial. A reprise também promove a construção da relação médico-paciente, pois revela o desejo de ouvir e de se aproximar. Uma grande parte da comunicação em oncologia clínica envolve fornecer informações. Isso significa que a comunicação não deve ocorrer somente em uma direção. Desta forma, devemos fazer perguntas ao paciente e pedir que ele descreva a sua compreensão do que foi apresentado. Essa abordagem conduz à construção da mensagem e, simultaneamente, avalia não apenas o nível do seu conhecimento, como também o seu estado emocional. Algumas perguntas simples podem iniciar o diálogo, por exemplo: "O que traz você aqui? Qual é a questão mais importante para a nossa conversa de hoje? Para ter certeza que nós estamos na mesma página, você poderia me dizer qual é a sua compreensão da doença? O que os outros médicos têm dito a respeito da sua doença?".

A conversa deve fluir de uma forma clara, em termos simples e fracionados. O jargão médico deve ser evitado. Deve ser solicitado ao paciente que reafirme o que foi apresentado em suas próprias palavras. Devemos nos lembrar de que a conversação se processa em três níveis. No primeiro nível, o paciente procura entender o que lhe foi informado. As emoções encontram-se no segundo nível. Nesse patamar mais profundo, ele se questiona como aquela informação o impactou. Além de tentar entender as emoções, ele também avalia se elas são válidas e se pode expressá-las para o oncologista. Já no terceiro nível da conversa, o paciente se interroga qual é o significado das novas informações. Ao reconhecer estes três níveis, criamos novas oportunidades para seguir no diálogo (Back *et al.*, 2005).

Responder à emoção

Se compreendermos a perspectiva do paciente, conheceremos melhor os seus pensamentos e sentimentos. Aceitar a resposta é fundamental neste momento da conversação, seja ela de discordância ou anuência, em vez de fornecer uma garantia imediata. Dessa forma, validamos a importância do paciente na relação terapêutica (Back; Arnold; Tulsky, 2009; Responding [...], 2019).

NURSE (*Naming, Understanding, Respect, Supporting, Exploring*) é um mnemônico útil que nos ajuda a navegar as emoções do paciente. A seguir são descritos cada um dos passos deste mnemônico:

- **Nomear** (*naming*) as emoções do paciente é uma forma de deixar claro que estamos sintonizados naquele momento que ele está atravessando. Indicar e sumarizar são meios de responder às emoções. Devemos identificar as nuances da comunicação não verbal, e, particularmente, sugerir em vez de afirmar. Por exemplo, dizer "eu imagino que você esteja com raiva" e não "eu vejo que você está com raiva desta situação".
- **Compreender** (*understanding*) aquele momento difícil é essencial no desenvolvimento da relação. Nesse aspecto é importante evitar dar qualquer tipo de garantia prematuramente, embora a tentação seja bastante forte. Uma escuta ativa e o uso do silêncio são vitais neste ponto da conversa. Paradoxalmente, dizer "eu não consigo imaginar como é vivenciar este momento" é uma boa forma de traduzir o entendimento da situação.
- O **respeito** (*respect*) pode ser demonstrado por uma resposta não verbal envolvendo uma expressão facial, uma mudança de postura ou por meio do tato. Entretanto, uma resposta verbal é útil, pois ela pode ser mais explícita em demonstrar que as emoções do paciente são permissíveis e muito importantes. Elogiar o comportamento do paciente diante das adversidades também é uma forma efetiva de evidenciar o respeito. Por exemplo: "Eu estou muito impressionado com como você continua a cuidar das suas crianças durante essa longa doença."
- O **suporte** (*supporting*) pode ser fornecido por meio de vários tipos de afirmativas. Pode-se demonstrar preocupação, articular a nossa compreensão da situação do paciente, expressar o desejo de ajudar, fazer afirmativas sobre a parceria e, o mais importante, reconhecer os esforços do paciente para enfrentar a situação. Pacientes em final de vida têm medo do abandono. Portanto, afirmar que estaremos ao seu do lado é muito importante.
- **Explorar** (*exploring*) algum aspecto mencionado pelo paciente pode ser uma forma de aprofundar a conexão empática. Pacientes geralmente apontam indícios sobre a suas emoções e, se convidados a elaborar, irão colocá-las de uma forma mais explícita.

A relação médico-paciente e o término do tratamento quimioterápico paliativo

Podemos elaborar sobre os conceitos descritos anteriormente explorando a comunicação ao término do tratamento quimioterápico paliativo e a introdução de medidas exclusivas para o controle de sintomas. Neste contexto, aspectos relativos aos cuidados paliativos devem fazer parte de um diálogo contínuo. Uma discussão precoce pode facilitar a tomada de decisões e criar oportunidades para discutir os cuidados de fim de vida. Esta é, entretanto, uma das tarefas mais difíceis enfrentadas pelo oncologista. Diante das dificuldades na comunicação observamos, por exemplo, a prescrição de tratamentos fúteis como agentes quimioterápicos mais tóxicos e menos eficazes (Talking [...], 2019). Frequentemente, este momento desperta no médico um sentimento de culpa, por precisar dar a notícia de que não existe mais nenhum tratamento específico disponível. Portanto, é importante mencionar, ao iniciar um tratamento paliativo, que a sua continuidade dependerá de uma avaliação periódica. Em preparação para esse momento, é importante descrever que um tratamento tóxico sem benefício documentado não se justifica. Também é importante ressaltar que o benefício da quimioterapia somente pode ser documentado naqueles pacientes que não apresentam um comprometimento significativo do seu estado funcional. Em pacientes que têm tal comprometimento, a quimioterapia pode acelerar a morte em vez de prolongar a vida. É recomendável que se inicie uma conversa sobre os valores do paciente e os objetivos do tratamento. Acolher e refletir sobre as emoções que permeiam esse momento com uma escuta transparente indica uma preocupação sincera com a gravidade do momento. Por exemplo: "Parece que a quimioterapia não está funcionando. Deveríamos dar um passo atrás e analisar o quadro geral. Qual a questão mais importante para você neste momento? Quais as suas maiores preocupações? Como é a sua vida fora do hospital e do centro de tratamento?". É igualmente importante explorar o silêncio para a reflexão sobre os últimos acontecimentos. Sonhos interrompidos, a perda da capacidade funcional e da autonomia aterrorizam o paciente no final da vida. O reconhecimento do médico pode garantir a esses pacientes que a sua perda foi igualmente sentida. Desconsiderar a perda pode dar a impressão de que o médico se preocupa mais com o tratamento e menos com o paciente (Back *et al.*, 2005).

Devemos propor um plano de cuidado baseado nos valores do paciente. Se considerarmos o desejo de permanecer em sua casa tanto quanto possível, a interrupção da quimioterapia deve ser avaliada. No caso das medidas agressivas de suporte de vida não terem sido discutidas, este seria o momento de abordá-las. Estes aspectos devem ser apresentados idealmente na presença de familiares e deve-se deixar clara a autonomia do paciente na decisão sobre a instituição de medidas como a ressuscitação cardiopulmonar e a ventilação mecânica. Conflitos entre familiares precisam ser identificados e cuidados no sentido de não amplificar a angústia do paciente (Conflicts, 2019).

O milagre e a esperança na relação médico-paciente (Cooper *et al.*, 2014)

Frequentemente, ao apresentar más notícias a um paciente ou aos seus familiares, recebemos como resposta: "Obrigado doutor, mas espero um milagre e acredito plenamente que isso irá acontecer". Segue-se muitas vezes um constrangimento, uma atitude defensiva e uma repetição mecânica da informação médica sem reconhecer as implicações religiosas ou espirituais da resposta. Quer isto ocorra devido a limitações de tempo, falta de experiência, à crença de que falar sobre religião não faz parte do papel do prestador de cuidados ou simplesmente ao desconforto com o diálogo espiritual ou religioso, o resultado será o mesmo: o paciente poderá se sentir ignorado, ansioso ou desconectado de seu médico assistente. Para muitos, a intervenção divina torna-se a melhor opção de tratamento quando todas as outras falharam. No entanto, a crença em um milagre pode favorecer a instituição de medidas fúteis na esperança da intervenção divina (Sulmasy, 2007).

O mnemônico AMEN

AMEN (*affirm, meet, educate, no matter what*) representa um mnemônico simples para facilitar a conversação sobre as crenças religiosas em resposta a situações em que o prognóstico é desfavorável (Cooper *et al.*, 2014). O médico pode responder à esperança declarada de um milagre de diversas maneiras. Ele pode permanecer em silêncio, mudar de assunto ou desafiar a crença da família. Por outro lado, pode aproveitar a oportunidade para afirmar a esperança e aprofundar a conversa, apesar de perspectivas distintas.

Assim, o médico pode validar a posição da família e juntar-se a eles na sua esperança, sem abandonar o seu papel de portador das informações médicas relevantes. Seguem alguns exemplos desta forma de intervenção:

- **Afirme** (*affirm*) a crença do paciente e valide a sua posição: "Eu também estou esperançoso".
- **Encontre** (*meet*) um meio-termo entre você e o paciente ou familiar: "Eu me junto a você na esperança por um milagre e também rezo pela sua cura. Acredito que curar é papel de Deus e ao mesmo tempo quero compartilhar com você minhas perspectivas médicas enquanto planejamos seus cuidados".
- **Eduque** (*educate*) sobre seu papel como prestador de serviços médicos: "Gostaria de falar com você sobre algumas questões médicas".
- **Não importa o que aconteça** (*no matter what*), garanta ao paciente e à família que você está comprometido com eles: "Não importa o que aconteça, estarei com você em cada passo do caminho".

Embora alguns médicos sugiram que a resposta apropriada à esperança de uma cura milagrosa seja discutir interpretações religiosas alternativas com o paciente ou seus familiares, muitos acreditam que este tipo de discussão teológica não está dentro do âmbito da sua prática. Outros profissionais salientam que existe uma diferença entre a fé autêntica e a negação e sugerem que essa pode ser uma forma de enquadrar a discussão sobre milagres. Independentemente da estratégia, é provável que o paciente, a família e os médicos não compartilhem das mesmas crenças religiosas ou espirituais (Brett; Jersild, 2003). A crença em um milagre também pode favorecer a introdução de medidas fúteis de suporte agressivo como a ventilação mecânica ou a ressuscitação cardiopulmonar diante da morte inexorável. O risco de mal-entendidos é, portanto, muito significativo (Brooksbank; Cassell, 2005).

Tanto a crença religiosa como a prática médica exigem certa dose de esperança. Embora a empatia, a disponibilidade e o respeito tenham sido identificados como comportamentos interpessoais fundamentais na transmissão de más notícias, também é vital para o médico criar espaço para a esperança e reconhecer que ela caminha lado a lado com a incerteza. Ter esperança não se trata simplesmente de ser otimista, ser positivo ou expressar a expectativa de cura; é também a crença de que tudo o que for humanamente possível será feito para o bem do paciente, bem como a crença de que algo significativo ainda está por vir. A esperança é a garantia de que a equipe médica está comprometida com o paciente, independentemente do resultado terapêutico, e representa tanto uma maneira de reformular uma conversa quanto uma forma de continuá-la. Em suma, a esperança torna-se o ponto de união entre o médico e o paciente – o encontro entre o que é possível e o que é provável (Brooksbank; Cassell, 2005).

"Qual o propósito deste milagre?", o médico pode perguntar ao paciente. Dessa maneira, ele pode aprender, por exemplo, que o seu primeiro neto irá nascer em alguns meses. A esperança pode ser simplesmente de viver o suficiente para poder embalar o bebê por algumas horas antes de sucumbir à doença. A esperança assume muitas formas. Mesmo as pessoas que estão morrendo têm trabalho a fazer ou a terminar, relacionamentos para desfrutar ou reparar, despedidas para fazer ou lições para ensinar. Assim, a única maneira segura de saber o que a esperança significa para o indivíduo é perguntar (Widera *et al.*, 2011).

O médico pode se colocar de forma involuntária em competição direta com Deus. Ele pode afirmar: "Bem, você pode acreditar o quanto quiser, mas esse milagre não vai acontecer". Quando o médico responde verbalmente à esperança por um milagre com a palavra "mas", o paciente é dispensado e, simultaneamente, o médico passa a concorrer com Deus. Para um paciente religioso, nem mesmo o médico querido vencerá esta disputa. O cerne do protocolo AMEN é o compromisso de reduzir a distância entre o paciente e o médico. Já a palavra "e" alinha em vez de distanciar e abre o diálogo ao permitir que seja dito, como já mencionado: "É papel de Deus trazer o milagre, e é meu papel como seu médico trazer-lhe algumas informações importantes que possam nos ajudar na tomada de decisão". A esperança torna-se o ponto comum para que todas as partes envolvidas raciocinem juntas para o melhor cuidado possível (Cooper *et al.*, 2014). As declarações sobre o não abandono, como "não importa o que aconteça, estaremos com você em cada etapa do caminho", são úteis tanto para o paciente quanto para a família.

Preservar a esperança é um tema importante na comunicação empática de notícias difíceis. Esta preocupação, entretanto, não deve ser um salvo conduto para alimentar falsas expectativas (Bauer; Teply, 2023). A maioria dos pacientes deseja saber a verdade e ela deve ser apresentada de uma forma respeitosa, reconhecendo os limites estabelecidos pelo próprio paciente. A palavra "esperança" deve ser utilizada prioritariamente como um verbo (ter esperança de que algo se realize) e não como um substantivo isolado (Brooksbank; Cassell, 2005). Dessa forma, podemos redirecionar as possibilidades do tratamento no sentido de proporcionar uma melhor qualidade de vida e minimizar a angústia associada ao tempo de vida. Uma pergunta frequente é: "Quanto tempo de vida eu tenho?". A resposta poderia ser: "Eu só consigo imaginar quão assustador é não saber o que vai acontecer". Geralmente, a pergunta que se segue é: "O senhor está dizendo que eu vou morrer?". Poderíamos responder: "Eu gostaria que não fosse este o caso, porém a morte deve ocorrer em um futuro próximo". Nesse ponto, a esperança poderia ser redirecionada para a busca do significado da vida remanescente com qualidade: "Como o senhor gostaria de passar este tempo se ele fosse limitado?" (Brooksbank; Cassell, 2005; Bauer; Teply, 2023).

Finalmente, devemos mencionar que diversos aspectos éticos permeiam essas discussões. Os conceitos de sedação paliativa e eutanásia frequentemente se misturam e precisam ser bem esclarecidos. A sedação paliativa é um recurso reconhecido em nosso meio e tem por objetivo o alívio de sintomas intratáveis por outros recursos da medicina paliativa (Harris; Gilligan, 2022). Difere da eutanásia, cuja finalidade é a morte do indivíduo. Na sedação paliativa, a intenção é o controle da dispneia ou da dor refratária. A morte poderá acontecer como consequência, porém não é esse o objetivo da intervenção terapêutica que visa o controle de sintomas. Transmitir estas informações requer ter prudência, empatia, entender o momento adequado e o ambiente mais favorável e garantir a compreensão do paciente e de seus familiares.

Considerações finais

O cuidado de pacientes portadores de câncer avançado e de seus familiares exige do oncologista uma conversação centrada no paciente. Esta prática pode facilitar a introdução de cuidados paliativos de uma forma menos ameaçadora, construir a confiança, favorecer o controle de sintomas e orientar as tomadas de decisão. Reconhecer as emoções, não apenas no paciente, mas em si mesmo, garante um diálogo mais fluido e sincero entre o médico e o enfermo (Back *et al.*, 2023; Bandieri *et al.*, 2024). A busca contínua pelo bem-estar do paciente permite abordar as questões espirituais no contexto das diferentes culturas e crenças (Sulmasy, 2024). A comunicação é um processo de duas vias que é influenciado pelo conjunto de palavras e gestos, e a sua importância não deve ser minimizada na procura pelo cuidado médico ideal.

Referências

BACK, A. L. *et al.* Approaching difficult communication tasks in oncology. *CA Cancer Journal for Clinicians*, v. 55, n. 3, p. 164-177, 2005.

BACK, A. L. *et al.* Teaching communication skills to medical oncology fellows. *Journal of Clinical Oncology*, v. 21, n. 12, p. 2433-2436, 2003.

BACK, A. L. *et al.* What patients and caregivers experience when they receive palliative care: a study eliciting metaphors that could shape public messaging. *Journal of Palliative Medicine,* v. 26, n. 6, p. 751-756, 2023.

BACK, A.; ARNOLD, R.; TULSKY, J. *Mastering communication in seriously Ill patients*: balancing honesty with empathy and hope. Cambridge: Cambridge University, 2009.

BANDIERI, E. *et al.* Positive psychological well-being in early palliative care: a narrative review of the roles of hope, gratitude, and death acceptance. *Current Oncology*, v. 31, n. 2, p. 672-684, 2024.

BAUER, A.; TEPLY, M. How patients cope throughout the course of an incurable cancer. *Clinical Colorectal Cancer*, v. 22, n. 4, p. 22347-22353, 2023.

BRETT, A. S.; JERSILD, P. "Inappropriate" treatment near the end of life: conflict between religious convictions and clinical judgment. *Archives of Internal Medicine*, v. 163, n. 14, p. 1645-1649, 2003.

BROOKSBANK, M. A.; CASSELL, E. J. The place of hope in clinical medicine. *In*: ELLIOT, J. (ed.). *Interdisciplinary perspectives on hope*. [*S. l.*]: Nova Science, 2005. p. 231-239.

CHEN, A. B. *et al.* Expectations about the effectiveness of radiation therapy among patients with incurable lung câncer. *Journal of Clinical Oncology*, v. 31, n. 21, p. 2730-2735, 2013.

CONFLICTS. *Vitaltalk*, 2019. Disponível em: https://www.vitaltalk.org/guides/conflicts/. Acesso em: 30 maio 2024.

COOPER, R. S. *et al.* AMEN in challenging conversations: bridging the gaps between faith, hope, and medicine. Journal of Oncology Practice, v. 10, n. 4, p. 191-195, 2014.

HARRIS, D.; GILLIGAN, T. Delivering bad news. *Medical Clinics of North America*, v. 106, n. 4, p. 641-651, 2022.

RESPONDING to emotion: respecting. *Vitaltalk*, 2019. Disponível em: https://www.vitaltalk.org/guides/responding-to-emotion-respecting/. Acesso em: 30 maio 2024.

SULMASY, D. P. Distinguishing denial from authentic faith in miracles: a clinical-pastoral approach. *Southern Medical Journal*, v. 100, n. 12, p. 1268-1272, 2007.

SULMASY, D. P. Physicians, spirituality, and compassionate patient care. *New England Journal of Medicine*, v. 390, n. 12, 2024.

TALKING about dying. *Vitaltalk*, 2019. Disponível em: https://www.vitaltalk.org/guides/talking-about-dying/. Acesso em: 30 maio 2024.

WEEKS, J. C. *et al.* Patients' expectations about effects of chemotherapy for advanced câncer. *New England Journal of Medicine*, v. 367, n. 17, 2012.

WIDERA, E. W. *et al.* Approaching patients and family members who hope for a miracle. *Journal of Pain and Symptom Management*, v. 42, n. 1, p. 119-125, 2011.

CAPÍTULO 24

O direito à negação

Daniel Goldberg Tabak

É comum que os pacientes que aparentam não ter conhecimento do diagnóstico de sua doença ou de sua gravidade sejam descritos como "em negação". A negação é considerada uma reação usual, especialmente quando a doença ameaça a vida. Alguns estudos descrevem que, após o diagnóstico de um câncer terminal, cerca de 20% dos pacientes negam até mesmo que têm câncer e 26% suprimem o conhecimento da morte iminente (Kissane *et al.*, 2017). Embora o termo "negação" seja comum, ele é usado em circunstâncias variadas com definições também distintas. A negação pode trazer uma má adaptação ao desenvolvimento do cuidado e da relação médico-paciente. Dessa forma, precisamos compreender os seus mecanismos e buscar a intervenção mais apropriada para o cuidado do enfermo.

Definição

Não existe um consenso sobre como o termo "negação" deve ser utilizado. Ele pode ser descrito como um dos vários mecanismos cognitivos de defesa que servem como proteção contra a ansiedade do paciente ou de seus familiares. O termo deve ser aplicado a pacientes que, consciente ou inconscientemente, aliviam a sua angústia, primariamente associada à dor ou à morte, ao descrever a situação vivida como exagerada ou inexistente. Este mecanismo permite ao cérebro se capacitar e se preparar para enfrentar o trauma. O processo é dinâmico e pode resultar em uma má adaptação. Diversos fatores contribuem para a sua apresentação: o nível de ansiedade, o estágio da doença e a relação com o médico (Kissane *et al.*, 2017).

Quando evitamos conscientemente a discussão de uma experiência desagradável, podemos facilitar o mecanismo adaptativo, minimizando a preocupação e mantendo o foco em um otimismo esperançoso. Entretanto, a procrastinação ansiosa pode levar a um retardo no diagnóstico ou no tratamento de uma condição potencialmente curável, resultando em um aumento da morbidade e da mortalidade (Back; Arnold; Tulsky, 2009).

A negação é um conceito que deve ser avaliado em pacientes que deixam de aceitar ou ignoram aspectos óbvios do diagnóstico, minimizam as implicações da doença, retardam a busca de auxílio médico quando apresentam sintomas bem definidos, têm pouca aderência às recomendações médicas e mantêm distanciamento por meio de uma despreocupação com o problema (Kissane *et al.*, 2017).

Existem diversos fatores que contribuem para a negação: a ausência de compreensão ou de informações sobre a doença, experiências anteriores com amigos e familiares, valores culturais, crenças pessoais e a conspiração do silêncio entre a família e os médicos. Este conluio ocorre quando o paciente hesita em trazer alguns tópicos difíceis e seus médicos, em um acordo tácito, não fazem as perguntas específicas.

A negação pode estar presente no próprio médico, diante da sua preocupação com o erro e os seus aspectos legais. Ela pode ser o reflexo da sua rejeição aos limites da medicina. Ao negar a sua própria vulnerabilidade, o resultado para o médico é distanciamento, indiferença, intelectualização, niilismo, agressividade e *burnout* (Kissane *et al.*, 2017; Back; Arnold; Tulsky, 2009). Para o paciente, a negação pode comprometer o seu tratamento, determinar maior dificuldade no controle da dor, promover insatisfação com o cuidado e amplificar a angústia, a depressão e a dificuldade na preparação para a morte.

Formas de negação

A negação pode se apresentar de diversas formas: supressão cognitiva de uma informação dolorosa, ocultação de fatos relevantes, linguagem evasiva, reações contrárias à perda, pensamentos irreais sobre o futuro, ansiedade e não aderência ao tratamento prescrito ou rejeição às intervenções necessárias. Ela é reconhecida como **adaptativa** quando é substituída pela integração e não impacta na capacidade do paciente de desejar e aceitar ajuda. Ao reduzir a angústia, ela aloca o tempo necessário para a absorção das informações necessárias. Ela será **desadaptativa** quando há uma recusa em reconhecer o problema médico evidente e isso interfere na vida diária (Kreitler, 1999; Geovanini; Braz, 2013). Consequentemente, o paciente não busca ajuda, retarda ou não adere ao tratamento e complica o planejamento para a transição do cuidado (**Figura 24.1**) (Kissane *et al.*, 2017).

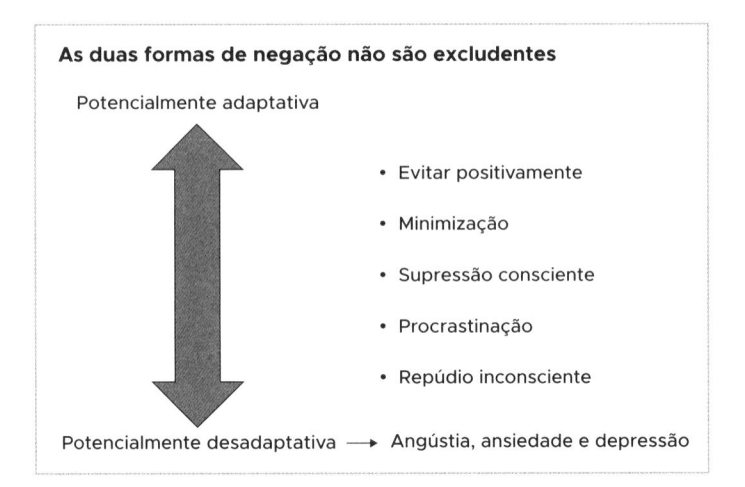

Figura 24.1 Formas de adaptação.

As duas formas de negação não são excludentes

Potencialmente adaptativa ↕ Potencialmente desadaptativa → Angústia, ansiedade e depressão

- Evitar positivamente
- Minimização
- Supressão consciente
- Procrastinação
- Repúdio inconsciente

A negação pode ser benéfica?

A negação funciona como uma forma de autoproteção. Existem evidências de que ela possa ser vantajosa em pacientes cuja vida está limitada. A negação pode levar o paciente a apresentar um menor número de sintomas físicos e pode ter um efeito positivo no seu desempenho. Alguns estudos em pacientes com câncer de pulmão sugerem que a negação permitiu um melhor resultado social, menor ansiedade e depressão, melhor percepção da saúde e melhor avaliação da função física. Existem também algumas evidências de que pacientes que apresentaram negação como forma de enfrentamento da doença sobreviveram mais tempo do que aqueles que reagiram de uma forma estoica com a aceitação do processo. Dessa maneira, a negação trabalharia a serviço da esperança e favoreceria o otimismo e a resiliência. Estes estudos são controvertidos (Kissane *et al.*, 2017; Rabinowitz; Peirson, 2006).

A negação pode ser prejudicial?

A negação pode ser, de fato, danosa. O sucesso no rastreamento de certos tumores, por exemplo, pode ser comprometido e resultar em uma apresentação mais tardia. A negação pode criar uma barreira entre o paciente e o médico: ela pode reduzir a comunicação efetiva e comprometer a capacidade do paciente de trazer informações essenciais para o cuidado. Além disso, pode impedir que o paciente se prepare para a morte, tanto do ponto de vista físico quanto psicológico, e conduzir a um luto complicado nos seus familiares (Back; Arnold; Tulsky, 2009; Greer, 1992).

O prejuízo causado pela negação pode ficar bastante evidente quando ela está presente no próprio médico. Ao negar a informação prognóstica ao paciente e aos seus familiares com o objetivo de encorajar a esperança, o resultado pode ser a continuidade de um tratamento ineficaz, o uso de doses subterapêuticas de quimioterápicos ou o prolongamento da sobrevida associada ao sofrimento. Em vez de promover a aceitação com uma conversa mais emotiva sobre a realidade da morte iminente, a indicação de ressuscitação cardiopulmonar representa, por exemplo, uma intervenção fútil diante da evolução inexorável de um câncer refratário (Geovanini; Braz, 2013; Vos; Haes, 2007).

Comunicação com o paciente em negação

Diante da existência de poucos estudos que exploram a melhor forma de um médico se posicionar diante da atitude de negação do seu paciente, poucos profissionais se sentem confiantes na sua habilidade em se comunicar quando lidam com divergências. Como a negação é uma resposta frequente ao medo e à morte, devemos nos ajustar à autoestima do paciente, à sua dignidade moral e ao significado da sua vida. Com a regressão do temor, a negação pode desaparecer, pois deixa de ter uma função.

Robert Buckman (1992), um dos maiores conhecedores da arte da comunicação de más notícias, escreveu: "Na comunicação de más notícias, um especialista não é alguém que acerta todas as vezes. Ele simplesmente erra menos e fica menos frustrado quando as coisas não seguem de uma forma amena." Estas são algumas recomendações que devem ser consideradas pelo médico na relação com o paciente que nega a sua condição:

1. Excluir uma patologia que limite a compreensão do paciente.
2. Verificar se as informações são adequadas.
3. Determinar se a negação é adaptativa ou desadaptativa.
4. Estar ciente de questões religiosas e culturais.
5. Observar a dinâmica da negação à medida que a doença progride.
6. Manter uma atitude de não confrontação, não falar em tom ameaçador e evitar o conflito.
7. Reconhecer as diversidades de opinião e diferenças nos objetivos do tratamento.

8. Não assumir a negação como uma questão pessoal.
9. Lembrar que a negação não é uma resposta à sua competência como profissional.
10. Não projetar no paciente os seus próprios sentimentos de frustração, impotência e medo (Kissane *et al*., 2017; Pene; Kissane, 2019).

Considerações finais

Devemos reconhecer a negação como um mecanismo de proteção do paciente. Cabe ao médico utilizar sempre uma comunicação empática para veicular a informação adequada. Ele deve apoiar o paciente continuamente, encorajando as suas atitudes para lidar com os comportamentos que não são prejudiciais, oferecendo oportunidades para reuniões com a família e trabalhando os mecanismos de adaptação. É fundamental que o médico conheça a si mesmo e questione se ele não está vivendo o mesmo processo de negação ao se sentir ameaçado pela condição do paciente (Kissane *et al*., 2017; Dev *et al*., 2024).

Referências

BACK, A.; ARNOLD, R.; TULSKY, J. *Mastering communication in seriously Ill patients*: balancing honesty with empathy and hope. Cambridge: Cambridge University Press, 2009.

BUCKMAN, R. *How to break bad news*: a guide to health care professionals. Toronto: University of Toronto, 1992.

DEV, R. *et al.* Coping strategies and associated symptom burden among patients with advanced câncer. *Oncologist*, v. 29, n. 2, p. 166-175, 2024.

GEOVANINI, F.; BRAZ, M. Conflitos éticos na comunicação de más notícias em oncologia. *Revista Bioética*, v. 21, n. 3, 2013.

GREER, S. The management of denial in cancer patients. *Oncology (Williston Park)*, v. 6, n. 12, p. 33-36, 1992.

KISSANE, D. *et al.* (ed.). *Oxford textbook of communication in oncology and palliative care*. 2nd ed. Oxford: Oxford University, 2017.

KREITLER, S. Denial in cancer patients. *Cancer Investigation*, v. 17, n. 7, 1999.

PENE, C. T. H.; KISSANE, D. Communication in cancer: its impact on the experience of cancer care: communicating with the angry patient and the patient in denial. *Current Opinion Support and Palliative Care*, v. 13, n. 1, p. 46-52, 2019.

RABINOWITZ, T.; PEIRSON, R. "Nothing is wrong, doctor": understanding and managing denial in patients with câncer. *Cancer Investigation*, v. 24, n. 1, 2006.

VOS, M. S.; HAES, J. C. J. M. Denial in cancer patients, an explorative review. *Psychooncology*, v. 16, n. 1, p. 12-25, 2007.

CAPÍTULO 25

Ser médico em um país envelhecido: o envelhecimento no Brasil e o paradoxo de Cumas

Eduardo Garcia

Pedimos e estamos conseguindo mais anos de vida, porém nem sempre teremos qualidade de vida e condições de suportar esta longevidade. Eis o paradoxo atual.

> **A Sibila de Cumas**
>
> A Sibila então colocou um punhado de areia em sua mão e pediu-lhe para viver tantos anos quantos fossem as partículas que tinha ali. Mas esqueceu-se de pedir, também, a eterna juventude, assim foi que com os anos, tornou-se tão consumida pela idade que teve de ser encerrada no templo de Apolo em Cumas. A lenda diz que viveu nove vidas humanas de 110 anos cada. A lenda ainda diz que teria sido vista suspensa em uma gaiola, completamente emurchecida, proferindo repetidamente o desejo de morrer (Oráculo...([20--])).

A humanidade moderna vive o paradoxo de ser a mais longeva entre todas as gerações precedentes, não obstante os dilemas subjacentes da longevidade, tais como o elevado custo dos cuidados com a saúde à medida que os anos avançam; a superpopulação; e a relativa escassez de recursos, sobretudo em nações mais pobres, para atender com dignidade seus idosos. Mesmo assim a humanidade avança em anos de vida a mais, sobretudo no último século. Viver mais, hoje, ainda não significa que estes anos a mais sejam vividos com saúde e integridade física, assim como não significa poder contar com uma sociedade que acolha, auxilie e compreenda de fato os seus idosos.

Numa perspectiva de crescente aumento de longevidade, vivemos um paradoxo análogo ao da Sibila de Cumas: pedimos e conseguimos mais e mais anos de vida, mas ainda não conseguimos preservar ou prolongar significativamente a juventude e a plenitude de viver. Eis o nosso desafio para as décadas vindouras: viver mais e viver melhor.

Em 2050, a expectativa de vida nos países desenvolvidos será de 87,5 anos para os homens e 92,5 para as mulheres (comparados aos 70,6 e 78,4 anos em 1998). Já nos países em desenvolvimento, será de 82 anos para homens e 86 para mulheres. Este fenômeno ocorre devido à redução nas taxas de fecundidade e mortalidade, afirma Berquó (1996): "[...] a transição da fecundidade no Brasil teve início em meados da década de 1960. As taxas sofreram redução de 24.1% entre 1970 e 1980, de 38.6% na década seguinte e a partir daí, 11.1% entre 1991 e 2000."

A **Figura 25.1** apresenta dados do envelhecimento mundial em 1995 e as projeções para o ano de 2025, e a **Tabela 25.1**, a proporção de idosos no mundo.

Envelhecimento no Brasil

O envelhecimento da população brasileira está relacionado a um fenômeno mundial. Segundo a Organização das Nações Unidas (ONU), em seu último relatório técnico "Previsões sobre a população mundial", elaborado pelo Departamento de Assuntos Econômicos e Sociais, nos próximos 43 anos o

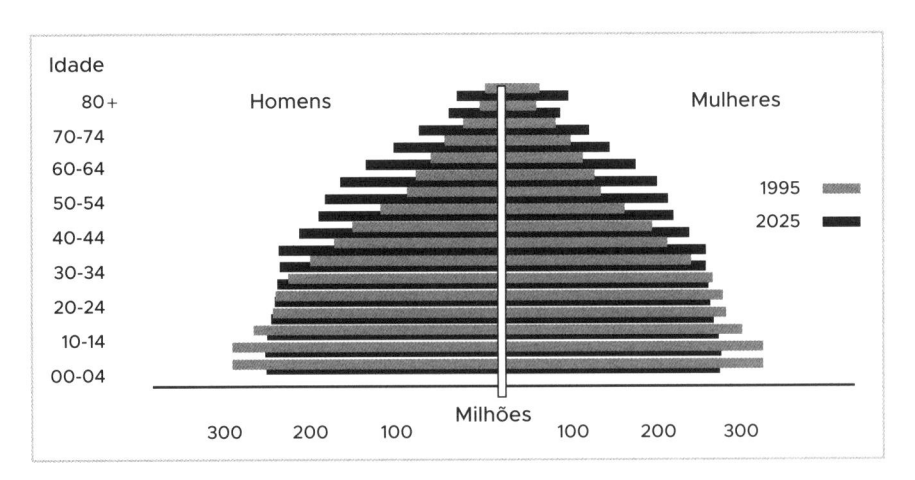

Figura 25.1 Envelhecimento mundial (1995-2025).
Fonte: BRASIL (2006).

Tabela 25.1 Idosos no mundo

Locais	População (em bilhões)		
	2000	2025	2050
Total	**6,0**	**7,8**	**8,9**
Países desenvolvidos	1,2	1,2	1,2
Países menos desenvolvidos	4,7	6,6	7,8
65+	**0,4**	**0,8**	**1,5**
Países desenvolvidos	0,2	0,3	0,3
Países menos desenvolvidos	0,2	0,7	1,2

Fonte: OMS (2015).

número de pessoas com mais de 60 anos de idade será três vezes maior do que o atual. Os idosos representarão um quarto da população mundial projetada, ou seja, cerca de 2 bilhões de indivíduos (ONU, 2011). No critério da Organização Mundial da Saúde (OMS), é considerado idoso o habitante de país em desenvolvimento com 60 anos ou mais e o habitante de país desenvolvido com 65 anos ou mais (*apud* Brasil, 2023).

O Brasil, até 2025, será o sexto país do mundo com o maior número de pessoas idosas, segundo dados da OMS (2005). Até o início dos anos 1980, a estrutura etária da população brasileira, revelada pelos Censos Demográficos do Instituto Brasileiro de Geografia e Estatística (IBGE), vinha mostrando traços bem marcados de uma população predominantemente jovem. Este quadro, porém, vem sendo alterado. Em 1996, eram 16,2 idosos para cada 100 crianças e, em 2000, havia 30 idosos para cada 100 crianças (Félix, 2007).

Conforme os resultados do Censo Demográfico 2022, o número de pessoas com 65 anos de idade ou mais cresceu 57,4% na população do país em 12 anos. O total de pessoas dessa faixa etária chegou a cerca de 22,2 milhões de pessoas (10,9%) em 2022 contra 14 milhões (7,4%) em 2010. Por outro lado, o total de crianças com até 14 anos de idade decresceu 12,6%, mudando de 45,9 milhões (24,1%) em 2010 para 40,1 milhões (19,8%) em 2022. Em 1980, a população brasileira com 65 anos ou mais representava 4,0%. Em 2022, esse grupo atingiu 10,9%, o maior registro nos Censos Demográficos. Já a proporção de crianças com até 14 anos, que era de 38,2% em 1980, caiu para 19,8% em 2022 (IBGE, 2024).

A **Figura 25.2** mostra dados do envelhecimento no Brasil desde 1970 e as projeções para 2025 e 2050, enquanto a **Figura 25.3** apresenta dos dados do Censo de 2022 para o número de residentes no Brasil por faixa etária.

A expectativa de vida atual

No Brasil, a expectativa de vida dos homens passou de 72,8 anos em 2018 para 73,1 anos em 2019 e a das mulheres foi de 79,9 anos para 80,1 anos. Desde 1940, a esperança de vida do brasileiro aumentou em 31,1 anos. Uma pessoa nascida no Brasil em 2019 tinha expectativa de viver, em média, até os 76,6 anos (Campos, 2020). Essas são algumas informações das "Tábuas Completas de Mortalidade para o Brasil" referentes a 2019. Segundo o IBGE, em 1940, ao completar 50 anos, por exemplo, uma pessoa tinha uma

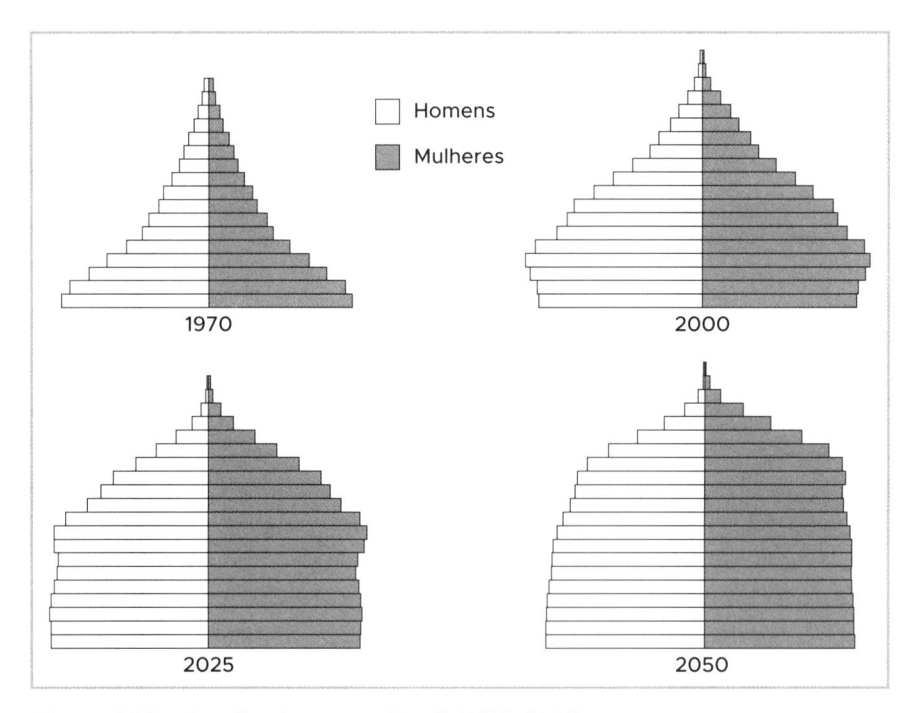

Figura 25.2 Envelhecimento no Brasil (1970-2050).
Fonte: ONU (2001a).

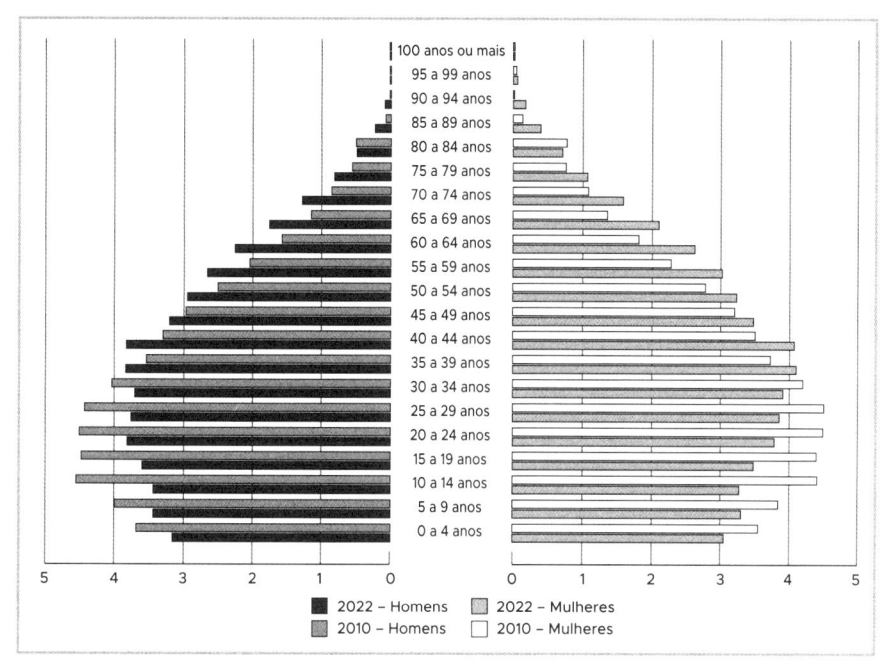

Figura 25.3 População residente no Brasil segundo sexo e grupos de idade (%) em 2010 e 2022.
Fonte: IBGE (2022).

expectativa de viver mais 19,1 anos. Já em 2019, a esperança de vida para uma pessoa nessa faixa etária seria de 30,8 anos (*apud* Campos, 2020).

A **Figura 25.4** traz informações sobre a velocidade de envelhecimento da população em países como França, Suécia, Reino Unido, Estados Unidos, Japão e Brasil; a **Figura 25.5** mostra as projeções feitas pelo IBGE em 2012 para o aumento da expectativa de vida dos brasileiros, as quais são consoantes com as projeções da OMS. O Rio Grande do Sul possui elevada expectativa de vida quando comparado à população total do Brasil; em 2021, os idosos representavam 19,4% da população do estado e apenas 10,9% do país. Entre as possíveis razões para essa longevidade prolongada estão a melhora dos níveis de mortalidade, como o aumento da renda e da escolaridade, e a maior proporção de domicílios com saneamento básico adequado. Fatores locais e históricos, como hábitos alimentares, exercício, acesso aos serviços de saúde e, possivelmente, fatores genéticos e ambientais também colaboram para essa expectativa aumentada de vida.

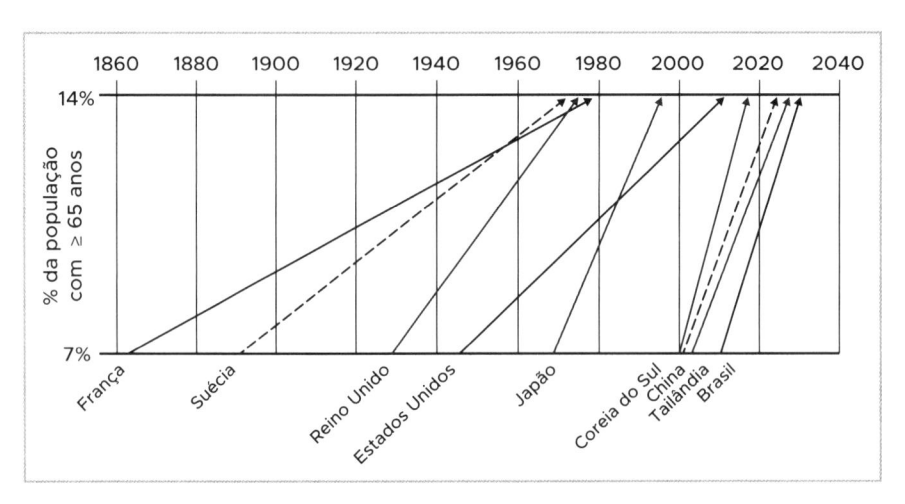

Figura 25.4 Velocidade de envelhecimento da população: tempo necessário ou esperado para que a porcentagem da população com 65 anos ou mais aumente de 7 para 14%.
Fonte: Kinsella e He (2008).

Os idosos no Brasil

O idoso consome mais os serviços de saúde, as internações hospitalares são mais frequentes e o tempo de ocupação do leito é maior devido, sobretudo, à multiplicidade de doenças (Brasil, 2002). A **Tabela 25.2** apresenta dados da proporção de óbitos na população brasileira acima dos 60 anos por grupo de causas, de acordo com a classificação da CID-10.

A que precisamos nos atentar mais?

Quais os possíveis desafios na saúde do brasileiro envelhecido agora e para o futuro próximo?

- A saúde mental dos idosos é uma preocupação importante. A depressão, a ansiedade e outras condições relacionadas podem ser mais prevalentes nessa faixa etária. É fundamental garantir o acesso a serviços de saúde mental adequados e a oferta de programas de apoio psicossocial.
- Muitos idosos necessitam de cuidados de longa duração, seja em casa ou em instituições especializadas. A falta de infraestrutura adequada e de políticas públicas voltadas para esse tipo de cuidado é um desafio significativo.

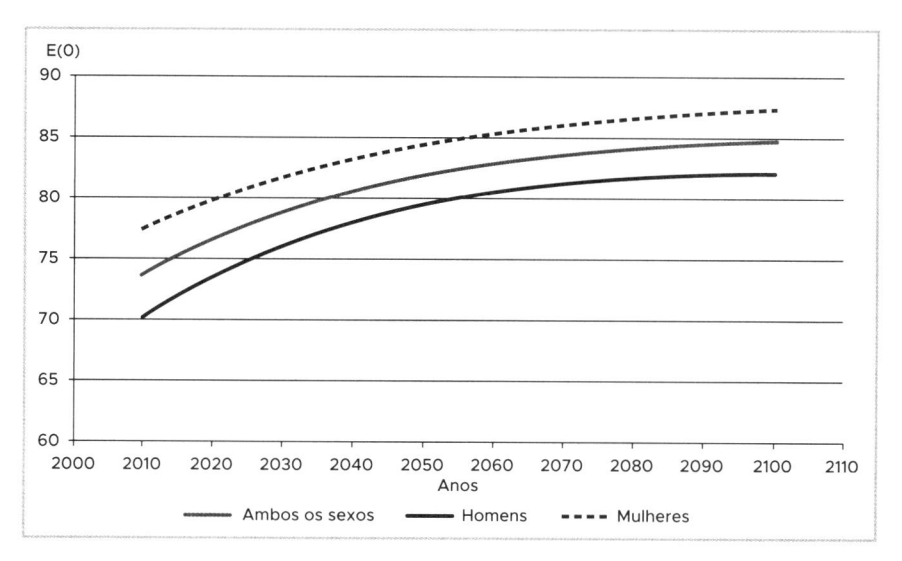

Figura 25.5 Idosos no Brasil. Dados do IBGE publicados em 2012 projetam um aumento da expectativa de vida em ambos os sexos, consistente com as projeções da Organização Mundial da Saúde.
Fonte: IBGE (2022).

- Com o envelhecimento, há um aumento na incidência de doenças crônicas, como diabetes, hipertensão, doenças cardiovasculares e câncer. Essas condições requerem um cuidado contínuo e especializado, além de uma abordagem multidisciplinar.
- A polifarmácia é um desafio significativo, pois muitos idosos possuem múltiplas condições de saúde e, consequentemente, fazem uso de vários medicamentos. A interação entre esses medicamentos pode ser complexa e levar a efeitos colaterais indesejados. É necessário um acompanhamento cuidadoso para evitar problemas decorrentes da polifarmácia.
- O sistema de saúde precisa se adaptar para atender às necessidades da população idosa.
- É necessário desenvolver políticas de saúde que foquem em prevenção, diagnóstico precoce, tratamento adequado e cuidados paliativos para os idosos. Isso inclui a melhoria do acesso a serviços de saúde, a oferta de medicamentos específicos e a capacitação de profissionais de saúde.
- É importante proporcionar cuidados paliativos e de fim de vida adequados.
- Precisamos estar atentos a conflitos éticos, morais, médicos e humanistas que poderão surgir.

Tabela 25.2 Proporção de óbitos (%) na população acima dos 60 anos por grupo de causas no Brasil (por décadas)

Capítulos da CID-10	2000		2009		2019	
	Feminino	Masculino	Feminino	Masculino	Feminino	Masculino
I. Algumas doenças infecciosas e parasitárias	2,7	2,8	3,0	3,0	3,8	3,5
II. Neoplasias e tumores	13,3	15,7	15,0	18,4	16,4	19,6
III. Doenças do sangue e dos órgãos hematopoéticos e alguns transtornos imunitários	0,5	0,4	0,5	0,4	0,5	0,4
IV. Doenças endócrinas, nutricionais e metabólicas	7,9	5,0	9,1	6,4	8,1	6,3
V. Transtornos mentais e comportamentais	0,2	0,4	0,7	0,9	0,8	1,0
VI. Doenças do sistema nervoso	1,0	0,9	2,6	1,9	4,6	3,1
VII. Doenças do olho e anexos	–	–	–	–	–	–
VIII. Doenças do ouvido e da apófise mastoide	–	–	–	–	–	–
IX. Doenças do aparelho circulatório	38,3	35,6	37,7	36,2	31,6	31,6

X. Doenças do aparelho respiratório	11,5	12,6	13,2	13,1	15,2	14,4
XI. Doenças do aparelho digestivo	3,9	4,4	4,4	5,0	4,5	5,2
XII. Doenças da pele e do tecido subcutâneo	0,3	0,1	0,4	0,3	0,7	0,5
XIII. Doenças do sistema osteomuscular e do tecido conjuntivo	0,3	0,2	0,5	0,3	0,6	0,4
XIV. Doenças do aparelho geniturinário	1,7	1,9	2,6	2,5	4,7	4,0
XVI. Algumas afecções originadas no período perinatal	–	–	–	–	–	–
XVII. Malformações congênitas, deformidades e anomalias cromossômicas	–	–	0,1	0,1	0,1	0,1
XVIII. Sintomas, sinais e achados anormais de exames clínicos e de laboratório	16,7	16,6	7,7	7,7	5,4	5,6
XX. Causas externas de morbidade e de mortalidade	1,8	3,3	2,5	3,9	3,0	4,4

Fonte: Brasil (2019).

Desafio: o novo paciente idoso e os novos médicos

Seriedade

Algumas práticas alternativas não possuem uma base científica sólida e são consideradas pseudociência. Isso significa que não há evidências científicas confiáveis que comprovem sua eficácia além de um efeito placebo. É importante ter cuidado ao avaliar essas práticas e não substituir tratamentos médicos comprovados por terapias alternativas não respaldadas por evidências científicas.

Ciência

É fundamental ressaltar que a medicina convencional é baseada em princípios científicos, passa por rigorosos testes clínicos e é constantemente revisada e atualizada com base em evidências científicas. A abordagem científica busca investigar a segurança e eficácia dos tratamentos, além de compreender os mecanismos subjacentes às doenças.

Escolarização, trabalho e aposentadoria

Com o desenvolvimento humano constante e progredindo rapidamente, tem-se observado um aumento do nível e complexidade de escolarização do mundo moderno, podendo possibilitar escolhas profissionais e trabalhos mais dignos, com períodos de repouso e férias adequados. Neste mesmo sentido, o aumento da longevidade propicia mais tempo de trabalho, se assim o indivíduo o desejar, ou maior tempo para aposentadoria, à qual muitas vezes se mesclam instrução, trabalho e lazer.

O que fazer para melhorar a saúde e ter um envelhecimento mais saudável

A Organização Pan-americana da Saúde (OPAS, 2024) afirma que: "O envelhecimento saudável é um processo contínuo de otimização da habilidade funcional e de oportunidades para manter e melhorar a saúde física e mental, promovendo independência e qualidade de vida ao longo da vida". Para alcançar esse objetivo, a OPAS propõe:

- Promover políticas públicas e alianças para o envelhecimento saudável.
- Apoiar o desenvolvimento de ambientes amigáveis, adaptados a todas as pessoas idosas.

- Alinhar os sistemas de saúde para que atendam às necessidades específicas das pessoas idosas.
- Desenvolver sistemas sustentáveis e equitativos de prestação de cuidados de longo prazo.
- Melhorar a mensuração, o monitoramento e a pesquisa sobre o envelhecimento (OPAS, 2024).

Desafios para os novos médicos

São muitos os desafios para o futuro no binômio longevidade e medicina. Entre eles estão:

- A busca da eterna juventude.
- As demandas sociais e de saúde.
- Aumento indiscriminado de cursos de medicina no Brasil.
- A simplificação da formação médica em relação à complexidade – em muitos casos – do atendimento à essa população.
- O uso de novas tecnologias.
- As pressões da indústria.
- A sustentabilidade dos planos de saúde.
- Os custos com a saúde.

Salienta-se a proliferação de cursos de medicina pelo Brasil afora, nem todos dotados de condições para uma boa formação médica; os desafios éticos da prática médica; a competitividade e dificuldade crescentes no mercado de trabalho médico, impelindo os profissionais muitas vezes a buscarem subempregos ou condições indignas e inseguras de trabalho; os custos crescentes ligados à tecnologia diagnóstica e terapêutica em saúde; o forte papel dos planos de saúde, muitas vezes preocupados em sobreviver financeiramente e lucrar com o trabalho médico, em detrimento de um atendimento digno e integral à saúde; a chegada da inteligência artificial, aliada da medicina, porém possivelmente permitindo mau uso da mesma e maior sobrecarga ao sistema de saúde; o uso de mídias sociais de forma abusiva, nas quais se vende promessas de longevidade e juventude eternas; pressões dos diferentes segmentos da indústria farmacêutica e diagnóstica sobre os médicos e suas consequentes elevações de custo de manutenção da saúde; e, não menos importante, a invasão de pseudociências e alternativas à medicina que, na maioria das vezes, carecem de fundamentação científica, mas concorrem no imaginário popular ofertando saúde, vigor e juventude a custos mais baixos e resultados enganosamente maravilhosos.

> "... Por certo os que não obtêm dentro de si os recursos necessários para viver na felicidade acharão execráveis todas as idades da vida. Mas todo aquele que sabe tirar de si próprio o essencial não poderia julgar ruins as necessidades da natureza. E a velhice seguramente faz parte delas!"
>
> (CÍCERO)

Referências

BERQUÓ, E. Algumas considerações demográficas sobre o envelhecimento da população no Brasil. *In*: SEMINÁRIO INTERNACIONAL ENVELHECIMENTO POPULACIONAL, 1., 1996. *Anais* [...]. Brasília: MPAS/SAS, 1996.

BRASIL. Ministério da Saúde. Departamento de Análise Epidemiológica e Vigilância de Doenças Não Transmissíveis. *Sistema de Informação sobre Mortalidade (SIM)*. Brasília: MS, 2019.

BRASIL. Ministério da Saúde. *Envelhecimento e saúde da pessoa idosa*. Brasília: MS, 2006.

BRASIL. Ministério da Saúde. *Redes estaduais de atenção à saúde do idoso guia operacional e portarias relacionadas*. Brasília: MS, 2002.

BRASIL. Ministério do Desenvolvimento e Assistência Social, Família e Combate à Fome. Secretaria Nacional da Política de Cuidados e Família. Envelhecimento e o direito ao cuidado. *Nota Informativa*, n. 5, 2023.

CAMPOS, A. C. IBGE: esperança de vida do brasileiro aumentou 31,1 anos desde 1940. *Agência Brasil*, nov. 2020.

FELIX, J. Economia da Longevidade: uma revisão da bibliografia brasileira sobre o envelhecimento populacional. *In*: Encontro da Associação Brasileira de Economia da Saúde, 8., 2007. *Anais* [...]. Brasília: Abres, 2007.

IBGE. *Censo demográfico 2022*. Brasília: IBGE, 2022. Disponível em: https://censo2022.ibge.gov.br/panorama/. Acesso em: 25 jun. 2024.

IBGE. *Conheça o Brasil*: população pirâmide etária. Brasília: IBGE, 2024. Disponível em: https://educa.ibge.gov.br/jovens/conheca-o-brasil/populacao/18318-piramide-etaria. Acesso em: 25 jun. 2024.

KINSELLA, K.; HE, W. *An aging world*: 2008. Washington: National Institute on Aging and U.S. Census Bureau, 2009.

OMS. *Envelhecimento ativo*: uma política de saúde. Brasília: Organização Pan-Americana da Saúde, 2005.

OMS. *Relatório mundial de envelhecimento e saúde*. Genebra: OMS, 2015.

ONU. *World Population Prospects the 2000 revision*: sex and age. New York: Department of Social and Economic Affairs, 2001a.

ONU. *World Population Prospects*: the 2010 revision. New York: Department of Social and Economic Affairs, 2011.

OPAS. *Envelhecimento saudável*. [S. l.]: PAHO, 2024. Disponível em: https://www.paho.org/pt/envelhecimento-saudavel. Acesso em: 27 jun. 2024.

ORÁCULO de Cumas Leyenda de la Sibila Profecias de la Sibila de Cumas. *Historia y Biografías*, [20--]. Disponível em: https://historiaybiografias.com/oraculo_cumas/. Acesso em: 27 jun. 2024.

CAPÍTULO 26

O papel da reabilitação no paciente idoso

Fabricio Farias da Fontoura

O processo de envelhecimento é gradual e complexo, com potencial de afetar a capacidade funcional dos indivíduos ao longo do tempo. Nesse contexto, a reabilitação tornou-se essencial para preservar a independência e melhorar a qualidade de vida dos idosos. O envelhecimento global apresenta tanto desafios quanto oportunidades para as sociedades ao redor do mundo. A população idosa global está crescendo rapidamente por causa do aumento na expectativa de vida e da redução nas taxas de natalidade. Isso torna a reabilitação geriátrica uma área de crescente relevância e multidisciplinaridade.

No Brasil, uma pessoa é classificada como idosa quando atinge 60 anos. Contudo, a Organização Mundial da Saúde (OMS) destaca que essa idade pode variar com base nas condições específicas de cada país. (World Health Organization, 2005) É crucial ressaltar que a idade cronológica nem sempre reflete as transformações relacionadas ao envelhecimento, como mudanças na saúde, socialização e independência dos indivíduos. Conforme estimativas da OMS, a população de terceira idade global atingirá quase 2 bilhões até 2050. (Araújo *et al.*, 2017) O Ministério da Saúde do Brasil estima que, em 2030, o país terá a quinta maior população idosa do mundo. Esse crescimento contínuo suscita questões importantes sobre a qualidade de vida, bem-estar e autonomia nesse estágio da vida.

Em escala global, essa mudança demográfica apresenta desafios para a saúde. As alterações fisiológicas podem influenciar o desempenho físico e nutricional, além de aumentar o risco de doenças crônicas na terceira idade. Isso intensifica a necessidade de intervenções, como a reabilitação.

A reabilitação é o ato ou efeito de reabilitar. Essa palavra deriva do latim *rehabilitare*, que significa "tornar hábil novamente". No contexto médico, envolve um conjunto de procedimentos e técnicas terapêuticas com o objetivo de recuperar a capacidade funcional de um indivíduo, seja ela física, mental ou social. A reabilitação no idoso desempenha um papel fundamental na promoção da saúde e qualidade de vida, priorizando o cuidado médico no tratamento de condições crônicas e agudas. Para profissionais da área médica, compreender a importância desse processo é essencial. Além disso, destaca-se a necessidade de um tratamento multidisciplinar, envolvendo profissionais de diversas áreas, como fisioterapeutas, terapeutas ocupacionais, nutricionistas, psicólogos, enfermeiros e assistentes sociais, para abordar de forma holística as necessidades físicas, emocionais e sociais dos idosos. Esse enfoque integrado contribui para maximizar a reabilitação e a autonomia dos idosos, permitindo uma melhor adaptação às mudanças decorrentes do envelhecimento.

Há uma variedade de métodos para desacelerar o envelhecimento humano, sendo o exercício físico um deles. É importante salientar que existe uma diferença significativa entre exercício físico e atividade física, uma distinção muitas vezes desconhecida pelo público em geral. Um programa de exercício físico sempre incluirá algum tipo de atividade física, contudo, nem toda atividade física pode ser classificada como exercício físico. Por exemplo, a simples ação de caminhar pode ser considerada um exercício, mas a terminologia "exercício" geralmente tem a conotação de completar uma tarefa prescrita por um profissional da área. Portanto, a atividade de caminhar, neste contexto, é classificada como atividade física, algo sem programação prévia, objetivo ou controle de intensidade e feito de maneira espontânea.

Exploraremos, a seguir, alguns pontos importantes relacionados à reabilitação no âmbito do envelhecimento.

A reabilitação no idoso

A reabilitação desempenha um papel crucial no cuidado de pacientes idosos e tem por objetivo manter ou melhorar a independência funcional, incentivar a participação ativa na vida cotidiana e a qualidade de vida relacionada à saúde, promovendo a recuperação e adaptando as estratégias para atender às necessidades específicas dessa população. A compreensão da individualidade e o desenvolvimento de estratégias adaptativas são fundamentais. Aqui estão alguns dos principais aspectos do papel da reabilitação no paciente idoso:

- **Manejo da dor** – Muitos idosos sofrem de dores crônicas devido a condições como artrite, lesões ou outras doenças. A reabilitação pode

envolver o uso de estratégias de manejo, diminuindo a necessidade de novas medicações, e de técnicas de relaxamento para melhorar o conforto e a qualidade de vida.
- **Promoção da independência** – A reabilitação ajuda os idosos a manter ou recuperar a independência, permitindo que realizem tarefas diárias essenciais, como vestir-se, tomar banho, cozinhar e andar. Isso pode incluir a adaptação do ambiente, o uso de ferramentas auxiliares e o aprendizado de técnicas para lidar com limitações físicas.
- **Melhoria da saúde mental** – A reabilitação não se limita apenas a aspectos físicos. Também desempenha um papel importante na saúde mental, ajudando os idosos a lidar com questões como depressão, ansiedade e isolamento social. Terapeutas e psicólogos podem oferecer apoio emocional e estratégias de enfrentamento.
- **Prevenção de quedas** – As quedas são uma preocupação significativa para os idosos, pois podem resultar em lesões graves. A reabilitação pode incluir programas de treinamento de equilíbrio e coordenação, bem como modificações no ambiente para reduzir os riscos.
- **Gestão de doenças crônicas** – Muitos idosos sofrem de doenças crônicas, como diabetes, hipertensão e disfunções cardíacas. A reabilitação ajuda a gerenciar essas condições, melhorando a aderência ao tratamento e promovendo um estilo de vida saudável.
- **Suporte à família e cuidadores** – A reabilitação não é apenas para o paciente idoso, mas também pode incluir educação e treinamento para familiares e cuidadores, ajudando-os a entender as necessidades e limitações do idoso e a prestar um cuidado mais eficaz.
- **Avaliação e planejamento individualizado** – A reabilitação deve ser adaptada às suas necessidades individuais. Isso geralmente começa com uma avaliação abrangente para identificar metas e desafios específicos.

Considerando as características únicas deste grupo, a reabilitação de idosos envolve vários desafios. A ocorrência de múltiplas doenças é uma situação comum: os idosos geralmente enfrentam várias condições de saúde ao mesmo tempo. Isso torna o processo mais complexo, exigindo uma consideração meticulosa de todas as doenças coexistentes e suas interações. Ademais, a diminuição natural da função corporal associada ao envelhecimento requer atenção específica. A reabilitação deve se concentrar em manter ou restaurar a independência funcional, adaptando-se às necessidades individuais. A fragilidade, também comum entre os idosos, está ligada a um risco elevado de quedas, internações hospitalares e dependência. Portanto, o método de intervenção deve lidar com esse estado de fragilidade, promovendo a resiliência. A adesão ao tratamento é outro desafio. Fatores como o uso de múltiplos medicamentos, dificuldades de locomoção e esquecimentos podem interferir na continuidade da recuperação. (Prokopidis *et al.*, 2023)

Ademais, a reabilitação vai além do aspecto físico: os componentes emocionais e sociais também são vitais. Os idosos podem lidar com depressão, ansiedade e isolamento social, o que afeta sua motivação para a recuperação. A disponibilidade e a acessibilidade aos serviços de reabilitação são obstáculos práticos. Muitos residem em áreas distantes ou enfrentam dificuldades financeiras para receber tratamento adequado. Portanto, a integração entre reabilitação e cuidados básicos de saúde é vital. A comunicação eficaz entre os profissionais de saúde assegura uma abordagem integral e contínua, levando em conta a individualidade de cada paciente.

Entre os desafios anteriormente mencionados, os elementos ligados à capacidade funcional e ao autocuidado são muitas vezes desencorajados por profissionais de saúde, com o propósito de evitar esforços excessivos por parte do paciente. Contudo, essa estratégia impacta negativamente a qualidade de vida do paciente e a possibilidade de conquistar qualquer nível de independência.

Sarcopenia e fragilidade

Um aspecto crítico do envelhecimento saudável é a fragilidade, representando um estado complexo de vulnerabilidade que aumenta o risco de desfechos adversos à saúde em idosos. A fragilidade engloba várias dimensões, incluindo aspectos físicos, psicológicos e sociais. Os determinantes que influenciam a fragilidade, notadamente a sarcopenia e o declínio cognitivo, são elementos centrais na trajetória angustiante que leva à dependência. A sarcopenia, condição que descreve a perda progressiva de massa muscular e força associadas ao avançar da idade, é comum entre idosos devido à fisiologia natural do processo de maturidade e a problemas de saúde frequentes nesse grupo. Em 1989, Rosenberg caracterizou a sarcopenia como redução da massa muscular, baseando-se nos termos gregos *sarx*, que significa carne, e *penia*, que se traduz como perda. Posteriormente, a sarcopenia foi oficialmente reconhecida como uma doença muscular na Classificação Internacional de Doenças – Décima revisão (CID-10), sob o código M62.84. A origem desse distúrbio muscular é multifatorial, resultante de uma interação complexa entre idade, saúde, fatores genéticos, sociais e comportamentais. Além disso, está ligada a várias consequências adversas para a saúde, incluindo problemas musculoesqueléticos e respiratórios, endócrinos, psiquiátricos e cardiovasculares.

A prevalência de sarcopenia em idosos varia de 10% a 27%, podendo ser ainda maior dependendo dos critérios de diagnóstico utilizados e das condições do ambiente, como casas de cuidados de longa duração e hospitais. (Petermann-Rocha *et al.*, 2022) No Brasil, uma revisão sistemática e metanálise revelaram que 17% dos idosos enfrentam sarcopenia. (Diz *et al.*, 2017) A redução da massa muscular começa perto dos 40 anos. Isso sugere que os efeitos negativos na qualidade de vida, cuidados de saúde, morbidade e mortalidade podem impactar tanto adultos de meia-idade quanto idosos. Há um interesse crescente em entender a relação entre a polifarmácia e a sarcopenia, visto que 65% dos pacientes com sarcopenia apresentam polifarmácia. Portanto, é crucial monitorar e controlar essa condição na esfera da saúde pública.

Os idosos necessitam de atenção especializada na área da saúde, considerando que o envelhecimento pode acarretar uma maior fragilidade. No entanto, só se deve categorizar um indivíduo de idade avançada como frágil caso este apresente alguma doença ou limitação física. Tal condição poderia impactar sua capacidade funcional em comparação com a de um indivíduo jovem ou adulto em situação semelhante. Além disso, a sarcopenia está fortemente correlacionada com a deterioração cognitiva em idosos. Como estratégia para aprimorar a qualidade de vida, saúde e independência dos idosos, é recomendado exercício físico orientado e supervisionado.

A sarcopenia pode ser parcialmente revertida com a intervenção e o tratamento corretos. Evidências recentes destacam a relevância de uma rotina regular de atividade física, com exercícios de resistência, alimentação balanceada e sono adequado na prevenção e controle da sarcopenia. É essencial incorporar estratégias para a manutenção da saúde muscular, como o treinamento de resistência, em intervenções para um envelhecimento saudável. Os pacientes são mais propensos a aderir à atividade física quando orientados por seus médicos. No entanto, muitas vezes essa recomendação é vaga, sem especificações e orientações claras. Os médicos desempenham um papel fundamental na promoção da reabilitação do idoso e devem trabalhar em conjunto com outros profissionais de saúde para fornecer um atendimento abrangente e centrado no paciente, prevenindo um encaminhamento tardio (Garcia-Llorente *et al.*, 2024).

Os programas de exercícios multicomponentes melhoram a capacidade funcional, equilíbrio, força muscular e função cognitiva. Sua prática resulta na redução de quedas e internações em idosos frágeis, sendo altamente recomendada na literatura científica atual. A restauração da mobilidade e força muscular tem sido um alicerce nos programas de reabilitação (Valenzuela *et al.*, 2023; Zeng *et al.*, 2023).

Alcançamos o ápice da densidade óssea entre os 25 e 28 anos. Considerando a perda subsequente, é altamente recomendado o engajamento em atividades físicas desde a infância ou adolescência. Essa prática é percebida como um "investimento" na saúde óssea e muscular com o objetivo de prevenir ou retardar possíveis disfunções futuras.

Não é possível envelhecer de maneira saudável sem incorporar atividade física, pois ela contribui para todas as dimensões da saúde.

Como visto anteriormente, idosos que são aconselhados por seus médicos a realizar atividade física têm maior chance de adesão à prática de exercícios. Um dos aspectos negativos é o fato de esse aconselhamento profissional frequentemente não ser acompanhado por orientações sobre como iniciar de forma adequada e segura e por indicações de quais atividades específicas devem ser realizadas. Portanto, uma prescrição médica formal para exercícios, especialmente se acompanhada de um plano de ação e monitoramento, facilita a implementação e a continuidade de um programa de exercícios para idosos. A recomendação é que o aconselhamento profissional em relação à atividade física de idosos:

- Defina objetivos específicos de curto prazo.
- Forneça *feedback* em relação aos progressos obtidos.
- Incentive estratégias de automonitoramento.
- Estabeleça um plano para a frequência e a duração do seguimento.
- Utilize intervenções individualizadas com base na disposição de mudança, com entrevista motivacional e aprimoramento da autoeficácia do paciente.

A tecnologia desempenha um papel crucial na reabilitação de idosos, oferecendo soluções inovadoras para melhorar a funcionalidade, a qualidade de vida e a independência. *Softwares* específicos e aplicativos móveis são projetados para auxiliar na reabilitação. O envelhecimento global apresenta tanto desafios quanto oportunidades para as comunidades globais. A população idosa global está expandindo rapidamente devido ao aumento da expectativa de vida e à redução das taxas de natalidade. Idosos têm a oportunidade de exercitar movimentos, aprimorar o equilíbrio e fortalecer músculos de maneira imersiva. Dispositivos vestíveis como relógios inteligentes e pulseiras *fitness* monitoram a atividade física, a frequência cardíaca e a qualidade do sono. Tais informações são fundamentais para os profissionais, pois permitem adaptar o plano de reabilitação conforme a necessidade. Os sensores de movimento são capazes de identificar padrões de movimento e postura, fornecendo *feedback* imediato. Essa funcionalidade ajuda os idosos a corrigir posturas inadequadas e a melhorar sua mobilidade.

Além disso, jogos de reabilitação que se baseiam em movimentos incentivam os idosos a se exercitarem de forma divertida e lúdica. Esses jogos contribuem para a melhoria da coordenação, força e flexibilidade. A telerreabilitação possibilita que idosos participem de sessões de terapia à distância através de chamadas de vídeo. Isso é particularmente benéfico para aqueles com limitações de mobilidade. No campo da robótica assistiva, os robôs podem prestar apoio na reabilitação, desde auxiliar na locomoção até oferecer suporte emocional. Eles são programados para se adaptar às necessidades individuais dos idosos. É de suma importância garantir que aplicativos, *sites* e dispositivos sejam acessíveis para idosos com deficiências visuais, auditivas ou motoras. A tecnologia deve ser inclusiva e de fácil utilização.

Considerações finais

Manter-se saudável na terceira idade vai além das visitas ao médico e do uso de medicamentos. É essencial construir uma rede de relações sociais, estabelecendo conexões importantes. O fortalecimento de relacionamentos contribui para a saúde emocional e mental. Um grande desafio na medicina é atingir o que é conhecido como compressão da morbidade, que busca adiar a ocorrência de doenças crônicas para o final da vida, diminuindo assim o período de convivência com essas condições. A reabilitação e o desenvolvimento de novas tecnologias têm um papel fundamental nesse contexto, já que promovem a funcionalidade e minimizam o impacto das doenças. Portanto, é importante informar aos pacientes sobre os benefícios de uma abordagem multidisciplinar. Por meio dela, poderão levar uma vida mais ativa e independente, usufruindo de uma experiência mais gratificante na terceira idade.

Referências

ARAUJO, S. N. M. *et al.* Tecnologias voltadas para o cuidado ao idoso em serviços de saúde: uma revisão integrativa. *Enfermería Global*, v. 16, n. 2, p. 562-595, 2017.

DIZ, J. B. M. *et al.* Prevalence of sarcopenia in older brazilians: a systematic review and meta-analysis. *Geriatrics Gerontology International*, v. 17, n. 1, p. 5-16, 2017.

GARCÍA-LLORENTE, A. M. *et al.* Multidomain interventions for sarcopenia and cognitive flexibility in older adults for promoting healthy aging: a systematic review and meta-analysis of randomized controlled trials. *Aging Clinical and Experimental Research*, v. 36, n. 1, p. 47, 2024.

PETERMANN-ROCHA, F. *et al.* Global prevalence of sarcopenia and severe sarcopenia: a systematic review and meta-analysis. *Journal of Cachexia, Sarcopenia and Muscle*, v. 13, n. 1, p. 86-99, 2022.

PROKOPIDIS, K. *et al.* Sarcopenia is associated with a greater risk of polypharmacy and number of medications: a systematic review and meta-analysis. *Journal of Cachexia, Sarcopenia and Muscle*, v. 14, n. 2, p. 671-683, 2023.

ROSENBERG, I. Summary comments: epidemiological and methodological problems in determining nutricional status of older persons. American Journal of Clinical Nutrition. v. 50, n. 5, p. 1231-1233, 1989.

VALENZUELA, P. L. *et al.* Effects of physical exercise on physical function in older adults in residential care: a systematic review and network meta-analysis of randomised controlled trials. *Lancet.* Healthy Longevity, v. 4, n. 6, 2023.

ZENG, D. *et al.* Optimal exercise to improve physical ability and performance in older adults with sarcopenia: a systematic review and network meta-analysis. *Geriatric Nursing*, v. 52, p. 199-207, 2023.

WORLD HEALTH ORGANIZATION. *Envelhecimento ativo:* uma política de saúde. Brasília: Organização Pan-Americana da Saúde, 2005.

CAPÍTULO 27
Condução da demência no seio familiar

Jaderson Costa da Costa

A demência é uma enfermidade crônica e neurodegenerativa que se caracteriza pela deterioração das funções corticais superiores do cérebro, ou seja, das funções que, no seu conjunto, são responsáveis pela cognição. Isso resulta em atrofia cerebral devido à perda neuronal. O termo "demência" deriva do latim *dementia*, que significa "privação" ou "falta de mente". Essa condição impacta não apenas os indivíduos afetados, mas também suas famílias e a sociedade em geral. Neste texto, explora-se o conceito de demência, seu cenário global, as manifestações específicas da doença de Alzheimer, a revelação do diagnóstico e seu impacto no seio familiar, além da importante relação entre o paciente e o cuidador.

Cenário e manifestações das demências

A Organização Mundial da Saúde estima que, até 2050, aproximadamente 2 bilhões de pessoas em todo o mundo serão idosas, o que representa cerca de 16% da população. Esse aumento na população idosa está diretamente ligado ao aumento das doenças crônicas, tornando a demência uma preocupação crescente. A doença de Alzheimer é a forma mais comum de demência e já é a sétima causa de morte a nível global. O número de pessoas afetadas por demência deve dobrar até 2050.

As demências afetam diversos domínios cognitivos, incluindo memória, funções executivas, linguagem, praxias, gnosias, função viso-espacial e comportamento social. A doença de Alzheimer, em particular, começa com o comprometimento seletivo da memória e progride para afetar outras funções cognitivas, como julgamento e resolução de problemas, devido à acumulação de placas de peptídeo β-amiloide no cérebro. A doença de Alzheimer e outras demências são desafios complexos que afetam profundamente não apenas os pacientes, mas também suas famílias. A compreensão das diversas manifestações da doença, a atenção a suas limitações e o apoio emocional são cruciais para ajudar o paciente a enfrentar esses desafios com dignidade e qualidade de vida. É importante lembrar que essa doença determina mudanças significativas nas funções neurológicas, e o amor e o cuidado da família continuam sendo elementos fundamentais na vida do paciente com demência.

Revelando o diagnóstico e os impactos emocional, social e familiar da doença de Alzheimer

Revelar o diagnóstico de demência é um processo delicado que envolve considerar os desejos e valores do paciente. É importante criar um momento adequado e empático para comunicar o diagnóstico, garantindo que o paciente compreenda a natureza do problema. A revelação do diagnóstico é um direito do paciente e deve ser feita de forma respeitosa e cuidadosa.

A doença de Alzheimer não apenas afeta a cognição e as habilidades físicas do paciente, mas também tem um impacto profundo no âmbito emocional, social e familiar. À medida que a doença progride, os sintomas como a perda de memória, a desorientação temporal e espacial, a agitação psicomotora e as alterações comportamentais podem causar angústia e frustração tanto para o paciente quanto para seus familiares. O impacto emocional inclui sentimentos de tristeza, ansiedade, estresse e até mesmo depressão, à medida que a pessoa portadora de demência enfrenta dificuldades em realizar tarefas cotidianas e se reconhecer. No contexto social, a demência pode levar ao isolamento, já que a pessoa pode ter dificuldade em se comunicar ou interagir com outras pessoas, o que pode resultar em uma diminuição das atividades sociais e em um afastamento das relações sociais prévias. O estigma associado à demência também pode contribuir para o isolamento social, pois muitas vezes as pessoas evitam interagir com indivíduos com perda cognitiva, devido à falta de compreensão da doença. No âmbito familiar, a doença de Alzheimer coloca uma carga significativa sobre os cuidadores, muitas vezes membros da família. O papel de cuidador pode ser emocionalmente desgastante e fisicamente exaustivo, levando a um impacto negativo nas relações familiares e na qualidade de vida dos cuidadores. A síndrome do cuidador, caracterizada por cansaço físico, depressão, abandono do trabalho e alterações na vida conjugal e familiar, é comum entre aqueles que cuidam.

Compreendendo as complexidades da demência – necessidade de apoio familiar

Compreender a demência é crucial para as famílias que enfrentam essa condição, e oferecer informações é uma maneira eficaz de ajudar os familiares a lidarem com a situação. O apoio e os direitos dos cuidadores são protegidos por legislações específicas, como o Estatuto da Pessoa Idosa. Cuidar de um paciente com demência é uma tarefa complexa que requer dedicação e atenção integral. A doença de Alzheimer e outras formas de demência são condições que afetam não apenas o paciente, mas também toda a família e os cuidadores. É fundamental que os familiares compreendam e estejam preparados para lidar com as várias manifestações da doença, que vão além da perda de memória. Entre elas, destacam-se a insegurança e a dependência, a repetição de perguntas e fatos, alterações de humor, dificuldades de higiene e de alimentação e a desorientação, especialmente nos estágios mais avançados da doença.

Manifestações específicas da demência

- **Insegurança e dependência** – À medida que a demência progride, os pacientes podem se tornar cada vez mais inseguros e dependentes. A perda de habilidades cognitivas e motoras pode levar a uma crescente necessidade de assistência em atividades diárias, como se vestir, tomar banho e realizar tarefas simples. A família deve estar preparada para oferecer apoio emocional e prático, ajudando o paciente a se sentir seguro e valorizado, mesmo diante de sua dependência crescente.
- **Repetição de perguntas e fatos** – A repetição de perguntas e fatos é uma característica comum da demência devido ao déficit de memória. Os pacientes podem fazer as mesmas perguntas várias vezes em curtos períodos, esquecendo rapidamente as respostas que receberam. Nesses momentos, a paciência e a compreensão da família são essenciais. É importante responder com calma e não demonstrar frustração, pois o paciente não tem controle sobre essa repetição.

- **Alterações de humor** – A doença de Alzheimer também pode levar a alterações de humor, como irritabilidade, agitação, ansiedade e até mesmo depressão. Essas mudanças podem ser desafiadoras para a família, mas é importante entender que são parte da doença e não um reflexo da personalidade do paciente. Manter um ambiente calmo e tranquilizador, oferecer apoio emocional e, se necessário, buscar orientação médica para tratamento adequado são estratégias úteis.
- **Dificuldades de higiene e alimentação** – Conforme a doença avança, os pacientes podem enfrentar dificuldades crescentes em manter a higiene pessoal e se alimentar de forma adequada. A família deve ajudar o paciente a realizar essas atividades de forma digna e respeitosa. Isso pode envolver a supervisão da higiene, a preparação de refeições adequadas à dieta do paciente e a administração de medicamentos, se necessário.
- **Desorientação e risco de se perder** – Nos estágios avançados da demência, a desorientação pode se tornar mais pronunciada. Os pacientes podem se perder quando saem de casa ou até mesmo dentro de casa. A família deve tomar medidas para garantir a segurança do paciente, como a instalação de fechaduras de segurança e a identificação de saídas. Em alguns casos, pode ser necessário supervisionar constantemente o paciente para evitar que ele se coloque em situações de risco.

Adaptação da residência para evitar acidentes

Adaptar o ambiente doméstico é fundamental para garantir a segurança e o bem-estar do paciente portador de demência. Algumas modificações na casa incluem:

- **Banheiro** – Instalar barras de apoio e corrimãos para ajudar o paciente a se equilibrar e evitar quedas. Além disso, tapetes antiderrapantes e assentos elevados no vaso sanitário podem ser úteis.
- **Tapetes** – Remover tapetes soltos ou escorregadios para evitar tropeções e quedas. É importante manter o piso livre de obstáculos.
- **Apoios** – Colocar apoios nas paredes para auxiliar na locomoção do paciente pela casa. Isso pode incluir corrimãos em corredores e escadas.

- **Cozinha** – Na cozinha, é importante garantir que o paciente não tenha acesso a objetos perigosos, como facas afiadas ou produtos químicos. O uso de fogões com desligamento automático por temporizador e botões de segurança ajuda a prevenir acidentes.

Iniciativas de apoio

Existem grupos de suporte e iniciativas inovadoras que buscam apoiar os cuidadores de pessoas com demência. Esses grupos oferecem suporte informativo, psicológico e social, visando melhorar a qualidade de vida dos cuidadores e a qualidade de cuidado prestado aos pacientes. No site da ABRAz* você encontra informações sobre grupos de apoio, sobre a doença e sobre como lidar com ela (Grupo..., 2021).

Diversas iniciativas em todo o mundo têm se destacado no apoio a pacientes com demência e seus cuidadores. Algumas delas incluem:

- **Dementia Friends (Amigos da Demência)** – Um programa do Reino Unido que busca aumentar a conscientização sobre a demência na sociedade, ensinando às pessoas como apoiar e compreender melhor aqueles que vivem com a doença (Alzheimer's Society, 2023).
- **Music and Memory (Música e Memória)** – Um programa dos Estados Unidos que utiliza a música como ferramenta terapêutica para pacientes com demência, ajudando a despertar memórias e melhorar o bem-estar emocional (Music & Memory, 2024).
- **Cafés da Memória (Portugal)** – Iniciativas em vários países oferecem encontros regulares em cafés para pacientes com demência e seus cuidadores, proporcionando um ambiente acolhedor para socialização e apoio (Alzheimer, 2024).
- **The Purple Angel (O Anjo Roxo)** – Uma campanha global que visa sensibilizar a comunidade para a demência e fornecer suporte e informações a pacientes e cuidadores (The Purple Angel Dementia, 2024).
- **Walking the Talk for Dementia (Trilhando o Melhor Caminho pela Demência)** – Uma experiência inovadora e transformadora. Este

---

*Disponível em: https://abraz.org.br.

programa, liderado pelos Atlantic Fellows for Equity in Brain Health (*Fellows* do Atlântico pela Equidade em Saúde Cerebral), representou uma jornada marcante e inspiradora para pessoas que trabalham, pesquisam e vivem com demência (Walking The Talk for Dementia, 2022). O principal propósito do projeto Walking the Talk for Dementia era desafiar as percepções e estereótipos que frequentemente cercam a demência, visto que o estigma e a desinformação muitas vezes levam à marginalização das pessoas que vivem com a doença. Nesse contexto, o projeto teve como objetivo demonstrar que as pessoas continuam a viver com dignidade, propósito e significado, mesmo após o diagnóstico da demência e enfrentando os desafios que a doença apresenta. O projeto proporcionou uma experiência única ao reunir participantes de mais de 25 países, incluindo pacientes com demência, cuidadores, pesquisadores e profissionais de saúde, em uma jornada de 50 km ao longo do famoso Caminho de Santiago, na Espanha. Essa jornada não apenas simbolizou uma conquista pessoal significativa para os participantes, mas também transmitiu uma mensagem poderosa à sociedade. Caminhar juntos ao longo de um percurso desafiador representou uma metáfora da jornada compartilhada enfrentada por aqueles que vivem com demência e seus cuidadores. Os participantes demonstraram que, apesar dos obstáculos, é possível encontrar força, resiliência e solidariedade no enfrentamento da doença. Além da peregrinação em si, o projeto incluiu um simpósio científico, no qual os participantes tiveram a oportunidade de compartilhar suas experiências e conhecimentos sobre a demência. Isso permitiu uma discussão aprofundada sobre os desafios enfrentados pela comunidade da demência e as soluções possíveis. O projeto Walking the Talk for Dementia (2022) desafiou a sociedade a repensar suas percepções sobre a demência e a considerar as pessoas que vivem com a doença como indivíduos valiosos e ativos em suas comunidades. Em última análise, essa iniciativa inovadora e aventureira mostrou que, apesar do diagnóstico e dos desafios da demência, as pessoas podem continuar a viver vidas significativas e contribuir de maneira valiosa para a sociedade. Ela lembra que, juntos, é possível transformar a forma como se percebe e se apoia a comunidade da demência, oferecendo dignidade e respeito a todos os seus membros.

A busca da cura da doença de Alzheimer: avanços, investimentos em pesquisa e expectativas

A doença de Alzheimer representa um desafio significativo para a medicina e a ciência, sendo uma das enfermidades neurodegenerativas mais prevalentes e impactantes em todo o mundo. Os esforços para encontrar uma cura ou terapias eficazes para esta condição têm sido intensos e abrangentes, envolvendo investimentos substanciais de diversos países, instituições de pesquisa e organizações governamentais e não governamentais.

O comprometimento com a pesquisa sobre a doença de Alzheimer tem aumentado consideravelmente nas últimas décadas, à medida que a prevalência da demência aumenta globalmente. Países como os Estados Unidos, China, Japão, Canadá e vários países europeus têm liderado investimentos significativos em pesquisas para entender as causas subjacentes da doença, identificar biomarcadores precoces e desenvolver tratamentos inovadores. Os principais investimentos incluem financiamento para projetos de pesquisa acadêmica, estudos clínicos, colaborações interdisciplinares e infraestrutura de laboratório de última geração. Além disso, organizações filantrópicas, como a Fundação Bill e Melinda Gates, têm desempenhado um papel fundamental no apoio à pesquisa sobre demência.

Resultados obtidos e perspectivas futuras

Embora ainda não tenha sido encontrada uma cura definitiva para a doença de Alzheimer, os esforços de pesquisa têm gerado resultados promissores. Alguns avanços notáveis incluem:

- **Identificação de biomarcadores** – Pesquisadores têm feito progressos na identificação de biomarcadores que podem ajudar a diagnosticar a doença em estágios mais precoces, permitindo tratamentos mais eficazes.
- **Terapias farmacológicas** – Novos medicamentos estão sendo desenvolvidos e testados em ensaios clínicos, com o objetivo de interromper a progressão da doença ou aliviar os sintomas.
- **Intervenções não farmacológicas** – Terapias não farmacológicas, como exercícios físicos, estimulação cognitiva e terapia ocupacional, têm demonstrado benefícios na melhoria da qualidade de vida dos pacientes.

- **Avanços na genética** – A compreensão das bases genéticas da doença está avançando, o que pode levar a tratamentos personalizados no futuro.

Embora os avanços na pesquisa sejam promissores, a busca por uma cura para a doença de Alzheimer é um processo complexo e multifacetado. As perspectivas para o futuro incluem:

- **Terapias modificadoras da doença** – A esperança é desenvolver terapias que possam modificar a progressão da doença, retardando ou interrompendo seu avanço.
- **Tratamentos personalizados** – Com base na genética e nos biomarcadores, é possível que tratamentos mais direcionados e eficazes sejam desenvolvidos.
- **Prevenção** – O foco na prevenção da demência está aumentando, com a promoção de estilos de vida saudáveis, como dieta equilibrada e atividade física.
- **Integração de tecnologia** – O uso de tecnologia, como inteligência artificial e *big data*, pode acelerar a pesquisa e melhorar a detecção precoce e o acompanhamento da doença.
- **Cooperação internacional** – A colaboração global é essencial, com o compartilhamento de dados, conhecimentos e recursos entre países e instituições.

A demência é uma condição que afeta não apenas os indivíduos diagnosticados, mas também suas famílias e a sociedade como um todo. Compreender a natureza da demência, revelar o diagnóstico de forma adequada e oferecer apoio aos cuidadores são passos cruciais no enfrentamento dessa enfermidade. A busca por iniciativas inovadoras e grupos de suporte pode melhorar a qualidade de vida tanto dos pacientes quanto dos cuidadores, promovendo um maior entendimento e respeito por aqueles que enfrentam a demência. Essas iniciativas demonstram que a demência pode ser enfrentada de maneira mais eficaz quando há apoio e compreensão da sociedade. A conscientização, o suporte emocional e prático e as modificações no ambiente doméstico podem melhorar significativamente a qualidade de vida das pessoas afetadas pela doença e suas famílias.

Referências

ALZHEIMER Portugal. *Café memória*. Lisboa: [*s. n.*], 2024. Disponível em: https://alzheimerportugal.org/cafe-memoria-3/. Acesso em: 2 maio 2024.
ALZHEIMER'S SOCIETY. *Dementia friends*. [*S. l.: s. n.*], 2023. Disponível em: https://www.dementiafriends.org.uk/. Acesso em: 2 maio 2024.
GRUPO de suporte informativo aos cuidadores de idosos com doença de Alzheimer: dicas de como e onde encontrá-los. *ABRAz*, 2021.
MUSIC & MEMORY. [*S. l.: s. n.*], 2024. Disponível em: https://www.dementiafriends.org.uk/. Acesso em: 2 maio 2024.
THE PURPLE ANGEL DEMENTIA. [*S. l.: s. n.*], 2024. Disponível em: https://purpleangel-global.com/about-us/. Acesso em: 2 maio 2024.
WALKING THE TALK FOR DEMENTIA. [*S. l.: s. n.*], 2022. Disponível em: https://www.dementiafriends.org.uk/. Acesso em: 2 maio 2024.

Leituras recomendadas

BRASIL. Ministério da Saúde. *Guia prático do cuidador*. Brasília: Secretaria da Gestão do Trabalho e da Educação em Saúde, 2008.
BRODATY, H.; DONKIN, M. Family caregivers of people with dementia; *Dialogues in Clinical Neuroscience*, v. 11, n. 2, p. 217-228, 2009.
HANSSON, O. Biomarkers for neurodegenerative diseases. *Nature Medicine*, v. 27, n. 6, p. 954-963, 2021.
PHILLIPPI, R. *Dementia for caregivers*: strategies for behavioral issues and practical tips for caring for your loved one at home (dementia caregiving, activities and resources). [*S. l.*]: Independent Publisher, 2022. *E-book*.
TERRA, N. L.; CRIPPA, A. *Como cuidar do idoso com Alzheimer*. Porto Alegre: ediPUCRS, 2021.

CAPÍTULO 28

Envelhecer com sabedoria

J.J. Camargo

Desde 1906, quando se propôs um modelo de monitoração da expectativa de vida da população do planeta, esta só tem feito crescer, permitindo que se possa estimar, pela manutenção da curva ascendente, que dois em cada três indivíduos nascidos nesta década chegarão aos 100 anos. A propósito, em 1900, a humanidade vivia, em média, 33,7 anos. Definido, então, que vamos viver mais, cabe a pergunta: valerá a pena? A julgar pela escassez de avanços alinhados com a preservação da qualidade de vida mental, a possibilidade de durarmos muito começa a assustar, porque poderá significar a imposição indesejada de cumprirmos uma pena de submorte, ou seja, estarmos condenados a morrer antes da morte.

Com esta vidinha que estamos levando por aqui, ficou claro que viver bem é tão ou mais importante do que viver mais, e as pessoas mais sensíveis já perceberam que realmente viver é muito diferente de simplesmente durar.

Se não bastasse o quanto as exigências de cada um na busca da felicidade são diferentes e precisam ser assumidas e respeitadas, ainda temos que considerar que o curso do envelhecimento pode simplesmente desaguar na apatia da fadiga biológica e ser aceito com plácida indiferença pelos conformados e indolentes, ou sofrer toda a estoica resistência dos que lutam até o último instante, depois de terem vivido no limite da intensidade, com muitas histórias para contar, convencidos de que viver de verdade é encher o calendário de aniversários.

Cuidados com o envelhecimento

Abstraídos os azares genéticos, a ciência tem identificado fatores que contribuem para a longevidade, cabendo a cada pessoa a responsabilidade de administrá-los.

A pretensão de encarar os 100 anos como meta possível impõe alguns itens de conservação funcional inegociáveis:
- Não fumar.
- Manter glicemia, pressão arterial e colesterol normais.
- Fazer *check-up* anual.
- Ser magro.
- Exercitar-se.
- Dormir bem.
- Viver em paz.

A constatação de que determinadas etnias tendem a viver mais tem induzido à crença de que a dieta possa ter um papel relevante na longevidade. Porém, a tendência, na verdade, é a valorização do estilo de vida, mais do que da dieta ou da religiosidade.

Um trabalho famoso realizado na Stanford University mostrou que, na construção da longevidade, a participação da assistência médica (10%), da genética (17%) e do meio ambiente (20%), no somatório, é menor do que a contribuição do estilo de vida (53%), este definido como a gestão do prazer e da felicidade.

Outra pesquisa de grande fôlego, da Harvard University, vem acompanhando 724 indivíduos pertencentes a duas categorias sociais: egressos da Universidade e trabalhadores do porto de Boston. Esse grupo heterogêneo na origem e na atividade funcional vem sendo seguido há 75 anos em um protocolo chamado Desenvolvimento do Adulto (Waldinger, 2016), e, do grupo inicial, 60 ainda estavam vivos em 2015. Recentemente, mais de 2 mil filhos de participantes foram recrutados para a continuidade do estudo.

Em primeiro lugar, uma das observações mais extraordinárias desse estudo foi a constatação de que a maioria dos octogenários felizes e saudáveis não necessariamente estava entre aqueles que, aos 50 anos, tinham colesterol normal ou perímetro abdominal de bailarino, e sim eram aqueles que mantinham relações familiares e sociais numerosas, alegres e confiáveis. Em contrapartida, os solitários envelheciam mais cedo, com perda mais precoce da cognição, adoeciam mais e, quando isto ocorria, sofriam mais, com o medo da doença multiplicado pela tristeza da solidão.

A segunda grande lição é a importância da qualidade das relações; claramente, alguém pode estar sozinho no meio da multidão ou sentir-se só no casamento. Então, não se trata apenas do número de amigos que alguém tem, e não é questão de estar ou não em um relacionamento sério: o que importa é a qualidade dos relacionamentos íntimos. Acontece que viver no meio do conflito é muito ruim para a saúde. Casamentos atribulados, sem afeto recíproco, acabam sendo péssimos para a saúde, com danos maiores que uma separação.

Em resumo, viver relacionamentos bons e afetuosos é protetor. Nesse estudo da Harvard University, os que tiveram a felicidade de envelhecer com parceiros com quem podiam contar não só viveram mais, mas conservaram a memória intacta por mais tempo, mostrando que tendemos a preservar as recordações boas e a esquecer as desagradáveis (Waldinger, 2016).

Também nesse estudo, foram mais felizes na aposentadoria aqueles que se ofereceram mais vezes para voluntariados ou substituições de colegas em eventuais impedimentos. Manter-se ocupado é evidentemente um caminho de preservação da saúde física e mental.

Outro elemento determinante da qualidade do nosso envelhecimento estará inevitavelmente atrelado ao prazer que resultou das escolhas que fizemos naquela época preciosa em que nos foi dado o poder de escolher. Muitas velhices são antecipadas e corrompidas pela constatação tardia e dolorosa de que a chance de felicidade plena é uma exclusividade de quem acertou na escolha profissional e fez do seu trabalho uma extensão das férias.

Em contrapartida, não há como negar o desconforto de ver tanta gente que aprendeu o que podia, ainda não começou a esquecer, tem saúde e, na falta de vontade de fazer alguma coisa útil, se acomoda na sala de espera da morte disfarçada de aposentadoria. Um atestado inequívoco de que, enquanto faziam o que fizeram, prefeririam estar fazendo outra coisa.

Claro que não é possível generalizar, nem estabelecer protocolos de bem viver, porque as pessoas são diferentes em projetos, ambições, entusiasmo, comprometimento e submissão. Todas têm o direito de fazer o quiserem de suas vidas, incluindo nada – nunca ignorando que coisas que energizam alguns enfaram outros.

Outro aspecto importante é a mudança de prioridades entre as gerações (entendendo-se como *geração* um período de 25 anos, tempo em média observado para mudança de prioridades de uma sociedade). Observou-se uma clara mudança de objetivos com a geração *millennials* (nascidos entre 1981 e 1995 – os nativos digitais, que cresceram no *boom* da internet) que considerou enriquecimento e fama como prioridades na construção da felicidade, em claro contraste com a geração anterior que, na maturidade, aprendera a valorizar mais a riqueza de relações humanas afetuosas.

Aliás, são essas diferenças na busca da felicidade que tornam tão pouco produtivos os livros de autoajuda que propõem modelos padronizados para perfis incomparáveis. Mas compreende-se que, por estas discrepâncias, não se pode pretender afinidade entre tipos que consideram que felicidade é andar descalço numa praia deserta, e os que acham que ser feliz depende de se alcançar um ponto de equilíbrio no máximo de tensão. Certamente entender essas disparidades e variabilidades, e não tentar modificá-las, além de prática saudável de convívio social, é um exercício de sabedoria.

Nos últimos anos, cada vez mais tem se considerado a importância da qualidade de vida, ainda que este seja um conceito meio nebuloso pelo tanto que encerra de subjetividade. Se considerarmos que uma vida de boa qualidade é a que gera felicidade, já mergulharemos no imponderável: nada é mais heterogêneo do que o sentimento de felicidade. Independentemente do que cada um considere como modelo, um elemento é indispensável em todos eles: a preservação da utilidade, que tantas vezes conflita com a ideia de que é relaxante não ter compromissos a cumprir.

Dê a um velho uma função produtiva e ele revigorará. Remova-a, e ele definhará consumido pela perda do sentido da vida. Seguramente a inércia programada ou imposta por alguma limitação física é a linha divisória entre a morte disfarçada de depressão e a vida útil do idoso saudável e bem-humorado. Neste último quesito algum grau de deboche e ironia não só é tolerável, como altamente festejado.

Considerações finais

Em filosofia, se considera muito complexa a definição de vida boa, em função do quanto, felizmente, somos diferentes. No entanto, alguns componentes são imutáveis:

- Ter uma família afetiva e calorosa. A prole bem-sucedida é um dos elementos mais importantes na construção de uma velhice feliz, enquanto repetidas frustrações nesta área contribuem tristemente para dar naturalidade à morte.

- Planejar estabilidade financeira, que talvez seja, junto com a solidariedade familiar, uns dos fatores mais importantes quando se enfrenta a doença na velhice.
- Ler sem parar, ouvir música, cultuar a arte e ter amigos que façam outras coisas.
- Amar muito, e ter pena das pessoas que nunca se apaixonam.
- Praticar a generosidade, e através dela se deliciar com o mais nobre e impagável dos sentimentos humanos: a gratidão.
- Ter uma vida pessoal e profissional dentro de padrões éticos, que sirvam de exemplos para os filhos, de fonte do respeito dos amigos e de resposta definitiva aos desafetos. Uma vida digna, segundo os conceitos de Kant, é a que entende que a moral da ética não consiste em buscar o que fazer para sermos felizes, mas o que fazer para merecermos a felicidade.

Referência

WALDINGER, R. *What makes a good life?* Lessons from the longest study on happiness. [*S. l.: s. n.*], 2016. 1 vídeo (12 min). Publicado por TED. Disponível em: https://www.youtube.com/watch?v=8KkKuTCFvzI. Acesso em: 3 jun. 2024.

Leituras recomendadas

BIZE, R.; JOHNSON, J. A.; PLOTNIKOFF, R. C. Physical activity level and health: related quality of life in the general adult population: a systematic review. *Preventive Medicine*, v. 45, n. 6, p. 401-415, 2007.

EASTON, S.; VAN LAAR, D. QoWL (Quality of Work Life): What, How, and Why? *Psycology Research*, v. 3, n. 10, p. 596-605, 2013.

SAJID, M. S.; TONSI, A.; BAIG, M. K. Health-related quality of life measurement. *International Journal of Health Care Quality Assurance*, v. 21, n. 4, p. 365-373, 2008.

CAPÍTULO 29

Quando encaminhar um paciente ao psicoterapeuta?

Betina Mariante Cardoso
Flávio Kapczinski

Não por acaso, a psicoterapia é um dos setores específicos da Associação Mundial de Psiquiatria, sendo um de seus propósitos "compreender as bases biológicas e a contribuição da neurociência que validam a teoria e a técnica psicoterápicas". Entretanto, até chegarmos a este ponto em que hoje nos encontramos, como médicos que "prescrevem" psicoterapia como tratamento em condições específicas, muitos avanços históricos foram necessários.

Indo direto ao ponto, quando a psicoterapia deve ser indicada? Ou seria mais apropriado o termo "prescrita", já que se trata de um tratamento médico para a pessoa do paciente? Não estamos falando em fígado, rins, estômago, pulmões, cérebro. Estamos, isto sim, falando do indivíduo que sofre, e este não é dividido em frações. Com certeza as especialidades médicas são essenciais e representam a marca do avanço exponencial da nossa profissão, mas se há um "procedimento" capaz de integrar benefícios mentais, cerebrais e físicos – se é que essa divisão ainda faz algum sentido – este é a psicoterapia. Como em toda a medicina, há casos e casos, e esse "procedimento" não é, ou não deveria ser, de indicação descriteriosa: é essencial compreender e seguir critérios, sob pena de incorrer em iatrogenia caso a indicação seja inadequada. Como compreender, nesse contexto, quando a psicoterapia deve ser indicada para a pessoa do paciente? E por que falar na "pessoa do paciente", afinal?

Chamemos de Maria uma paciente que, no início de seus 60 anos, descobre uma patologia neoplásica já com metástases e com indicação de quimioterapia. Ela vinha em atendimento psiquiátrico clínico há um ano, desde que recebeu o diagnóstico, com acompanhamento mensal. A notícia da nova doença, a evolução dos diagnósticos, os medos, a necessidade do tratamento quimioterápico, a sombra das incapacidades vindouras, a dependência temporária de familiares, o temor humano da morte: todos estes foram elementos cruciais para a busca de psicoterapia por essa paciente, a fim de lidar com o processo que estava por começar. Neste caso, nosso foco está na neoplasia, na reação aguda ao estresse, nos sintomas depressivos em tratamento ou na pessoa que, em profundo sofrimento, busca ajuda para lidar com as novas demandas? Cabe lembrar que o indivíduo não é o diagnóstico: ele *tem* o diagnóstico, mas isso não o denomina. Maria é Maria, tenha ela a patologia que tiver. Como definir a indicação de psicoterapia, nesta situação?

Em primeiro lugar, ressaltemos a motivação para o atendimento psicoterápico por parte da paciente, que busca essa forma de tratamento aliada ao tratamento oncológico. Outro elemento que deve ser avaliado neste contexto é o quadro clínico da paciente e sua função cognitiva, considerando alterações neuropsiquiátricas que possam alterar funções do estado mental, como consciência, atenção, sensopercepção, orientação, memória, afeto, humor, pensamento, juízo crítico, conduta e linguagem. Em caso de alteração de tais funções por causas orgânicas, a psicoterapia não deve ser realizada, uma vez que o exame do estado mental expressa a condição de estabilidade do paciente para responder à abordagem psicoterápica. No caso de uma paciente sonolenta, hipo ou hipervigil, com alterações quantitativas (dor, náuseas, formigamentos, entre outros sintomas) ou qualitativas (ilusões ou alucinações da sensopercepção, alterações da orientação ou da memória, alterações de afeto e humor compatíveis com quadros orgânicos, pensamento com produção, curso e conteúdo incompatíveis com a realização da psicoterapia, juízo crítico parcial ou totalmente alterado, conduta agitada ou outras perturbações de linguagem com prejuízo da fala), não será viável conduzir o processo psicoterapêutico. Assim, cabe aqui considerar que a motivação é, sim, um elemento de extrema relevância, mas é essencial, do mesmo modo, que o indivíduo apresente condições orgânicas para aderir à psicoterapia. Um exemplo semelhante é a contraindicação desta abordagem em indivíduos que se encontram sob uso de substâncias ou intoxicados no momento da sessão, por não apresentarem condições mentais para o exercício psíquico que a psicoterapia envolve.

Esses são alguns dos exemplos que esclarecem que o aspecto mental, necessário para a psicoterapia, está "embutido" nas funções cerebrais que, por sua vez, não se separam do corpo do indivíduo. Assim, é necessário reforçar que a indicação para tal abordagem, do ponto de vista médico, considerando a pessoa do paciente, deve, em primeiro lugar, desfazer a dicotomia mente/corpo e considerar o sujeito como uma unidade. As doenças mentais são biológicas por essência, mas a forma de lidar com elas é humana, ou seja, contempla a realidade biopsicossocial do paciente. De outra parte, as doenças físicas só poderão ser tratadas se o indivíduo estiver em condições psíquicas para lidar com os desafios que elas representam. A psicoterapia pode ajudar a lidar com situações psíquicas e físicas complexas? No futuro do pretérito, sim, *poderia*. Entretanto, não há como generalizar essa avaliação. Não há como separar mente e corpo e compreender a psicoterapia como uma recomendação "pulverizada", que deve ser prescrita aos quatro ventos, sem critérios de elegibilidade. Em primeiro ponto, não é possível motivar para tratamento, de forma "burocrática", o sujeito que acredita não precisar dele ou que se nega a buscar esta forma de ajuda.

Indicação de psicoterapia

As diversas formas de psicoterapia

De acordo com referências atuais, em 2017 havia 174 diferentes tipos de psicoterapia apontados pela Wikipédia (Cordioli *et al.*, 2019, p. 19). Entretanto, os modelos centrais, de acordo com suas orientações teóricas, são o psicanalítico (que deu origem às psicoterapias de orientação analítica), o comportamental, o cognitivo, o existencial/humanista/centrado na pessoa, o modelo dos fatores comuns ou não específicos e, por fim, o modelo dos fatores biopsicossociais. Cada um desses apresenta suas origens, características, aplicações, indicações e contraindicações. Além disso, a partir destes modelos citados surgiram novos formatos com suas devidas especificidades.

Nesse contexto, é inegável que, sendo os indivíduos seres únicos, com suas histórias de vida, características genéticas, de temperamento e de personalidade diversas, seria inviável definir modelos de encaixe aos quais os pacientes devessem se adequar. Assim, existem os modelos referenciados, com suas indicações e contraindicações para cada perspectiva. Um dos aspectos a ser salientados, aqui, é o fato de que algumas das psicoterapias existentes são baseadas em evidências científicas, têm indicadores de funcionamento para cada condição e, por isso, são preconizadas como mais eficazes para tais casos. Isso não exclui o fato de que, para além dos índices e das evidências, é preciso considerar a pessoa do paciente, suas demandas pessoais, etapas do ciclo vital, crises interpessoais ou familiares, e por aí vai.

Assim, por mais que se procure indicar o modelo mais eficaz e de melhores evidências, é preciso ouvir o paciente, conhecê-lo em suas buscas individuais, e, ao invés de enquadrá-lo em modelos estruturados nos quais nos especializamos, é preciso ir até ele, alcançá-lo em seus vazios através de uma escuta atenta. Dessa forma, podemos encontrar a melhor forma de ajudá-lo – mesmo que, em uma das possibilidades, nossas limitações profissionais, de formação ou mesmo pessoais nos apontem que o caminho seria encaminhá-lo a um colega mais capacitado na abordagem que o paciente precisa para sua melhora. A medicina centrada na pessoa nos mostra, a cada dia, que devemos ir até onde o paciente está, ouvir e aprender sua linguagem e, assim, centrar o tratamento em suas demandas, em vez de esperar que este atenda nossas exigências e expectativas de adesão ao tratamento médico. Acontece que tudo isso não basta para definir a indicação ou não para a psicoterapia, mas apenas nos orienta sobre o caminho a seguir ao indicá-la.

Aspectos envolvidos na indicação para psicoterapia

> Não há dúvida de que as psicoterapias são eficazes, visto que elas compartilham do mesmo *status* de evidência de muitas intervenções para outras condições em saúde, entre as quais medicamentos e procedimentos intervencionistas [...] (Cordioli et al., 2019, p. 27).

Entretanto, é necessário considerar que a psicoterapia de orientação analítica, centrada em aspectos da construção mental do indivíduo (então, cerebral e com todas as exigências de um exame do estado mental adequado para que sejam realizadas) tem suas indicações, com foco principal nos transtornos que exigem abordagens profundas e prolongadas, com enfoques na existência do indivíduo, suas relações parentais e correspondentes repercussões, determinados transtornos da personalidade, além de atrasos ou lacunas em tarefas evolutivas do ciclo vital, entre outras indicações. Observe-se que, dentre as contraindicações, encontra-se: "Ausência de um ego razoavelmente integrado e cooperativo (p. ex., psicose, transtornos da personalidade graves, dependência de substâncias, transtornos mentais de origem cerebral, transtornos neurocognitivos, deficiência intelectual". Isso demonstra que, para o modelo psicoterápico analítico, é essencial que as funções cerebrais estejam, da mesma forma, estabilizadas.

Enquanto isso, as terapias cognitivo-comportamentais aproximam-se mais do modelo biomédico, pois são dirigidas, em sua configuração, ao tratamento de patologias psiquiátricas, como transtornos de ansiedade, transtorno obsessivo-compulsivo, transtornos de humor, entre outras condições psiquiátricas *per se,* combinadas ou não com tratamento psicofarmacológico. No algoritmo do tratamento dos transtornos depressivos, preconiza-se a abordagem psicoterápica nos casos de episódios leves, considerando-se, também, em determinadas circunstâncias, a combinação com tratamento farmacológico.

Considerando esses aspectos, é cabível observar que as psicoterapias têm indicações definidas, pacientes-alvo e possibilidades de interface com a farmacoterapia. Trata-se de indicações tão objetivas como a indicação de uma cirurgia em paciente com critérios para tal? A ausência de exames e de parâmetros essencialmente clínicos coloca as psicoterapias em um patamar de limbo, se considerarmos estes os referenciais únicos para indicação de procedimentos médicos. No entanto, cabe aqui a tão reconhecida frase: "A clínica é soberana". Se estamos diante, por exemplo, de um paciente com transtorno psiquiátrico que preenche critérios diagnósticos pelo DSM-5 e CID-10 a partir da anamnese coletada de forma adequada, este apresenta indicações para, por exemplo, uma psicoterapia cognitivo-comportamental para transtorno de ansiedade generalizada? E seu exame do estado mental, está adequado para que ele receba tal indicação?

O raciocínio para a adequada indicação de psicoterapia, nos dias de hoje, não contempla apenas os manuais diagnósticos, embora sejam essenciais, nem os dados baseados em evidências, mas algumas qualidades médicas imprescindíveis: preparo profissional adequado, atualização às evidências científicas disponíveis, formação continuada – a fim de completar, cada vez de forma mais aprofundada, suas capacidades – e, por fim, mas não menos importante, a visão humanística, para escutar e conhecer a pessoa de seu paciente, saber quem ele é, descobrir sua história e motivações pessoais e entender se está disposto a aderir ao tratamento, mudar comportamentos disfuncionais e aceitar ajuda.

As especialidades médicas precisam compreender, também, a psicoterapia como um "procedimento", como ferramenta terapêutica que trata do ser humano em sua integralidade. É fundamental que conheçam suas indicações e contraindicações, critérios e limitações. Muitas vezes, é necessário que saiam de suas "muralhas" em que, dentro de cada "império", definições são arbitrárias e, muitas vezes, excluem perspectivas para além de sua especialidade. O Dr. Cyro Martins, eminente psicanalista, escritor e autor de inúmeros ensaios sobre o humanismo médico, faz menção, no conjunto de sua obra, ao costume de especialistas – dentro de algumas especialidades médicas – de agirem como "cada um disputando, canibalisticamente, seu pedaço de homem". Isso desconstrói o sujeito à nossa frente como um ser humano, tornando-o uma parte do corpo que é "propriedade" deste ou daquele médico, ignorando aspectos subjetivos inerentes à doença e, com isso, tornando a psicoterapia uma indicação cada vez mais longínqua de suas práticas hiperespecíficas. O microcosmos da pessoa do paciente torna-se cada vez mais estrito, e seu mundo interno "esmagado" por resultados de exames (necessários, sim, mas que não prescindem o olhar para a pessoa).

Visando exercitar a capacidade dos médicos e estudantes de medicina de compreender a pessoa do paciente em sua inteireza, propomos a leitura do trecho a seguir e um breve exercício de escrita.

A escuta, milímetro a milímetro da fita métrica

Eu era acadêmica do quarto ano de medicina, no estágio de Medicina Interna. Vestia meu avental, levava comigo o estetoscópio e a fita métrica no bolso e estava pronta para atender o novo paciente. Seu Bento nem sequer me olhou quando entrei no quarto. Sem qualquer expressão, olhando para um mundo só seu, levou alguns dias até que permitisse que a fita métrica medisse sua ascite, sem nenhuma palavra sobre o alcoolismo que o levara à cirrose hepática. Com todos os dados no prontuário médico, minha função era o exame diário. Tornou-se rotina, com o passar das manhãs: eu chegava, seu Bento posicionava-se no leito, sentado, à espera da medição.

Olhava-me profundamente, como se, ao medi-lo, perscrutasse seu passado. E foi quando começou a contar, milímetro a milímetro da fita métrica, sua história. À medida que os dias passavam, mais ele parecia ansiar por aquele momento, como se fosse sua única, e talvez última, oportunidade de confissão. Ou talvez fosse apenas sua (rara) possibilidade em ser escutado. Milímetro a milímetro da fita métrica que deveria medir a ascite, conheci a história, os dramas, dúvidas e testamentos emocionais de seu Bento. Dali, nasceu um vínculo estudante de medicina-paciente que marcou minha trajetória para sempre. Às vezes, é no milímetro que a história se desenrola. Isto não é sobre psicoterapia, mas sobre saber escutar. E sobre quando escutar é, muitas vezes, o que a pessoa do paciente precisa (Martins, 1998, p. XX).

Caro leitor, que tal relembrar e registrar, você também, uma história impactante que tenha marcado sua percepção do vínculo estudante de medicina-paciente ou médico-paciente?

A psicoterapia *on-line*: um legado da pandemia de covid-19 que veio para ficar?

Os primeiros dias de atendimento *on-line*, no início da pandemia de covid-19, deixaram perdidos muitos de nós, psicoterapeutas, acostumados com a relevância do *setting* psicoterápico. Nossas paredes à mostra na tela de fundo, pacientes recebendo a consulta em seus pijamas e robes de chambre, cabelos desgrenhados e rostos que acabaram de acordar. Naquele momento, isso era o que menos importava: eles precisavam ser escutados, e estavam tão perplexos e despreparados para toda a intensidade que todos nós estávamos vivendo, que o foco, ali, era o suporte emocional que poderíamos dar. As tarefas de casa entremeavam-se com atendimentos consecutivos e, quando nos dávamos conta, uma nova jornada tinha chegado ao fim. Na rua não havia ninguém, e o vazio externo se refletia no vazio de cada um, que, em seus olhares perplexos frente à câmera do celular ou do computador, se perguntavam o que seria do dia seguinte. No início, parecia difícil transformar o que sempre fora presencial em um atendimento *on-line*, mas percebi que era possível, frente a frente, perceber o olhar apagado, as lágrimas, a boca espremida para evitar o choro. Entendi que era possível, ali, conectar-me com o rosto do paciente, suas nuances, sua mímica, seus movimentos involuntários de sofrimento. Entendi que, através da câmera, vemos detalhes que a distância das poltronas no *setting* disfarça. E, mais ainda, compreendi que, através da telemedicina, podemos alcançar um número maior de pessoas que, não estando em nossa cidade, acessam recursos de saúde mental e de escuta dos quais precisam, estejam onde estiverem.

Não sabemos se a teleconsulta veio para ficar, mas parece que sim, mesmo em casos de psicoterapia. Depois de finda a crise que se instalou com a pandemia, o humano atravessou mudanças, entre elas o isolamento social, quadros graves de depressão, ansiedade e luto. Apesar disso, podendo vir ao consultório, muitos hoje ainda preferem o atendimento *on-line*, seja por comodismo, barreiras emocionais que a tela protege ou até mesmo o "novo normal", que inclui a psicoterapia *on-line* como oportunidade favorável a muitos que, estando distantes dos grandes centros, mas tendo indicação para o atendimento psicoterápico, podem aproveitar esta oportunidade (ou seria melhor dizer este legado da pandemia?).

Caro leitor, reflita sobre como a pandemia de covid-19 afetou sua prática profissional. Qual foi seu impacto ao iniciar os teleatendimentos?

Considerações sobre os tratamentos combinados

De acordo com Dr. Rogério Wolf de Aguiar (*in memoriam*), em material dedicado às *Psiquiatria e psicanálise: confluências e condutas clínicas* (Aguiar, 2009, p. 30), cabe ressaltar:

> Felizmente, as tendências integradoras recentes conduziram a Psiquiatria contemporânea ao ponto onde o uso combinado de medicação e psicoterapia é atualmente uma prática universal, tanto para as enfermidades neuróticas como para as psicóticas (Thompson e Brodie, 1981). Um estudo extensivo da prática combinada de farmacoterapia e psicoterapia, realizado pelo grupo do Avanço da Psicoterapia (Group for the Advancement of Psychiatry, 1975) não verificou problemas significativos na combinação destas duas abordagens, sugerindo esforços adicionais no sentido de integrá-las. Mesmo quando a psicoterapia formal não constitui parte do esquema de tratamento, os princípios psicodinâmicos são extraordinariamente úteis como auxiliares da prescrição dos agentes psicotrópicos. Princípios psicodinâmicos tais como transferência, resistência e contratransferência podem ajudar vigorosamente a entender a falta de adesão ao tratamento prescrito.

Ainda que o texto acima se atenha à psicoterapia psicodinâmica, ele expressa a importância da integração entre as práticas terapêuticas e demonstra como elementos deste modelo psicoterápico podem contribuir com a adesão ao tratamento, um fenômeno comportamental e psíquico que está envolvido de forma intrínseca na decisão do paciente em receber ajuda médica. Além disso, vale ressaltar que, apontando tais benefícios, enfraquece-se a dicotomia mente/corpo, aspecto alinhado ao propósito deste capítulo. Mesmo que outros modelos psicoterápicos não tenham sido citados no presente contexto, devemos entender que a combinação entre os tratamentos farmacológicos e psicoterápicos, guardadas as ressalvas particulares da condição médica de cada indivíduo, é uma abordagem que contempla a pessoa do paciente em suas demandas, seja qual for o modelo escolhido de psicoterapia a conduzir.

Reflexões sobre "Do mito à verdade científica", de Cyro Martins

No ensaio "Do mito à verdade científica: síntese histórica da psicoterapia", o Dr. Cyro Martins (1998) apresenta um profundo e esclarecedor caminho histórico para ilustrar como atingimos o momento atual no que tange ao tema dos tratamentos psicoterápicos. Como médico, neurologista e psicanalista, é natural que sua perspectiva apresente aspectos psicodinâmicos; a leitura do referido ensaio vale, sem sombra de dúvidas, como um argumento histórico que nos faz compreender o percurso que a evolução tomou até que se compreendesse o atual entendimento da confluência entre psicanálise e psiquiatria. Um trecho específico (Martins, 1998, p. 85), entretanto, chama a atenção:

> Todos conhecemos o clássico exemplo do avestruz. O esconder a cabeça não impede que a tormenta desabe. Assim, reprimir os nossos instintos ou projetá-los em o imaginárias não anula a ação constante que exercem sobre nós, fazendo-nos adoecer e nos levando à doença justamente porque os negamos. Somente o domínio consciente dos instintos nos garante a saúde. Somente através desse domínio podemos conciliar os dois princípios fundamentais que regem a nossa existência: o princípio do prazer e o princípio da realidade.

Conforme este trecho, o papel desempenhado pela doença, iniciada ou mantida na negação e no não dito, no esconderijo da inconsciência, nos mostra o quanto a frase "somente o domínio consciente dos instintos nos garante a saúde" está alinhada ao propósito deste capítulo de mostrar a relação entre psicoterapia e saúde, tanto física e quanto mental, não como elementos dissociados, mas como parte da pessoa que somos, composta de mente, cérebro, corpo, sangue, desejos, conflitos e memórias. Encarar nosso eixo como um só, composto por pontos objetivos e subjetivos, nos permite compreender a psicoterapia como um procedimento a ser prescrito a uma pessoa, dadas suas condições e critérios para tal, sem separá-la de nossa completude.

Caro leitor, agora é sua vez: reflita sobre em que circunstância você indicaria psicoterapia a um paciente e em que circunstância a contraindicaria. Formule suas respostas baseando-se nos aspectos expostos no capítulo.

Psicoterapias: existe um manual de instruções para o século XXI?

Chegando ao fim de nossa reflexão, optamos por um desfecho pouco habitual: a abordagem das "Seis propostas para o próximo milênio", de Ítalo Calvino (1990, orelha do livro), como resposta à pergunta: existe um manual de instruções para o século XXI?

> "Leveza", "Rapidez", "Exatidão", "Visibilidade" e "Multiplicidade" são cinco conferências que Calvino havia preparado para a Universidade de Harvard e que, devido à morte súbita do autor, nunca foram proferidas. São também cinco das qualidades da escritura (uma sexta, a Consistência, seria o tema da última conferência, jamais escrita) que Calvino teria desejado transmitir à Humanidade do Milênio que estava por vir.

"Lições Americanas" era o subtítulo de "Seis Propostas para o Próximo Milênio", e a escolha deste tema devia-se ao propósito das mesmas: eram as reconhecidas Conferências Norton, atribuídas a intelectuais de excelência, como Umberto Eco, a serem proferidas em Harvard. Mas o que elas tem a ver com a indicação para a psicoterapia, afinal?

Infelizmente, não temos um manual de instruções para a indicação de psicoterapia e, convenhamos, por mais que estejamos na era de algoritmos, manuais, medicina baseada em evidências, artigos científicos com boa publicabilidade e todas as benesses que a medicina vem proporcionando de forma exponencial, um ponto nunca mudou: a pessoa do paciente que nos procura. E ele vai valorizar, sim, se formos atualizados e utilizarmos de nossas melhores técnicas, mas, não tenhamos dúvidas, nos tornaremos inesquecíveis para ele, o ajudaremos a aderir ao tratamento e seremos sua referência como médicos se soubermos *escutar sua dor*. Para este fim, como para outros, foram desenvolvidas as *medical humanities*, uma interface da medicina com as humanidades, como literatura, artes plásticas, cinema, entre outros. Aprendemos a escuta atenta, muitas vezes, pela leitura literária, um dos preceitos das humanidades médicas; e, em qualquer que seja a especialidade médica que escolhermos, a escuta será nossa guia.

Foi por esse motivo que as propostas de Calvino vieram cair neste capítulo, quase de paraquedas. Relendo algumas frases sublinhadas durante as várias leituras que o livro proporcionou ao longo do tempo, decidimos deixar aqui algumas citações para serem refletidas após a leitura deste capítulo:

Em "Leveza":

> A Poesia do invisível, a poesia das infinitas potencialidades imprevisíveis, assim como a poesia do nada, nascem de um poeta que não nutre qualquer dúvida quanto ao caráter físico do mundo (Calvino, 1990, p. 21) – Observar a unidade, e não a dissonância, entre mente e corpo, entre a poesia e a fisicalidade das coisas.
>
> (...) Neste ponto devemos recordar que se a ideia de um mundo constituído de átomos sem peso nos impressiona é porque temos experiência do peso das coisas; assim como não podemos admirar a leveza da linguagem se não soubermos admirar, igualmente, a linguagem dotada de peso (Calvino, 1990, p. 27).

Em particular, esta citação nos remete a saber escutar, a prestar atenção na linguagem usada pelo paciente.

> A leveza, para mim, está associada à precisão e à determinação, nunca ao que é vago ou aleatório (Calvino, 1990, p. 28).

Na medicina em geral, e na psicoterapia em particular, precisão e determinação devem ser o norte. A indicação para a psicoterapia encontra-se neste pilar.

Em "Rapidez":

> O segredo está na economia da narrativa em que os acontecimentos, independentemente de sua duração, se tornam punctiformes, interligados por segmentos retilíneos, num desenho em ziguezagues que corresponde a um movimento ininterrupto (Calvino, 1990, p. 48).

E não é desta forma que escutamos a narrativa de um paciente que conta de sua dor? Conseguimos discernir, neste relato, critérios manualizados ou indicações precisas? A indicação para a psicoterapia está muito mais na dor e sofrimento que escutamos, na atenção à narrativa, somadas aos critérios clínicos avaliados objetivamente, do que em um ponto específico do relato.

Há muitos outros pontos na obra, mas cabe chamar atenção para os paralelos entre a exatidão e indicação minuciosa, pelo médico, baseada em princípios clínicos precisos que mostrem a psicoterapia não como algo vago, e sim como a "prescrição de um tratamento que, embora ocorra na mente, está fisicamente situado no cérebro e com potenciais repercussões clínicas". Em "Multiplicidade", pode-se traçar um paralelo com a forma como, conforme critérios específicos de indicação, recorremos às diversas potencialidades psicoterápicas já com evidências sustentadas atualmente e com diferentes propósitos; entre todas elas, de acordo com a visão de Calvino sobre a multiplicidade, haveria uma rede, um elo em comum, um código familiar. Seria este o papel que, por diferentes caminhos, o psicoterapeuta deveria exercer para ajudar o paciente em sua busca?

Há, ainda, a "Visibilidade", em que Calvino (1990, p. 106) escreve:

> Seja como for, as soluções visuais continuam a ser determinantes e vez por outra chegam inesperadamente a decidir situações que nem as conjeturas do pensamento nem os recursos da linguagem conseguiriam resolver.

Mais adiante, acrescenta:

> Digamos que diversos elementos concorrem para formar a parte visual da imaginação literária: a observação direta do mundo real, a transfiguração fantasmática e onírica, o mundo figurativo transmitido pela cultura em seus vários níveis, e um processo de abstração, condensação e interiorização da experiência sensível, de importância decisiva tanto na visualização quanto na verbalização do pensamento (Calvino, 1990, p. 110).

E não seriam esses aspectos integrados sobre a visualização, ressaltados por Calvino, que nos fariam enxergar a pessoa do paciente de forma integrada e, assim, unir o que vemos clinicamente à nossa formação, visão de mundo e capacidade de "interiorização da experiência sensível" para, a partir da escuta e do indivíduo à nossa frente, indicarmos a psicoterapia com sensibilidade e, ao mesmo tempo, objetividade?

Por fim, o capítulo não escrito, mas nem por isso menos importante: o da consistência. Nas notas sobre este, está a obra *Bartleby*, de Hermann Melville, como parte do plano de escrita. O que ele teria dito? O que poderíamos aproveitar, em nossas conjeturas? Bartleby é personagem conhecido burocrata cuja características mais marcantes são a procrastinação e o aspecto passivo-agressivo com que responde às ordens: "Prefiro não fazer". Em "Consistência", no contexto deste ensaio, duas são as vertentes possíveis. A primeira é a criação de um personagem com consistência, profundidade, verossimilhança interna e que fosse capaz de personificar-se na imaginação do leitor, tornando-se quase físico, e que é o tipo de personagem que nos faz tocar aspectos da humanidade na literatura, ouvindo-o e aproveitando sua essência em nossas práticas de humanidades médicas, criando empatia com o personagem ou percebendo, através dele, nossas "contratransferências" (com as quais sempre podemos aprender). A segunda vertente? Talvez observar nossa resposta ao paciente que, ao dizer "prefiro não fazer", está nos comunicando sua relutância à adesão ao tratamento. Seja como for, são conjeturas, elucubrações e exercícios sobre nossas respostas potenciais a um paciente a quem, frente a frente conosco no consultório médico, poderíamos indicar psicoterapia.

O exercício com a literatura e com as humanidades médicas nos oportuniza a capacidade de simbolização, metaforização, escuta das linguagens possíveis do sofrimento, melhora da comunicação com o paciente, empatia, entre outros atributos. Em particular, no que se refere ao uso da literatura como uma das principais ferramentas neste esforço, cabe citar James Wood (2012, p. 63), em seu livro *Como funciona a ficção*:

> Essa lição é dialética. A literatura nos ensina a notar melhor a vida; praticamos isso na vida, o que nos faz, por sua vez, ler melhor o detalhe na literatura, o que, por sua vez, nos faz ler melhor a vida.

Recorrer à literatura e outras artes e humanidades em nossa prática médica aprimora nossa capacidade de escuta, de memória e de imaginação, tornando nossa humanidade mais sensível à humanidade do paciente que nos procura. Há um ponto crucial nisso tudo: escutando melhor o paciente, ou seja, com escuta atenta, podemos exercer nossa medicina de forma mais humana e, sim, fazermos indicações com maior precisão e exatidão, como apontou Calvino em seu capítulo sobre a leveza.

Referências

AGUIAR, R. W. Integrando conhecimentos e combinando tratamentos em transtornos mentais. *In*: CARVALHO, J. A. *et al.* (org.). *Psiquiatria e psicanálise*: confluências e condutas clínicas. Rio de Janeiro: ABP, 2009. p. 30-34.
CALVINO, I. *Seis propostas para o próximo milênio*. São Paulo: Companhia das Letras, 1990.
CORDIOLI, A. V. *et al.* As principais psicoterapias: fundamentos teóricos, técnicas, indicações e contra-indicações. *In*: CORDIOLI, A. V.; GREVET, E. H. (org.). *Psicoterapias*: abordagens atuais. 4. ed. Porto Alegre: Artmed, 2019. cap. 2.
MARTINS, C. Do mito à verdade científica: síntese histórica da psicoterapia. *In*: MARTINS, C. *O mundo em que vivemos*. Porto Alegre: Movimento, 1998. p. 71-85.
WOOD, J. *Como funciona a ficção*. São Paulo: Cosac Naify, 2012.

CAPÍTULO 30

Podemos tornar as pessoas melhores?

Ana Luisa Rocha Mallet

A instigante pergunta "podemos tornar as pessoas melhores?" nos leva a várias outras, como "podemos mudar as pessoas?"; "o que muda as pessoas?"; "o que motiva a mudança?"; "será que apenas o sofrimento é capaz de nos transformar?". E, afinal de contas, o que é uma pessoa melhor? Melhor para quê e para quem? Essa pergunta pode se desdobrar infinitamente: "um médico melhor?"; "uma mãe melhor?"; "um amigo melhor?"; "melhor tecnicamente?".

Talvez alguns tenham essa resposta. Não é meu caso, visto que me coloco diante de um questionamento que me parece apropriado: quem sou eu para dizer o que é uma pessoa melhor?

Dando um passo atrás, então, resolvo tirar a valoração sobre o "melhor" da discussão e passo a me perguntar o que foi que contribuiu na minha constituição como pessoa, mesmo que objetivamente possa ter alguma dificuldade em explicitar o "como" e o "porquê" (**Figura 30.1**).

Neste capítulo, acrescentarei que, além dos livros que lemos, das viagens que fazemos e das pessoas que amamos, imagens também podem nos marcar, assim como filmes. Me propus então o seguinte desafio: escolher dez imagens, dez livros e dez filmes que me marcaram. E para este capítulo o desafio da imagem foi ainda maior – vou comentar apenas sobre duas delas, que podem ser facilmente acessadas na internet.

Fico me perguntando por que as escolhi e por que me marcaram tanto. *Guernica*, de Picasso, pintada em 1937, durante a Guerra Civil Espanhola, parece antever a grande tragédia pela qual o século XX ficaria para sempre marcado: uma segunda Grande Guerra Mundial com um genocídio, que, não sendo o primeiro na história, parecia, no entanto, que poderia ser o último. Mas o século XX nem havia terminado e já estávamos testemunhando

> Somos o resultado
> dos livros que lemos
> das viagens que fazemos
> e das pessoas que amamos

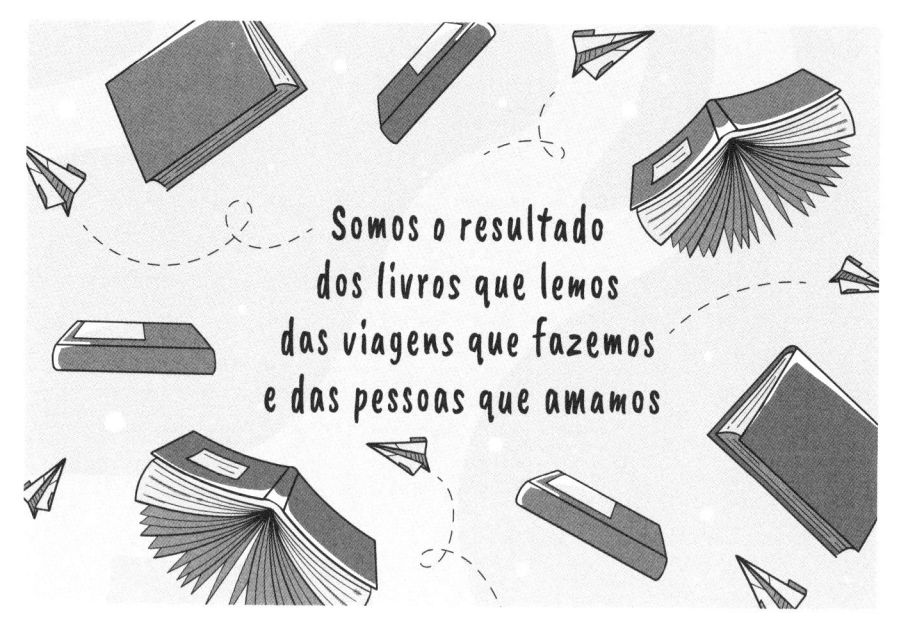

Figura 30.1 Sobre quem somos.

outros, e o século XXI continua nos fazendo questionar o tempo todo: o que deu errado? Por que diante de tanta riqueza e avanço tecnológico a paz não se apresenta como uma alternativa real para os detentores do poder? Parece que realmente a espécie humana, tão orgulhosa de seus avanços científicos, pouco avançou no reconhecimento do "outro" como merecedor de respeito em toda sua diversidade.

Depois de *Guernica*, no entanto, o *Lixo extraordinário*, de Vik Muniz, traz uma possibilidade de reconstrução e de sensibilidade a partir do lixo, a partir do menos desejado, daquilo que é deixado de lado. E dentre tantas imagens lindíssimas produzidas pelo artista, a que traz uma mãe protegendo seus filhos mesmo diante de tanta miséria pode tentar me dizer que ainda há alguma esperança, e que talvez a sensibilidade, o cuidado e o afeto possam ser um antídoto a toda a violência com a qual convivemos diariamente.

Após listar dez filmes (**Figura 30.2**) fui percebendo a delicadeza com que foram tratados temas como as relações humanas (*Tomates verdes fritos*, com Kathy Bates), a comunicação (*A chegada*, com Amy Adams; *Contato*, com Jodie Foster), a educação e a inclusão (*Nenhum a menos*, com Wei Minzhi), o amor pela literatura e seu poder transformador (*Minhas tardes*

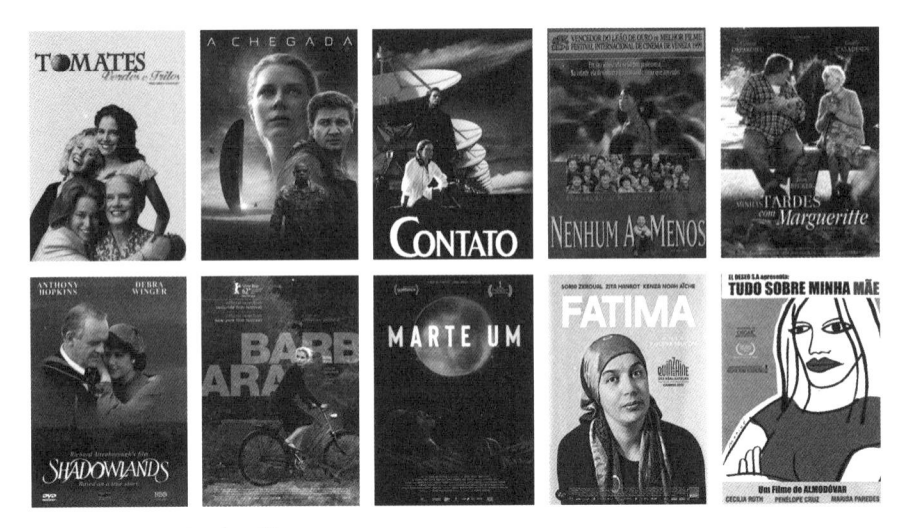

Figura 30.2 Os dez filmes que me marcaram.

com Margueritte, com Gérard Depardieu), o sofrimento (*Terra das sombras*, com Anthony Hopkins; *Barbara*, com Nina Hoss), a possibilidade de sonhar (*Marte um*, com Cícero Lucas), a diversidade (*Fátima*, com Soria Zeroual; *Tudo sobre minha mãe*, com Cecilia Roth).

Revendo a lista dos meus dez livros (**Figura 30.3**) de ficção escolhidos, seis eram de autoras mulheres. Considerando apenas os brasileiros, os quatro livros da lista foram escritos por mulheres, sendo que duas dessas autoras certamente não estariam incluídas caso eu fizesse essa lista dez anos atrás. E não porque não tivessem ainda escrito sua obra (como no caso de *Tudo é rio*, de Carla Madeira) mas porque ambas (Conceição Evaristo com *Insubmissas lágrimas de mulher* e Ana Maria Gonçalves com o épico *Um defeito de cor*) ainda não possuíam a visibilidade e o alcance merecido que hoje começam a atingir e que determinam um avanço na questão da representatividade de mulheres negras na literatura. Analisando ainda a lista, salta aos olhos a ausência de autores indígenas. Talvez, e tomara que, daqui a menos de dez anos, esses autores e autoras também ganhem a visibilidade que certamente merecem nas obras de ficção.

Completando o "time" feminino de preferidas, a heroína Jane Eyre do século XIX, a zeladora Reneé de *A elegância do ouriço* e a nossa Macabéa de *A hora da estrela*. Valter Hugo Mãe, de uma sensibilidade espantosa em *O filho de mil homens*, Saramago, com seu *Ensaio sobre a cegueira* e os

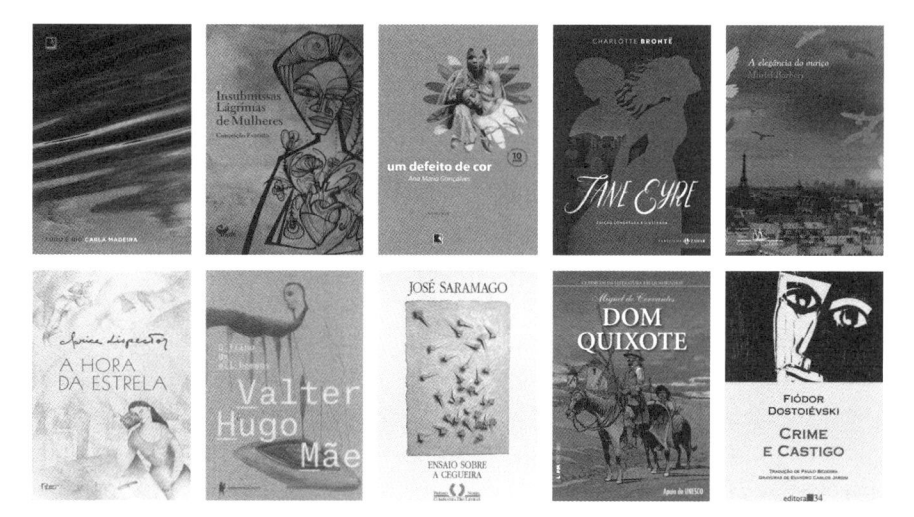

Figura 30.3   Os dez livros que me marcaram.

clássicos *Dom Quixote* e *Crime e castigo* completam essa lista que foi a mais difícil de organizar, mas também a mais afetivamente realizada.

Talvez pudesse ser interessante perguntar aos nossos estudantes quais são os livros, filmes, músicas e imagens que os marcaram. A partir daí, talvez já começássemos a conhecê-los um pouco mais, abrindo um espaço de reconhecimento de subjetividades que muitas vezes ficam apagadas num currículo tão preenchido por questões técnicas.

Possibilidade de mudanças

Duas correntes importantes falam sobre a possibilidade de mudanças: a teoria das virtudes e a teoria kantiana. Na teoria das virtudes, a mudança poderia vir pela experiência, não necessariamente uma experiência vivida pela própria pessoa, mas que poderia ser alcançada pela mediação através das artes. Mas, talvez, a teoria kantiana do dever faça mais sentido no campo da coletividade.

Vou utilizar para discussão um dos capítulos do livro *Pequeno tratado das grandes virtudes*, de André Comte-Sponville (2016), em que o autor discute 17 virtudes consideradas importantes por ele, dentre elas a tolerância. A tolerância é essencialmente uma virtude pessoal, que reflete a atitude e a conduta social de um indivíduo, sua capacidade de voltar-se para uma realidade diferente da sua própria maneira de agir, de ser ou de pensar. Uma virtude que aceita a diversidade, e não apenas a tolera, mas vê nessa diversidade uma fonte de enriquecimento. Ou melhor, respeita e honra essa diversidade.

Mas até que ponto ser tolerante? Em determinadas situações de injustiça, a tolerância pode equivaler à acomodação, à cumplicidade com injustiças e mesmo ao fanatismo. Como Hannah Arendt (1999, p. 299) descreveu em *Eichmann em Jerusalém: Um relato sobre a banalidade do mal*, "O problema de Eichmann era exatamente que muitos eram como ele, e muitos não eram nem pervertidos, nem sádicos, mas eram e ainda são terrível e assustadoramente normais". Amós Oz (2016), no seu *Como curar um fanático*, considera que o riso e a curiosidade são antídotos contra o fanatismo. Fanáticos não têm senso de humor e raramente conseguem rir de si mesmos. Afinal, para que a curiosidade se acham que estão sempre certos?

Sendo assim, uma comunidade precisa definir quais são seus pontos vitais para a manutenção de uma sociedade minimamente democrática, considerando que todos nós desejamos uma sociedade sem lugar para a discriminações raciais, de gênero e de idade, fascismo e ódio. Todas essas questões devem ser tratadas com o estudante de medicina, que não vive em uma bolha, e cujos pacientes muito menos vivem em uma.

Talvez possamos avançar na discussão desses temas se somados aos dados objetivos como, por exemplo, do feminicídio, problema muito presente na América Latina. Assim, apresentamos também a música *Canción sin miedo*, de Vivir Quintana, no México. A arte – neste caso, a música – pode chegar a lugares que números não alcançam, da mesma forma que ler, discutir, escrever sobre a jovem Marcela, em *Dom Quixote*, pode possibilitar uma mediação importante na percepção dos medos que atormentam o "ser mulher" nos dias de hoje. Na medicina, essa discussão pode ter um papel ainda mais revelador e interessante, por sabermos que hoje a profissão abriga um número superior de mulheres em relação aos homens. Mas não podemos esquecer que isso ainda não se reflete nas estruturas de poder. Na Academia Nacional de Medicina, como um reflexo de nossa sociedade e sua estrutura de poder, menos de 10% das cadeiras são ocupadas por mulheres.

No Brasil, em 2023, o Supremo Tribunal Federal tomou uma decisão unânime, histórica, proibindo a tese do uso da legítima defesa da honra em julgamentos de feminicídio (Brasil, 2023). Novamente: nem o estudante de medicina, nem seus professores e muito menos os pacientes vivem em bolhas. Cada um de nós, em maior ou menor escala, é atingido por muitos desses problemas, que podem contribuir para o adoecimento da pessoa.

Sobre a possibilidade de mudança do estudante de medicina, podemos considerar duas questões como as principais: existiriam estratégias para tornar o estudante mais afável, contribuindo para um contato mais recíproco com o paciente? Ou deveríamos reconhecer incapacidades emocionais e orientá-los para especialidades sem tantas exigências afetivas? Perguntas difíceis, não?

Essas perguntas podem começar a ser abordadas através da percepção de como o estudante lida com as emoções e de como ele reconhece e respeita o outro em sua totalidade, além de como os professores reconhecem uma eventual dificuldade vivenciada por esse estudante.

Talvez a escola médica deva assumir alguma responsabilidade pelo relato da diminuição da empatia do estudante de medicina ao longo do curso. Artigos já publicados sobre o tema têm, inclusive, títulos bastante provocadores como: "The devil is in the third year: a longitudinal study of erosion of empathy in medical school" (O mal mora no terceiro ano: um estudo longitudinal da erosão da empatia nas faculdades de medicina) e "Por que algunos médicos se vuelven poco éticos (malvados?) con sus pacientes?" (Por que alguns médicos se tornam pouco éticos (malvados?) com seus pacientes?"). Mas esse estudante também sofre, como bem mostrou o professor Sergio Zaidhaft (2019) no seu artigo "A saúde mental dos estudantes de medicina: reminiscências e conjecturas de um mestre-escola".

Muitos educadores consideram que, na educação do futuro, capacidade crítica, comunicação, criatividade, colaboração, conexão e cultura (os chamados 6Cs) são as principais competências para o profissional, em qualquer área do conhecimento humano. Interessante notar que conteúdo, que também começa com a letra C, não aparece entre essas seis competências principais. Será que a ênfase exagerada no conteúdo pode ser uma fonte de sofrimento e de afastamento das emoções? Será que estimulamos a cooperação ou muito mais a competição? A criatividade é muito pouco reverenciada. O professor Ken Robinson (2006), naquela que é, talvez, a palestra TED mais assistida de todos os tempos, já alertava que "a escola mata a criatividade".

Um trabalho realizado na Universidade de Harvard mostra os resultados do mais longo estudo sobre a pergunta "do que é feita uma vida boa?", a partir dos quais se conclui que manter relações saudáveis proporcionou aos participantes uma melhor saúde ao longo dos anos, sendo mais importante do que manter bons níveis de colesterol, por exemplo (Waldinger; Schulz, 2023; Waldinger, 2016).

Outra questão importante ao considerarmos a formação do futuro médico é a relação estabelecida e predominante entre professor e aluno, muitas vezes baseada numa assimetria significativa de poder, marcada pela superioridade do professor e verticalizada, que pode se transferir para uma relação também verticalizada entre médico e paciente.

Ouvir a narrativa de estudantes, como verificado no artigo "Análise de narrativas produzidas por estudantes de medicina por meio da distribuição de pílulas literárias em uma sala de espera", realizado em um hospital público no estado do Rio de Janeiro e coordenado pela professora Eloisa Grossman, pode contribuir para essa percepção do que toca o estudante no contato com o paciente, o que o mobiliza e o instiga (Grossman *et al.*, 2021). Essas pílulas também podem ser utilizadas com pacientes em suas consultas. Ouvi de uma paciente: "tem certas palavras que mexem com a gente". Em dois minutos de consulta, foi alcançada uma aproximação que não havíamos ainda conseguindo e feitas revelações que contribuíram para um melhor cuidado. Numa frase, a paciente, com sua simplicidade, intuiu e explicitou o poder da palavra, pois há palavras que cuidam, enquanto outras eliminam a possibilidade de relação. Dois monólogos é o que muitas vezes acontece numa consulta quando um diálogo não é constituído. Um não-encontro pode frustrar e gerar mágoa, enquanto um encontro motiva, aproxima, respeita. Esse não-encontro pode ser entre estudante e professor, entre médico e paciente, entre médico e demais profissionais de saúde. Deve-se lembrar sempre que somos seres relacionais e não seres protocolares.

Então, podemos despertar a sensibilidade nos estudantes? Sem dúvida, podemos tentar. A arte é uma possibilidade. É acreditando no poder transformador da arte que muitos professores em todo o país (e também no mundo) tentam inserir, nos seus encontros com os estudantes, manifestações artísticas que tenham relação com o conteúdo estudado e que contribuam para o cuidado da pessoa. Sendo assim, o conhecimento humano, em toda sua complexidade, não pode ser considerado apenas como um acessório interessante na formação médica, mas como algo indispensável para um cuidado integral e eficaz.

No Rio de Janeiro, criamos o grupo "Arte na Veia" na Universidade Federal do Rio de Janeiro e na Universidade Estácio de Sá, que vivencia parceria com grupos semelhantes na Universidade Estadual do Rio de Janeiro, na Universidade Federal Fluminense e na Faculdade Souza Marques. Discutimos filmes, produzimos alguns artigos ("Cinema e cardiologia", "Literatura e cardiologia", "Um coração diferente na literatura infantil") e livros (*Literatura e medicina: uma experiência de ensino*, *Candido Portinari no ensino em saúde*, *Rastros da pandemia*) e temos um carinho especial pelo compartilhar da literatura infantil, sob coordenação da professora Fátima Geovanini, com alunos e professores. Já realizamos oficinas que utilizam textos da literatura considerada infantil em muitos congressos de educação médica, com grupos só de alunos, grupos só de professores e grupos misturados de professores e alunos, e todas têm sido excelentes e sempre surpreendentes. Uma das oficinas de maior impacto foi uma em que abordamos o luto na literatura infantil.

Rapidamente, vamos apresentar o livro *O limpador de placas* (**Figura 30.4**), que conta a história de um homem tranquilo e satisfeito com seu trabalho de limpar placas (Feth, 2002).

Um dia, um menininho olha para uma placa e pergunta para sua mãe quem foi Guimarães Rosa. E naquele momento, pela primeira vez, o limpador de placas sentiu que não sabia nada sobre as placas que limpava. Começou a ler sobre os nomes: autores, compositores. E comentava sobre o que aprendia enquanto limpava as placas. As pessoas começaram a acompanhá-lo em seu itinerário de limpeza. Logo, esse número aumentou, e ele passou a receber muitas cartas, apareceu na TV e no jornal. Um professor de universidade o convidou a ser um professor. Nosso herói agradeceu e recusou: afinal, o que ele mais gostava de fazer era limpar placas.

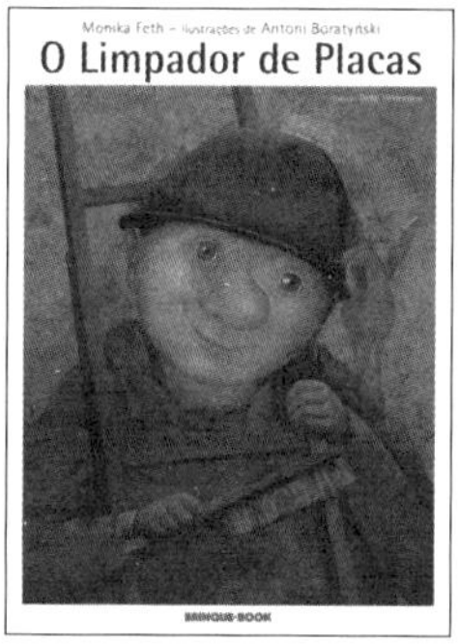

Figura 30.4
O limpador de placas, livro de Monika Feth.

Esse livro traz muitas possibilidades de reflexão: será que estamos fazendo o que mais gostamos? Que alegria temos no nosso trabalho? Será que os estudantes estão tendo alegria no que estão fazendo? Penso também na prepotência médica, na dificuldade de um trabalho em equipe onde o médico não seja sempre o protagonista. Lembro aqui um pouco de Spinoza e de Nise da Silveira e suas considerações sobre a potência da alegria e a possibilidade de atingirmos uma maior perfeição, nos tornando melhores. "A alegria, você afirma, é a passagem do homem de uma perfeição menor a uma perfeição maior" (Silveira, 1995 *apud* Lucheta, 2017).

Mas nem tudo são flores. Apesar de já ter assistido com os estudantes mais de 20 vezes Chimamanda Adichie (2009) em sua imperdível palestra TED chamada "O perigo de uma história única", não estamos imunes a uma ideologia de exclusão e de dificuldade de reconhecimento do outro em toda sua potencialidade.

Estávamos atendendo um paciente com um quadro de insuficiência cardíaca grave por uma condição rara. Já o havia atendido algumas vezes, acredito que sempre educada e respeitosamente, utilizando as medidas terapêuticas corretas com ele, que tinha alguma dificuldade de se expressar. Poderíamos até questionar algum grau de déficit cognitivo. Um dia, ele entra no ambulatório com um fone de ouvido e pergunto se ele poderia compartilhar o que ouvia comigo e com os estudantes. Fomos surpreendidos com uma música instrumental lindíssima – ele começa então a falar sobre a música e a chorar. A música abriu um portal para conhecermos um pouco mais da sua vida. Soubemos de seu pai, um homem carinhoso que, após ser preso político, tornou-se alcoólatra e passou a bater nos filhos, nele principalmente. Ele não era mais um paciente com dificuldade de se comunicar e sim um homem extremamente sensível que não teve as mesmas oportunidades que a maioria de nós teve.

Por que seria tão inesperado que ele estivesse ouvindo uma música instrumental que também agradava a uma médica e a futuros médicos? Será que de alguma forma pensávamos que ele só poderia ouvir músicas de "pior qualidade"? Será que o considerávamos incapaz de um certo requinte na sensibilidade? Voltamos mais uma vez à questão de valorar o que é bom e o que não é bom.

O fato é que esse paciente me fez ver que não sou tão boa como poderia imaginar, e, ao mesmo tempo, me fez um pouco melhor naquele final de tarde de terça-feira. A discussão com os estudantes depois não foi apenas sobre sua doença rara, mas sobre como sua história nos impactou. Como diz Chimamanda Adichie, "histórias importam", da mesma forma que a médica Rita Charon (2009), em todo o seu estudo sobre medicina narrativa, nos convida a "honrar a história" de nossos pacientes.

Considerações finais

Acredito que o que pode nos fazer melhores é manter um encantamento nesse viver no mundo. Muitas coisas que nos acontecem podem inicialmente nos causar estranhamento, mas, quando conseguimos que esse estranhamento se converta em encantamento, algo em nós se modifica.

Danielle Ofri (2013), no seu livro *What doctors feel*, fala da "transitoriedade permanente" em que vivem muitos de nossos estudantes, sempre correndo de um canto para outro. Na verdade, não só os estudantes, mas todos nós. Essa "transitoriedade permanente" nos impede de ser como Fernando Pessoa (*apud* Ofri, 2013, p. 50) nos propõe:

> Para ser grande, sê inteiro: nada
> Teu exagera ou exclui.
> Sê todo em cada coisa. Põe quanto és
> No mínimo que fazes.
> Assim em cada lago a lua toda
> Brilha, porque alta vive.

Assim, a "transitoriedade permanente" dificulta esse ser inteiro e a possibilidade de conhecermos nossos sentimentos, medos e emoções.

Ninguém torna ninguém melhor, mas o encontro com o outro oferece a possibilidade de transformação de ambos. Como diz a música *O seu olhar*, de Arnaldo Antunes e Paulo Tatit ([1995]), e que finaliza esse capítulo: "o seu olhar melhora o meu".

Referências

ADICHIE, C. N. *O perigo de uma única história*. [S. l.: s. n.], 2009. 1 vídeo (18 min). Publicado por TED. Disponível em: https://www.ted.com/talks/chimamanda_ngozi_adichie_the_danger_of_a_single_story/transcript?language=pt-br. Acesso em: 11 maio 2024.

ARENDT, H. *Eichmann em Jerusálem*. São Paulo: Companhia das Letras, 1999.

BRASIL. Supremo Tribunal Federal. Tese da legítima defesa da honra é inconstitucional. Brasília: STF, 2023. Disponível em: https://portal.stf.jus.br/noticias/verNoticiaDetalhe.asp?idConteudo=511556&ori=1. Acesso em: 11 maio 2024.

CHARON, R. Narrative and medicine. *New England Journal of Medicine*, v. 350, n. 9, p. 862-864, 2004.

COMTE-SPONVILLE, A. *Pequeno tratado das grandes virtudes*. 3. ed. São Paulo: Martins Fontes, 2016.

FETH, M. *O limpador de placas*. São Paulo: Brinque-book, 2002.

GROSSMAN, E. *et al.* Análise de narrativas produzidas por estudantes de medicina por meio da distribuição de pílulas literárias em uma sala de espera. *Interface,* v. 25, 2021.

LUCHETA, R. As cartas de Nise da Silveira a Spinoza: carta 1. Machine Deleuze, 13 abr. 2017. Disponível em: https://machinedeleuze.wordpress.com/2017/04/13/as-cartas-de-nise-da-silveira-a-spinoza/. Acesso em: 3 jun. 2024.

OFRI, D. *What doctors feel:* how emotions affect the practice of medicine. Massachusets: Beacon, 2013.

O SEU olhar. [Compositores]: Arnaldo Antunes e Paulo Tatit. Rio de Janeiro: Sony Music Entertainment, [1995].

OZ, A. *Como curar um fanático.* São Paulo: Companhia das Letras, 2016.

ROBINSON, K. *Como as escolas matam a criatividade.* [S. l.: s. n.], 2006. 1 vídeo (19 min). Publicado por TED. Disponível em: https://www.ted.com/talks/sir_ken_robinson_do_schools_kill_creativity?language=pt. Acesso em: 11 maio 2024.

WALDINGER, R. What makes a good life? Lessons from the longest study on happiness. [S. l.: s. n.], 2016. 1 vídeo (12 min). Publicado por TED. Disponível em: https://www.youtube.com/watch?v=8KkKuTCFvzI. Acesso em: 3 junho 2024.

WALDINGER, R.; SCHULZ, M. *Uma boa vida*: como viver com mais significado e realização. Rio de Janeiro: Sextante, 2023.

ZAIDHAFT, S. A saúde mental dos estudantes de medicina: reminiscências e conjecturas de um mestre-escola. *Revista de Medicina*, v. 98, n. 2, p. 96-98, 2019.

CAPÍTULO 31
Uso de drogas na adolescência e a tendência suicida

Sérgio de Paula Ramos

A adolescência pode ser pensada como uma viagem que leva a criança à vida adulta. Nessa jornada a meta é poder responder à pergunta, "afinal, quem sou eu?". O sinuoso percurso é demarcado por idas e vindas e por experimentações de toda espécie, que incluem as saudáveis, aquelas que alavancam o desenvolvimento pessoal, e as não saudáveis, que o prejudicam. Entre as primeiras estão a socialização, a descoberta amorosa e a sexual. Entre as não saudáveis, estão a experimentação e o uso de drogas.

Em seu início, o púbere ainda está longe de poder perceber sua identidade, mas bem sabe quem ele não é. Ele não é seu pai, tampouco sua mãe ou quem possa ser assemelhado a eles, como professores. Isso demarca uma fase de oposição sistemática a todas as figuras parentais. Tal posicionamento fragiliza o jovem. Pode-se dizer que, pela primeira vez em sua vida, não quer o manto parental protetivo em um momento em que já não reconhece o seu próprio corpo, que cresceu e passou a apresentar o desenvolvimento genital.

Essa fragilidade encontra proteção no grupo de amigos do qual passa a depender. Torna-se fiel ao grupo, usa as vestimentas e os adereços que o caracteriza e, em sua fragilidade, torna-se um fiel seguidor dele. Pensa igual aos demais integrantes, veste-se de forma semelhante, traz o corte de cabelo, as tatuagens e os *piercings* como um uniforme a caracterizá-lo. Assim fazendo, sente-se mais protegido, e essa proteção dará a ele a segurança necessária para cruzar a adolescência e, com ela, se encorajar às experimentações do primeiro "ficar", namorar, transar. Nessa fase também nascem as amizades profundas, algumas que durarão para o restante da vida.

Ocorre que o jovem encontra-se inseguro quanto à sua aceitação pelos pares e, mais ainda, em relação às conquistas amorosas. Nesse cenário, entra, muitas vezes, o uso das substâncias psicoativas (SPA), sejam elas lícitas, como o álcool e o tabaco, sejam as ilícitas, como maconha, anfetaminas e a própria cocaína. Deve-se destacar, no entanto, que nessa faixa etária, segundo a lei brasileira, o álcool e o tabaco também são considerados drogas ilícitas.

Faz parte de uma minoria o adolescente que cruza toda a adolescência sem experimentar algum tipo de droga. A maioria experimenta bebidas alcoólicas; muitos, nicotina, tanto na forma de cigarro quanto na dos *vapes*; outros, maconha; e uma minoria ainda usa as chamadas *club drugs*, que são anfetaminas para "embalar" festas, bem como a cocaína.

Constata-se, então, que temos os adolescentes que não experimentaram SPA, os que as experimentaram poucas vezes, os que passaram a usá-las de forma regular e os que delas se tornaram dependentes. Assim, surge a pergunta: quais são os fatores que se associam ao aumento de risco para uso continuado e dependência de drogas?

Fatores de vulnerabilidade para uso/dependência de SPA

Os adolescentes que experimentam SPA correm riscos diferentes de se tornarem dependentes de drogas. Tal desfecho estará associado à presença ou não dos fatores de vulnerabilidade aos quais foram expostos ou que possuíam, que podem ser divididos em individuais, genéticos ou ambientais. A seguir, será apresentada uma síntese do amplo exame do tema realizado por Mota e colaboradores (2016).

Individuais

Genéticos

Aqui vale a máxima de que "filho de peixe peixinho é". Ou, ao menos, muito provavelmente o é. De fato, os estudos em famílias demonstram aumento de 3 a 4 vezes na prevalência do alcoolismo em parentes de primeiro grau de dependentes quando comparado a indivíduos da população geral. Esse risco é aumentado mesmo quando a criança não foi criada pelos seus pais biológicos dependentes de álcool, tendo sido adotada por uma família em que não havia alcoolismo. Além disso, as taxas de concordância de dependência de álcool (ou alcoolismo) são maiores em gêmeos monozigóticos do que em gêmeos dizigóticos. Uma metanálise recente sobre herdabilidade estima a contribuição genética para a variação da suscetibilidade ao alcoolismo em torno de 50% (Mota *et al.*, 2016).

Por esse motivo, quando um adolescente, por necessidade interna ou pela pressão do grupo, é levado a experimentar uma bebida alcoólica, ou mesmo de outra droga qualquer, o risco de ele se transformar em usuário frequente e, mais tarde, em dependente é geneticamente influenciado. Tal fato esclarece por que adolescentes expostos a um mesmo padrão de consumo de drogas nos anos iniciais da adolescência têm futuros diferentes.

Exposição fetal a SPA

Ainda segundo Mota e colaboradores (2016), vários estudos sobre exposição ao álcool durante a gravidez concluíram que ela está associada a maiores chances de desenvolvimento de transtorno por uso de álcool (TUA) na adolescência, possivelmente por ser capaz de "programar o cérebro" na circuitaria do sistema cerebral de recompensa. Provavelmente fruto dessa "programação", foi encontrado que crianças de 11 anos que foram expostas ao álcool durante a gravidez tinham mais transtornos mentais, principalmente transtorno de déficit de atenção/hiperatividade (TDAH), e pior desempenho acadêmico que os controles. Mesmo em se tratando de ingestão baixa a moderada de álcool durante o período pré-natal, evidenciou-se aumento do risco de consumo regular de álcool e de uso de drogas ilícitas em adolescentes de 11 a 17 anos (idade média = 14,3).

Em outro estudo sobre o uso de cocaína durante a gestação, sugerem-se três vias de ação:

1. A toxicidade da droga sobre o sistema nervoso central do feto.
2. A vasoconstrição das artérias placentárias.
3. A alteração da expressão gênica que levaria à exposição do feto ao aumento de catecolaminas.

Por esses caminhos, aconteceria uma alteração do funcionamento do eixo hipotálamo-hipófise-suprarrenal (HHSR), resultando em aumento nas taxas de cortisol e redundando em crianças com dificuldade em se controlar, portadoras de transtornos externalizantes que são fatores de risco para o uso precoce de drogas.

Fatores que incidem na infância e na adolescência

Cuidados parentais

Existem muitos estudos que demonstram que crianças negligenciadas na infância têm um futuro mais comprometido se comparado aos controles. Elas têm mais transtornos mentais, entre eles a dependência de drogas, pior desempenho acadêmico e menos sucesso em sua vida de relações.

Pesquisas das últimas décadas chamam atenção também para a relevância da negligência durante a adolescência. Na década de 1980, um estudo demonstrou que pais que não responderam adequadamente a três perguntas sobre seu filho ou filha (onde está agora?; com quem?; fazendo o quê?) tinham 12 vezes mais filhos adolescentes envolvidos com o uso de drogas do que os que os monitoravam mais de perto.

Os recentes estudos sobre desenvolvimento cerebral humano evidenciam que é apenas por volta dos 22 a 23 anos que ocorre o completo amadurecimento neuronal. Tal amadurecimento se dá da região occipital para a frontal, sendo esta a última a maturar. Logo, o adolescente não dispõe ainda de um juízo crítico capaz de poder administrar adequadamente seus impulsos e, por isso, ainda que não goste, necessita, sim, de um ego auxiliar para definir limites adequados. Se o encontrar nas figuras dos pais ou em quem os representam (avós, professores, etc.), poderá ter um transcurso mais tranquilo em sua adolescência. No caso inverso, será regido pelos seus impulsos e se tornará presa fácil das SPA.

Transtornos externalizantes

Os transtornos mentais podem ser divididos em externalizantes e internalizantes. Os primeiros são os que podem ser percebidos pelos outros. Os demais são os que precisam ser descritos pelo portador. Os externalizantes, na infância e na adolescência, variam em um espectro que vai do aumento da impulsividade e da agressividade, passando pelo déficit de atenção/hiperatividade até o transtorno desafiador opositor e o de conduta.

São muitos os trabalhos que demonstram a associação entre esse tipo de transtorno na infância e/ou adolescência com o ulterior envolvimento no consumo de drogas, bem como há os que relacionam transtorno de conduta em sala de aula com uso de maconha na adolescência. Resumindo, a presença de transtornos mentais na infância e na adolescência torna o portador vulnerável à dependência de drogas; todavia, seu adequado tratamento precoce a previne.

É evidente que os transtornos internalizantes também têm papel importante como fator de vulnerabilidade, mas tornam-se relevantes mais tarde.

A precocidade do primeiro uso de álcool (antes dos 14 anos) e sua consequência

Nunca é demais repetir que, pela lei brasileira, a experimentação de bebidas alcoólicas apenas pode se iniciar aos 18 anos. Há razões médicas para isso. Como acima exposto, antes dessa idade, o cérebro adolescente está despreparado para essa convivência e pode acabar sendo "programado" para o consumo continuado e excessivo de álcool.

Há riqueza, na literatura, de demonstrações de que a existência dos fatores de vulnerabilidade até aqui expostos associam-se à precocidade na experimentação de álcool. Ou seja, genética positiva para transtorno por uso de substâncias psicoativas, uso de SPA na gestação, debilidade de cuidados parentais e presença de transtorno mental associam-se a um beber precoce, que, por sua vez, é fator de vulnerabilidade para a ulterior dependência, tanto de álcool quanto de outras drogas. É o que ficou demonstrado por Hingson, Heeren e Winter (2006). Esses autores encontraram que 48% dos que experimentaram álcool antes dos 14 anos preenchiam critérios para TUA na vida adulta, em comparação com os 9% que iniciaram o consumo depois dos 21 anos.

Ambientais

A influência do meio

No início deste capítulo, chamou-se a atenção para a importância do grupo na vida do adolescente. De fato, nessa faixa etária, ele é muito mais permeável aos ditames do grupo do que de pais e professores, mormente com o poder das redes sociais e a vivência do que se conveniou chamar de sua "bolha". Pois bem, se o adolescente tem a sorte de cair em um grupo de jovens estudiosos e que não usam drogas, isso funcionará como um fator protetivo. No entanto, no caso inverso, suas chances de resistir à pressão do grupo são pequenas.

Contudo, está claro que a adesão ao grupo é uma "avenida de duas mãos", e não se pode esquecer de que "cada qual procura seu igual". Ou seja, um jovem indisciplinado, com dificuldades escolares e família desestruturada procurará se aproximar de iguais e, se esses estiverem por perto, o risco fica alavancado. Assim, torna-se atual a advertência feita aos pais: não se esqueçam de que a má companhia dos filhos dos outros é o seu filho, porque pertencem ao mesmo grupo.

Disponibilidade da droga

É evidente que ninguém usa uma substância que não existe. Por outro lado, uma sociedade na qual se é tolerante com adolescentes consumirem bebidas alcoólicas, em que encontram maconha com facilidade se assim desejarem e em que todo o aparato de proteção da criança e do adolescente é frágil, será muito mais exposta à dependência química que outra com normas mais claramente implementadas e funcionantes.

Epidemiologia do uso de drogas

Apesar da pobreza de dados sobre consumo de drogas no país, sabe-se que a droga mais usada pelo brasileiro é o álcool, seguido pelo tabaco. Em seguida, estão os benzodiazepínicos e, depois deles, a maconha.

O último levantamento conduzido pela Fiocruz foi realizado em 2015 e publicado em 2017 e demonstra que o adolescente brasileiro está iniciando o consumo de bebidas alcoólicas com 13 anos, como demonstra a **Tabela 31.1** (Bastos *et al.*, 2017).

Isso, por si só, já causa uma preocupação superlativa, pois beber antes dos 14 anos é um fator de risco para o desenvolvimento ulterior de dependência química, como acima exposto. Ademais, existe uma forma mais preocupante ainda de consumo de bebidas alcoólicas, que é o assim chamado beber em *binge*: ou seja, em uma única ocasião, beber 4 doses, para mulheres, e 5, para homens. Na **Figura 31.1** evidencia-se que 16,5% da população relata pelo menos um *binge* nos últimos 30 dias. Embora esse tipo de consumo não seja exclusivamente feito por adolescentes, é nessa fase que ele se dá com mais frequência (Bastos *et al.*, 2017).

Este beber precoce e muitas vezes abusivo vem a explicar a alta quantidade de consumo de álcool pelo brasileiro (**Figura 31.2**) (Brasil, 2023).

Tabela 31.1 Estimativas dos parâmetros da distribuição da idade do primeiro consumo de bebidas alcoólicas entre menores de 18 anos por sexo (Brasil, 2015)

Parâmetros da distribuição de idade do primeiro consumo	Total			Homens			Mulheres		
	Valor	IC 95% LI	IC 95% LS	Valor	IC 95% LI	IC 95% LS	Valor	IC 95% LI	IC 95% LS
População menor de 18 anos que informou idade do primeiro consumo de bebidas alcoólicas na vida (1.000 habitantes)	6.951	6.202	7.699	3.997	3.309	4.685	2.954	2.336	3.571
1° quartil da idade	12,1	11,4	12,6	12,1	11,1	12,8	12,1	10,4	13,1
Mediana da idade	13,5	13,2	13,9	13,4	12,8	14,0	13,7	13,2	14,2
3° quartil da idade	14,6	14,2	15,0	14,5	13,8	15,1	14,8	14,3	15,3
Diferença interquartílica	2,5	–	–	2,4	–	–	2,7	–	–
Média da idade	13,6	13,3	14,0	13,5	13,1	14,0	13,7	13,2	14,2
Desvio padrão da idade	2,1	–	–	2,1	–	–	2,1	–	–

Fonte: Bastos *et al.* (2017).
Nota: IC 95%, intervalo de confiança de 95%; LI, limite inferior; LS, limite superior.

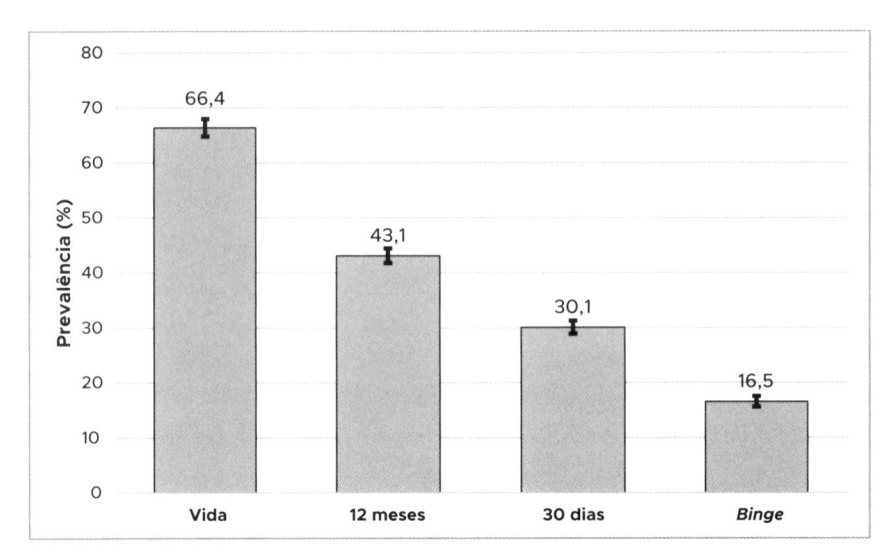

Figura 31.1 Prevalência de consumo de bebidas alcoólicas na vida nos últimos 12 meses, nos últimos 30 dias e em *binge*.
Fonte: Bastos *et al.* (2017).

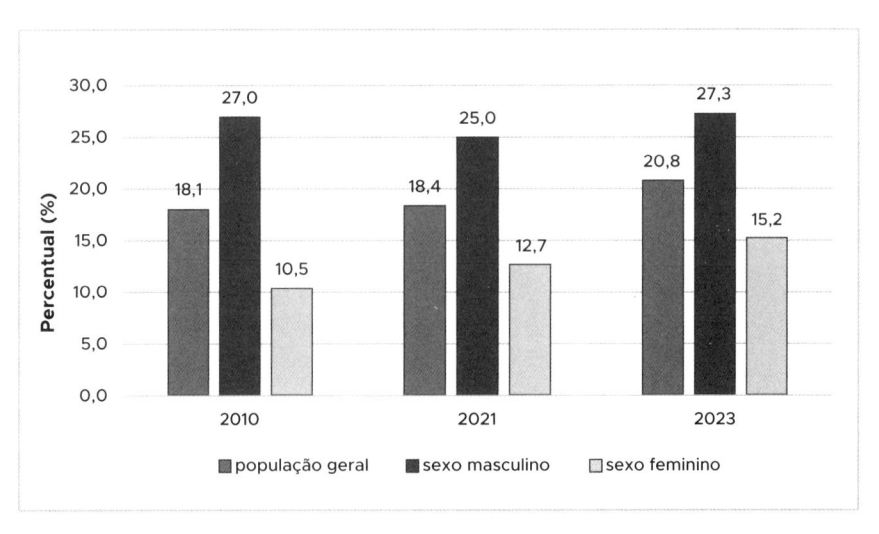

Figura 31.2 Consumo abusivo de álcool pelos brasileiros de acordo com o Estudo Vigitel de 2023.
Fonte: Brasil (2023).

Portanto, em um país em que praticamente um terço da população faz uso abusivo de álcool, em que adolescentes estão fazendo seu primeiro consumo de bebidas alcoólicas antes dos 14 anos, não se deve estranhar a presença do que se chama a escalada das drogas. Essa escalada se inicia com o álcool, por vezes com o tabaco, evolui para maconha e, então, para as demais.

Viver em um país onde as regras não são respeitadas; onde, a cada dia, recebemos mais notícias sobre corrupção; onde os pais já foram mais presentes na vida de seus filhos; e onde não existe uma política de prevenção sobre os problemas advindos do uso de drogas cria um ambiente favorável à experimentação cada vez mais precoce, e esta tende ao abuso potencializado pela massiva propaganda de bebidas alcoólicas. É interessante notar que, no Brasil, bebidas alcoólicas são frequentemente referidas no diminutivo. "Cervejinha", "vinhozinho", "caipirinha", "bebidinha", e outras, são expressões que tendem a subtrair a importância da quantidade consumida.

Em um cenário social bastante distinto do nosso, nos EUA, a legalização da maconha ainda não impactou o seu uso por adolescentes. É o que mostra a **Figura 31.3** (Monitoring the Future, 2023). Note-se, no entanto, que é

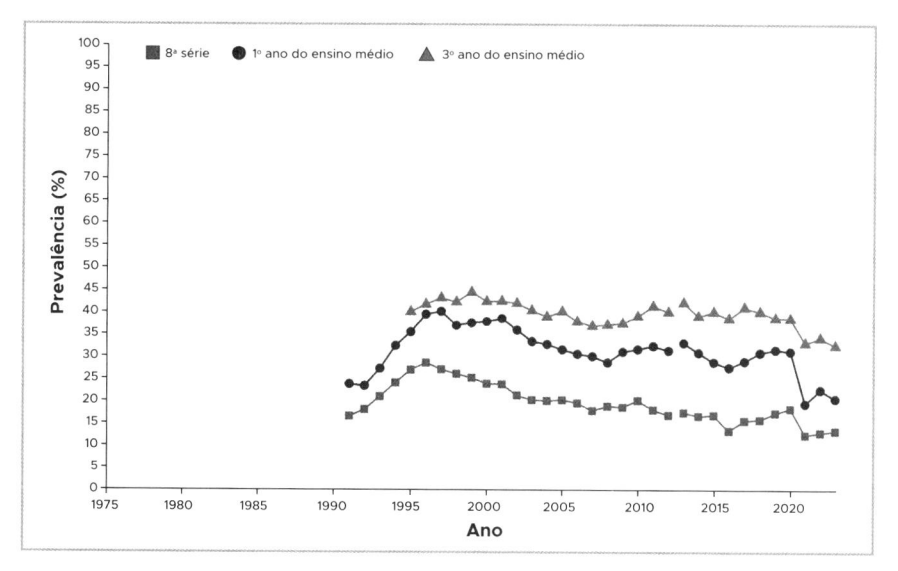

Figura 31.3 Prevalência de uso de qualquer droga ilícita, incluindo inalantes, por adolescentes dos Estados Unidos no 8º, 10º e 12º ano nos últimos 12 meses.
Fonte: Fergusson, Boden e Horwood (2015).

bastante preocupante o dado de que 40 a 50% dos alunos do 12º ano fazem uso de algum tipo de droga, exceto álcool e tabaco, ao menos uma vez por ano.

Tal preocupação ganha intensidade quando considerarmos a faixa de adultos jovens. De fato, como evidencia a **Figura 31.4** (Monitoring the Future, 2023), desde antes da legalização da maconha até 2022 houve um aumento de 6% no uso por jovens universitários, nos últimos 30 dias, e de 10% entre os demais – o que não é pouco.

Expostos esses dados, pode-se concluir que o consumo de SPA é um problema relevante de saúde pública, tanto pela dependência química quanto por suas consequências, ainda mais entre adolescentes e jovens.

Problemas associados ao uso de maconha na adolescência

David Fergusson foi um psicólogo neozelandês, falecido em 2018, que se notabilizou por acompanhar uma coorte de bebês por mais de 30 anos, estudando o possível impacto do uso de maconha em adolescentes. Em seu trabalho de 2015, Fergusson, Boden e Horwood (2015) estudaram jovens de 25 anos que tinham usado maconha na adolescência e os compararam a quem não a usou. Os pesquisadores concluíram que o uso dessa droga durante a adolescência está, se comparado aos controles, associado a:

1. Comprometimento do desempenho escolar e acadêmico.
2. Aumento das taxas de desemprego.
3. Aumento no uso de outras drogas ilícitas.
4. Aumento da presença de sintomatologia psicótica.
5. Aumento da utilização de seguro saúde.

No mesmo trabalho, Fergusson, Boden e Horwood (2015) demonstraram que tais achados guardam relação dose/efeito, ou seja, usuários semanais tiveram mais prejuízo que os eventuais. Esse achado de pesquisa é bastante visível na clínica através da qual se observa que o adolescente usuário de maconha, no começo, perde a motivação para estudar, gradualmente aumenta o número de faltas, tende a se isolar em grupos de usuários, claudica em sua vida amorosa e sexual e muitas vezes interrompe os estudos ou consegue se formar em educandários de pouca qualidade. Em resumo, danifica sua vida, muitas vezes de forma irreversível.

A medicina da pessoa no século XXI **281**

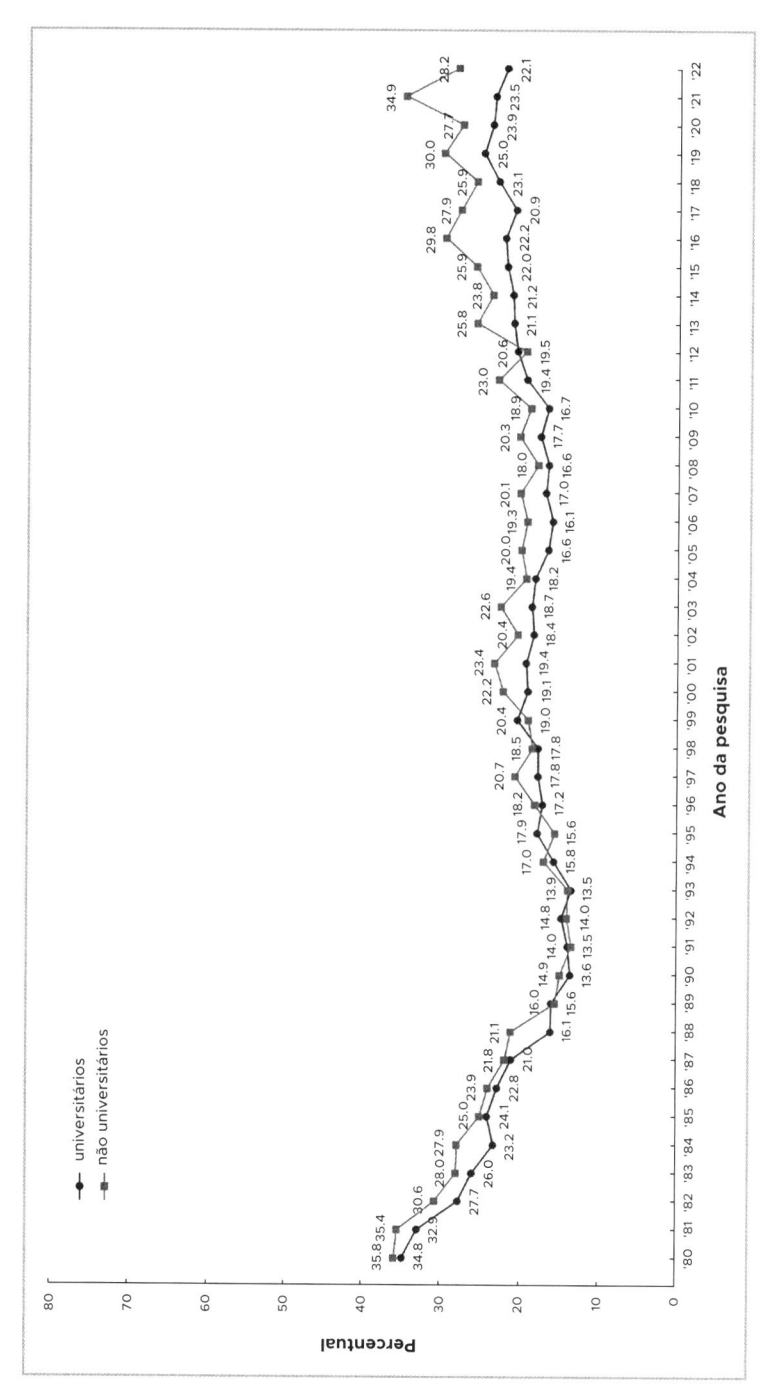

Figura 31.4 Tendência na prevalência de uso de maconha entre jovens na universidade e fora dela nos últimos 30 dias. Fonte: Monitoring the Future (2023).

Maconha, ideação suicida e tentativa de suicídio

Entre os sintomas de psicopatologia associados ao uso da maconha encontram-se tanto a esquizofrenia quanto os transtornos de humor, notadamente depressão com ideação suicida ou mesmo tentativas de suicídio.

Em recente metanálise, Gobbi e colaboradores (2019) encontraram associação do uso de maconha tanto à depressão quanto à ideação suicida e à tentativa de suicídio, como demonstram as **Figuras 31.5** e **31.6**.

Ou seja, o uso de maconha duplica a chance de se ter ideação suicida e aumenta em cinco vezes a chance de tentativa de suicídio.

Todo esse cenário do uso de drogas por adolescentes possibilita a impressão de que talvez, nessa faixa etária, o uso e abuso de drogas constituam o principal problema de saúde. Como preveni-lo?

Prevenção do uso de drogas na adolescência

No início deste capítulo, foram apresentados os fatores de vulnerabilidade para o uso e dependência de drogas. A **Figura 31.7** mostra, de maneira didática, os pontos em que uma política bem conduzida pode atuar.

Sugere-se o desenvolvimento de programas específicos para cada fator de vulnerabilidade:

1. Programa de atenção à gestante para evitar o uso de SPA durante a gestação.
2. Treinamento da rede de ensino e de saúde para identificação precoce de psicopatologia a partir da queda do rendimento escolar.
3. Programas de prevenção do consumo de drogas em escolas e na mídia, visando postergar o primeiro gole.
4. Programas escolares com o escopo de aproximar pais e filhos por meio da maior presença dos genitores na escola.
5. Manter a maconha na ilegalidade ou, ao menos, proibir sua propaganda bem como a inclusão de THC em doces e assemelhados.
6. Aumento da fiscalização para evitar o consumo de bebidas alcóolicas por menores de idade e aumento das restrições em eventos do tipo *open bar*, os quais fortalecem um padrão nocivo de consumo de bebidas.

Como se pode perceber, os profissionais de saúde sabem o que deve ser feito, mas falta vontade política para que se faça. Fácil é identificar o porquê: políticos são particularmente sensíveis ao poder econômico e às indústrias

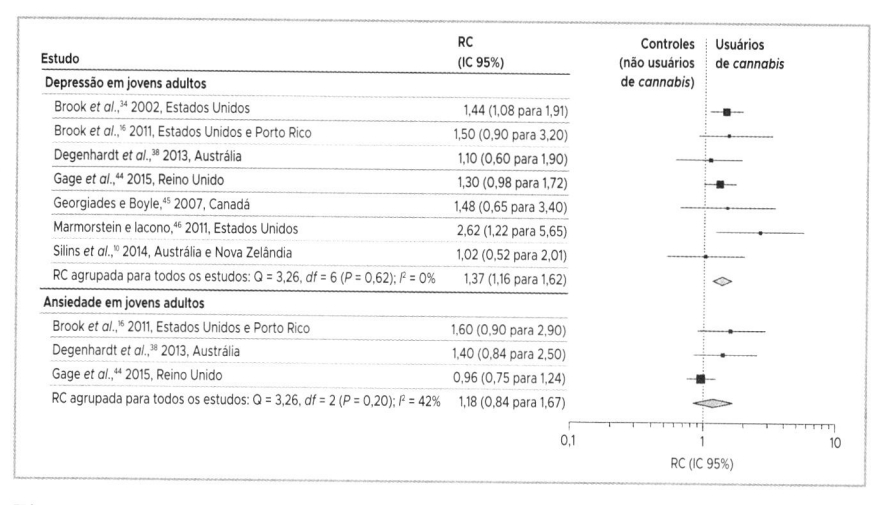

Estudo	RC (IC 95%)		
		Controles (não usuários de *cannabis*)	Usuários de *cannabis*
Depressão em jovens adultos			
Brook et al.,[34] 2002, Estados Unidos	1,44 (1,08 para 1,91)		
Brook et al.,[16] 2011, Estados Unidos e Porto Rico	1,50 (0,90 para 3,20)		
Degenhardt et al.,[38] 2013, Austrália	1,10 (0,60 para 1,90)		
Gage et al.,[44] 2015, Reino Unido	1,30 (0,98 para 1,72)		
Georgiades e Boyle,[45] 2007, Canadá	1,48 (0,65 para 3,40)		
Marmorstein e Iacono,[46] 2011, Estados Unidos	2,62 (1,22 para 5,65)		
Silins et al.,[10] 2014, Austrália e Nova Zelândia	1,02 (0,52 para 2,01)		
RC agrupada para todos os estudos: Q = 3,26, df = 6 (P = 0,62); I² = 0%	1,37 (1,16 para 1,62)		
Ansiedade em jovens adultos			
Brook et al.,[16] 2011, Estados Unidos e Porto Rico	1,60 (0,90 para 2,90)		
Degenhardt et al.,[38] 2013, Austrália	1,40 (0,84 para 2,50)		
Gage et al.,[44] 2015, Reino Unido	0,96 (0,75 para 1,24)		
RC agrupada para todos os estudos: Q = 3,26, df = 2 (P = 0,20); I² = 42%	1,18 (0,84 para 1,67)		

Figura 31.5 Razão de chances (RC) ajustada, com intervalo de confiança (IC) de 95%, em estudos individuais, para depressão e ansiedade em jovens adultos relacionadas ao uso de *cannabis*.

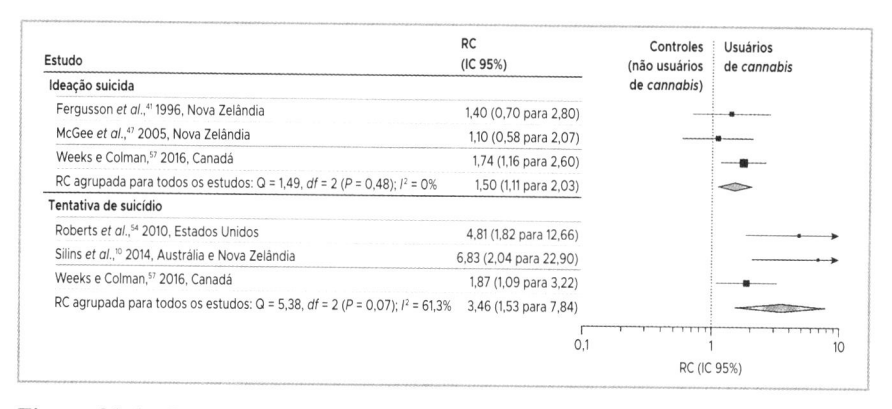

Estudo	RC (IC 95%)		
		Controles (não usuários de *cannabis*)	Usuários de *cannabis*
Ideação suicida			
Fergusson et al.,[41] 1996, Nova Zelândia	1,40 (0,70 para 2,80)		
McGee et al.,[47] 2005, Nova Zelândia	1,10 (0,58 para 2,07)		
Weeks e Colman,[57] 2016, Canadá	1,74 (1,16 para 2,60)		
RC agrupada para todos os estudos: Q = 1,49, df = 2 (P = 0,48); I² = 0%	1,50 (1,11 para 2,03)		
Tentativa de suicídio			
Roberts et al.,[54] 2010, Estados Unidos	4,81 (1,82 para 12,66)		
Silins et al.,[10] 2014, Austrália e Nova Zelândia	6,83 (2,04 para 22,90)		
Weeks e Colman,[57] 2016, Canadá	1,87 (1,09 para 3,22)		
RC agrupada para todos os estudos: Q = 5,38, df = 2 (P = 0,07); I² = 61,3%	3,46 (1,53 para 7,84)		

Figura 31.6 Razão de chances (RC) ajustada, com intervalo de confiança (IC) de 95%, em estudos individuais, para ideação suicida e tentativa de suicídio em jovens adultos relacionadas ao uso de *cannabis*.

do álcool, do tabaco e, agora, da maconha. Investem fortunas para manter seu mercado, pouco se importando com a saúde pública. Aos profissionais da saúde, têm nos restado tratar estes jovens na tentativa de reduzir o impacto, já comentado, do uso de drogas.

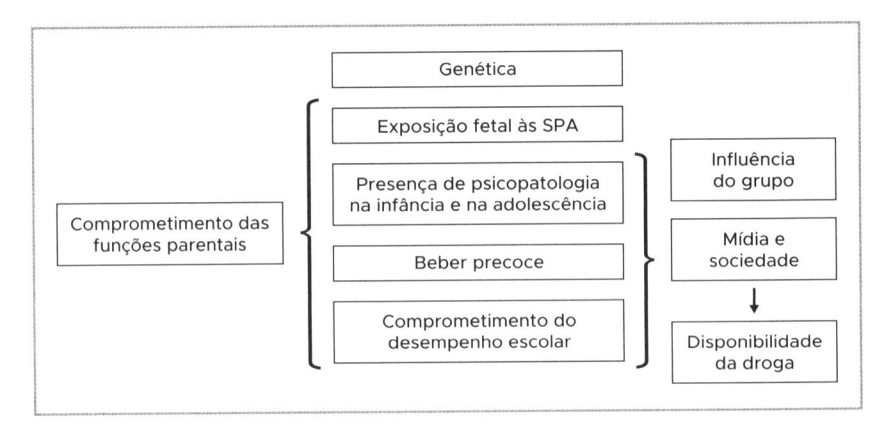

Figura 31.7 Fatores de vulnerabilidade na adolescência para o desenvolvimento de dependência química.

Referências

BASTOS, F. M. *et al.* (org.). *III Levantamento Nacional Sobre o Uso de Drogas pela população brasileira*. Rio de Janeiro: Fiocruz, 2017.
BRASIL. Ministério da Saúde. *Vigitel Brasil 2023*. Brasília: Ministério da Saúde, 2023.
FERGUSSON, D. M.; BODEN, J. M.; HORWOOD, L. J. Psychosocial sequelae of cannabis use and implications for policy: finds from the Christchurch health and development Study. *Social Psychiatry and Psychiatric Epidemiology*, v. 50, n. 9, p. 1317-1326, 2015.
GOBBI, G. *et al.* Association of cannabis use in adolescence and risk of depression, anxiety, and suicidality in young adulthood: a systematic review and meta-analysis. *JAMA Psychiatry*, v. 76, n. 4, 2019.
HINGSON, R.; HEEREN, T.; WINTER, M. R. Age at drinking onset and alcohol dependence: age at onset, duration and severity. *Archives of Pediatrics & Adolescent Medicine*, v. 160, n. 7, p. 739-46, 2006.
MONITORING THE FUTURE. *Annuals reports, tables and figures*: 1975-2023 data for in-school surveys of 8th, 10th, and 12th grade students. Michigan: University of Michigan, 2023. Disponível em: https://monitoringthefuture.org/results/data-access/tables-and-figures/. Acesso em: 10 maio 2024.
MOTA, N. R. *et al.* Infância e vulnerabilidades. *In:* GARCIA, F. D. *et al. Vulnerabilidade e uso de drogas*. Belo Horizonte: UFMG, 2016.

Capítulo 32
Os limites do cuidado humano em situações de desastres

Débora da Silva Noal

O palco dos desastres

Cenários que parecem ter sido criados para filmes de terror servem de palco para a atuação de profissionais de saúde – ora como coadjuvantes, ora protagonistas – junto àqueles atingidos por grandes desastres. Há quase duas décadas venho trabalhando em países como Haiti, Guiné, República Democrática do Congo, Quirguistão, Líbia, Tunísia, República Dominicana, Sudão do Sul, Chile, Brasil e Moçambique, montando estratégias de cuidado que permitam cuidar de humanos, enquanto me ocupo ainda de permanecer viva durante o trabalho em campo.

Para quem pratica o verbo cuidar em uma estrada de mão dupla, compartilhar o sentimento de medo enquanto o chão se move abruptamente durante um terremoto e ao mesmo tempo ver refletido nos olhos do interlocutor o sentimento que também o assola é um desafio diário. Assim é a vida de profissionais de saúde que, como eu, optam pelo trabalho na linha de frente de desastres e emergências em saúde pública.

Desembarcar em territórios de onde a maioria das pessoas só deseja sair – chegando no início da primeira fase de resposta a um desastre, no exato momento em que ninguém gostaria de estar ali, em que as pessoas às vezes sentem dificuldade de dizer o que aconteceu com elas ou mesmo de informar quem são – é a nossa rotina. Entretanto, as pessoas que encontramos em um cenário dessa magnitude têm algo que só quem se dispõe a estar exatamente naquele lugar e horário, ou ainda quem aceita ser cúmplice nesse limiar entre a vida e a morte, consegue entender. Uma boa parte daqueles de quem nos propomos a cuidar conjuga recorrentemente o verbo perder. As perdas vão desde as pessoas que se ama, perpassam os meios de subsistência e as referências geográficas, e desconstroem sonhos.

Em muitos casos o encontro entre cuidador e sobrevivente acontece uma única vez. Como se acredita que já não há mais nada a perder, tampouco parece necessário economizar nos detalhes e segredos: é preciso aprender a escutar a língua da vida. É vital ouvir com os cinco sentidos. Isso significa que temos geralmente alguns minutos, quiçá algumas horas, para estabelecer uma relação de confiança que provavelmente vai durar para sempre, ou quem sabe não será jamais estabelecida. É como se aqueles de quem cuidamos estivessem em um estado de sapiência que faz com que consigam se conectar ou desconectar, e, geralmente, a forma como nos olham, se nos permitem ou não tocá-los, se é ou não possível respirar próximo a eles e se podemos entrar no ambiente onde estão nos oferece subsídios para compreender se estão ou não disponíveis para pensar numa estratégia de cuidado que seja compatível com seus valores, sua cultura, ou sua forma de ler o mundo.

O mundo dos desastres: bordas, limites e desafios

Para aproximar esses mundos, trago aqui alguns contextos de desastres para que seja possível visualizar as bordas, os desafios e os limites dessas estratégias de cuidado. Desastres intensivos, como os terremotos, as inundações abruptas e os deslizamentos de terra, por exemplo, podem acontecer a qualquer momento, e o que faz com que eles se tornem um desastre, entre outros fatores, é o encontro entre o fenômeno da natureza e as lacunas na preparação dos territórios propensos a tais fenômenos. Sendo assim, um dos maiores desafios é chegar a tempo de cuidar enquanto ainda pouco se sabe sobre o impacto naqueles que vivenciaram o desastre. Na maioria das vezes, descobrimos junto com a população afetada qual será o impacto.

Somos desafiados a compreender como se manifesta o sofrimento e quando ele sobrepassa a capacidade de resistir daqueles de quem cuidamos. Junto deles, somos convocados a buscar, em meio a destroços de presente, as ferramentas que no passado já haviam sido forjadas por eles para acessar o desejo de que se mantenham vivos na construção de um futuro.

Os deslizamentos de terra, que são montanhas que se dissolvem, se deslocam e soterram pessoas, casas e planos, promovem perdas que, para a maioria dos humanos, são impensáveis. Ao chegarmos nas primeiras 72 horas de um evento dessa magnitude, uma grande parcela da população ainda está tentando entender o que aconteceu, e parte do desafio é expressar a informação de uma forma que seja culturalmente entendida e que inicie a preparação para a fase aguda de compreensão de uma nova forma de existir.

Os conflitos armados e as guerras, no entanto, somam a todos os fatores relacionados aos eventos extremos anteriores a dificuldade de confiar no ser humano, intensificando a dor das populações assoladas, visto que os significados atrelados a tais eventos sempre envolvem disputas, confrontos, conflitos e a destruição do tecido social. Nesse contexto, este é um dos nossos maiores desafios: auxiliar no remendo e na costura de um tecido que vem se desfazendo pelo sentimento de ódio, rancor, raiva e medo. Nesse sentido, é preciso ao mesmo tempo promover a reconstrução do laço de confiança na humanidade, que pode ser iniciada pelo cuidado clínico imediato no momento de dor.

É preciso conviver com a interrogação que nos assola ao nos perguntarmos qual é o limiar das bordas dessa relação e até onde é possível alcançar. Em que medida somos capazes de fazer marca na história de alguém, a ponto de essa pessoa querer continuar viva ou querer desistir da vida, é parte da dúvida que paira na rotina cotidiana. No ano de 2010, no início da fase de resposta ao terremoto do Haiti, parte do trabalho que me foi solicitado estava voltado para estabilização emocional de pessoas gravemente feridas e que, após perder suas famílias inteiras, precisavam, sozinhas, assimilar o turbilhão de acontecimentos e na sequência deliberar sobre seus corpos. Não havia muito tempo para contarem suas histórias: era preciso deixar pistas de quem eles haviam sido e quais sonhos, segredos, histórias e memórias queriam deixar registrados. Nas ataduras que seguravam as feridas e ranhuras de seus corpos, eu escrevia as palavras que nunca haviam sido ditas em vida, e agora uma estranha, eu, era a única testemunha de desejos e palavras de amor para quando aqueles corpos fossem encontrados.

No somatório dos entraves cotidianos, faz-se necessário auxiliar na decisão da retirada de pernas, braços e órgãos daqueles que já tiveram seus amores, casas, trabalho e projetos de vida amputados, fazendo o processo parecer ainda mais penoso. Auxiliar a encontrar novas rotas, quando se trata de uma pessoa que precisa decidir como viver sem as duas pernas quando seu único trabalho é feito de bicicleta, ou de um servente de obras que teve amputados seus dois braços, por vezes é uma tarefa difícil de ser compreendida, assim como sentar-se junto a uma mãe que foi orientada a voltar com seu filho dilacerado para casa porque nossa equipe de profissionais de saúde não poderia oferecer o que era necessário para a manutenção da vida; não porque a medicina não fosse capaz, mas porque naquela parcela de terra do mundo já não havia mais capacidade operacional de atender todos os humanos que precisavam de cuidado.

Os desastres, como um resumo do artigo da vida, também levam embora cirurgiões, enfermeiros, psicólogos e todos os demais que oferecem o que têm de mais precioso para cuidar – suas próprias vidas –, deixando exposta a fratura do medo, como no caso da equipe que morreu dentro do centro cirúrgico enquanto tentava salvar uma vida. Fatos como esse lembram a todos nós de que também somos sobreviventes e testemunhas de dores que nos acompanham, mesmo quando o processo de trabalho parece não poder parar.

Nesses casos, o trabalho em saúde envolve também ajudar a estabilizar os próprios colegas para que sejam capazes de produzir estratégias de cuidado dos sentimentos, sem perder a capacidade de estarem em alerta e vigília funcional, e consigam prover cuidado a outras pessoas – mesmo sabendo que o impacto na vida de um profissional que tem que continuar na linha de frente, apesar de todas as suas dores, costuma aparecer a médio ou longo prazo, quando ele deixa de ter seus pares de pertença a uma mesma história.

Nestes termos, é necessário produzir estratégias de formação para que profissionais da linha de frente consigam entender que as reações agudas de sofrimento são esperadas e importantes para a assimilação de um evento extremo. Parte das bordas e do limite do cuidado está no conhecimento de si enquanto humano: se reconhecer, identificar aquilo que o sensibiliza e pensar o que é possível fazer a partir dos seus sentimentos.

É preciso compreender que um dos grandes diferenciais entre quem trabalha em desastres e quem trabalha com emergências é que a vida dos profissionais que estão no desastre está constantemente em risco, assim como a daqueles de quem eles se propõem a cuidar. Se você é um trabalhador do SAMU, por exemplo, a urgência é do paciente, e você é o profissional que vai produzir o cuidado de uma forma rápida e tecnicamente precisa no menor tempo – mas a urgência, ainda assim, é do paciente, e a vida em risco é a dele. Em um desastre, o chão que está tremendo para o paciente também treme para o cirurgião, o prédio que está balançando e causando reações de medo no paciente também está provocando uma sensação similar no profissional de saúde; assim como na pandemia de covid-19, em que ficou evidente que a covid que o paciente temia também trazia risco para a vida do profissional e de seus amores.

Isso é parte da vida do profissional dos desastres: estar atento a esse tênue limiar entre a vida e a morte, a sua e a do outro. A morte deixa de ser vista como uma inimiga a ser combatida e passa a ser encarada como uma companheira ao longo desse processo. É necessário dialogar de forma que você consiga dar a mão a ela, ao humano que está sendo cuidado; não porque ele está morrendo, mas porque, através desse processo de vida, qualquer minuto, qualquer tempo é um investimento na vida.

Deslocamento forçado, migração forçada e refúgio

Enquanto você lê esse livro – talvez pensando sobre onde irá jantar hoje ou se irá dormir mais cedo para ir trabalhar, ou, quem sabe, se perguntando se sua roupa está pronta para o trabalho no dia seguinte ou se seu telefone está carregado para receber as mensagens do dia – milhares de pessoas estão caminhando no meio de uma floresta, ou quiçá de um deserto, tentando encontrar um lugar seguro para sobreviver.

No mundo dos deslocamentos forçados, refúgios ou migrações forçadas, a maior parte dos humanos precisa carregar tudo que os permita prover a sobrevivência. E se você perguntar de onde estão vindo, eles sabem. Mas para onde estão indo? Quase nunca há uma resposta. Boa parte dessas pessoas está em busca de paz e segurança, e para tal precisam se deslocar, tentar sobreviver mais um dia. Como profissional de saúde, sempre me chama a atenção o fato de que mesmo quando não falamos a língua lingala, bengali, suaíle, creóle... os humanos são capazes de dizer: "me ajuda a viver". Depois de tantos anos em rota de fuga, sem nenhuma notícia de seus pares de pertença e sem nenhuma estratégia de segurança, ainda assim confiam e esperam que um dia serão dignos de cuidado.

É preciso lembrar que a maior parte desses refugiados, migrantes e deslocados forçados precisará se reinventar como sujeito. Muitos têm apenas algumas horas, talvez dias para inventar uma nova forma de criar sentidos para a vida. Aqui está parte importante do nosso papel como profissionais de saúde nesse contexto: auxiliar a manter aceso esse brilho nos olhos de alguém que, mesmo com dor, anseia por ajuda para enxergar luz num mundo de escuridão.

A cultura como eixo do cuidado

É necessário produzir diagnósticos psicossociais compatíveis com a realidade daquele de que nos propomos a cuidar. É importante compreender as particularidades desta pessoa. Qual é o seu local de origem? Quais são os valores do lugar onde vivia? O que faz sentido para ela? Um exemplo é o caso dos deslocados forçados de Haut-Uélé, que arriscavam suas vidas em áreas de conflitos armados porque não queriam perder os poucos tubérculos e cereais que haviam colhido para a subsistência da família. Histórias como essa podem desencadear pré-julgamentos de profissionais de saúde, particularmente quando não mantemos o hábito de refletir sobre nossa própria cultura.

É importante aprender a desmascarar-nos e lembrar que muitas vezes, em busca de um salário maior ou talvez uma promoção, também arriscamos nossa própria vida. E talvez, aos olhos dessas pessoas que defendem os sacos de tubérculos que garantem a manutenção da vida, também seria possível perguntar que tipo de humano arrisca a própria vida em troca de um montante a mais de dinheiro. O trabalho em situações de refúgio, migração e deslocamento forçado nos impele a garantir que o cuidado seja conduzido a partir dos valores daquele que nos pede ajuda, e não dos nossos próprios valores e crenças. O que realmente é importante para essas pessoas?

A cultura é ferramenta obrigatória no cuidado à saúde e é nossa parceira, junto aos sentidos. Nesses termos, a escuta clínica deve ser feita com todos os sentidos: o que eu vejo, quais odores permeiam o encontro, quais ruídos, pausas e respirações ruidosas consigo escutar? O que meu corpo sinaliza quando estou junto à pessoa de quem cuido? Eu me sinto à vontade, me sinto confortável? Eu percebo que ela está com a musculatura tensionada?

Nesses anos de trabalho em diferentes culturas, tem sido possível identificar que o corpo do cuidador costuma ressonar o que o corpo do ente cuidado está expressando. Uma respiração mais ofegante, musculatura contraída e dificuldade de verbalizar sensações, por exemplo, nos oferecem pistas de onde é o ponto de partida, o ponto de convergência entre as vidas que se conectam. Encontramos parte das pistas do mapa do cuidado no próprio corpo.

Em uma das etnias com que trabalhei na África Subsaariana, o conceito de pessoa enquanto alteridade só emerge a partir dos 5 anos de vida. Nesses casos, se a família perde uma criança antes dos 5 anos, não demonstram a mesma dor de quando perdem um adulto. Os critérios de priorização são compatíveis com valores e valias diferentes. Os conceitos de saúde, de fé, de rede socioafetiva são fundamentais para produzir estratégias de cuidado compatíveis com a necessidade daquele que é cuidado.

As bordas do processo de cuidado

Nas primeiras horas do terremoto do Haiti, os maiores hospitais da capital foram completamente ou parcialmente destruídos, e, portanto, foi necessário erguer oito grandes tendas, sendo uma delas abrigo para um centro cirúrgico improvisado. Dessas oito tendas, três eram consideradas pelos pacientes como as "Tendas da Morte", que na cultura brasileira poderíamos chamar de cuidados paliativos, se houvessem profissionais suficientes para desencadear a teia do cuidado, o que não era o caso. Parte dos pacientes gritavam durante todo o tempo em que havia ar em seus pulmões. Eles clamavam para ser ouvidos, desejavam contar suas histórias. A maioria daquelas pessoas não queria morrer sem dar um sentido, sem poder expressar o que era valia, o que era valor, o que de verdade eles queriam. E como muitas dessas pessoas não tinham acompanhante, queriam que alguém ouvisse as suas histórias e produzisse registro para que, se um dia seu corpo fosse encontrado, as pessoas soubessem qual era a sua história, seus segredos, quais palavras gostariam de dizer para quem amavam. Mas não havia papel, tampouco prontuário suficiente para todo mundo, e não havia como encontrar documentos de registro.

O cuidado em saúde envolve dar sentido a atos, fatos e histórias. Embora não sejamos capazes de alterar o passado, somos capazes de auxiliar a dar novos sentidos para as ações vivenciadas. Narrar sentidos e deixar marcas em quem vem depois é parte do clamor de quem deixa de existir, e promover vida até o último suspiro é parte do nosso ato de cuidar em saúde. Escrever nas ataduras dos corpos das pessoas suas histórias e seus segredos permite que possam imprimir sentidos com a sua própria vida. Isso nos lembra que nosso trabalho não é apenas sobre salvar o corpo de quem está morrendo, mas, por vezes, também ajudar quem fica a dar um significado à vida. Nós, profissionais de saúde, não ajudamos a edificar casas ou bairros, mas ajudamos a remendar objetivos de vida e reconstruir desejos e sonhos.

Leituras recomendadas

CASTILHO, R. K.; SILVA, V. C. S.; PINTO, C. S. (ed.). *Manual de cuidados paliativos*. 3. ed. Rio de Janeiro: ANCP: Atheneu, 2021.

NOAL, D. S. *Atenção psicossocial e saúde mental:* analisando diretrizes e ações para uma gestão integral de riscos e de desastres. 2018. 277 f. Tese (Doutorado em Processos de Desenvolvimento Humano e Saúde) — Universidade de Brasília, Instituto de Psicologia, Brasília, 2018.

NOAL, D. S. *O humano do mundo:* diário de uma psicóloga sem fronteiras. São Paulo: Astral Cultural, 2017.

NOAL, D. S. *et al*. Estratégia de saúde mental e atenção psicossocial para afetados da Boate Kiss. *Psicologia:* Ciência e Profissão, v. 36, n. 4, p. 932–945, 2016.

WEINTRAUB, A. C. A. M. et al. Atuação do psicólogo em situações de desastre: reflexões a partir da práxis. *Interface*, v. 19, n. 53, p. 287–298, 2015.

CAPÍTULO 33
A morte do eu

Paulo Niemeyer Filho

"Penso, logo, existo", afirmou René Descartes no século XVII. Considerado o pai da filosofia moderna e do racionalismo, Descartes colocou o Homem como senhor de suas decisões e do seu destino numa época em que havia uma descrença na civilização por conta das descobertas de Copérnico, que retirou o planeta Terra do centro do universo.

Outras decepções se somaram a essa nova realidade quando Darwin, com sua teoria evolucionista, no século XIX, demonstrou que também não éramos o centro da natureza. Por fim, Freud, no século XX, ao identificar o inconsciente, tirou do homem o controle de sua autodeterminação quando afirmou que o "eu" era parcialmente inconsciente.

Restou-nos o orgulho do nosso cérebro, considerado obra-prima da natureza, e que agora se vê ameaçado em seu poderio pela eficiência da inteligência artificial. A consciência, entretanto, continua sendo uma misteriosa exclusividade da espécie humana e o grande obstáculo à nossa superação pela inteligência artificial.

Três áreas do conhecimento se dedicam ao estudo e a compreensão do eu: a filosofia, a psicanálise e a neurociência, cada qual com seu ponto de vista. Descartes apresentava o eu como o lugar da verdade, Freud defendia que esse eu era sobretudo o lugar do ocultamento, no inconsciente, e Lacan, que foi ainda mais adiante, colocou-o no imaginário, referindo-se a ele como o Outro, com letra maiúscula, pois é quem controla as nossas decisões. Tanto Freud quanto Lacan, entretanto, concordam que o inconsciente é um sistema psíquico de representações que não tem localização anatômica no cérebro. Surge depois a neurociência, referindo-se ao eu como o eu sináptico, anatômico. Ainda há uma quarta opinião, que é a da psicologia, que emprega o termo eu para designar a pessoa humana como consciente de si e objeto do pensamento.

Os humanos se impuseram na natureza quando seus lobos frontais se desenvolveram, passando a representar dois terços do cérebro. Três vezes maiores que os dos grandes primatas, eles moldaram também a nossa estética, formando a bossa frontal. Toda essa área é recoberta por uma nova camada de neurônios, chamada de neocórtex, onde se encontra a consciência. Essas novas áreas, chamadas de pré-frontais, têm funções associativas que integram e comandam as atividades cerebrais. Esses novos circuitos e sinapses propiciaram o surgimento do psiquismo, do inconsciente, do pensamento simbólico e da linguagem. Atualmente, o homem é considerado um animal simbólico, capaz de conceber a realidade virtual baseada em símbolos, o que lhe permite uma vida imaginária de sonhos, ilusões, amores, receios, crenças, esperanças e valores morais. As regiões pré-frontais funcionam também como censores, tendo a capacidade de controlar os impulsos biológicos, a agressividade e os desejos mais primitivos, propiciando um convívio social harmonioso. Aí também se dá o encontro da razão com a emoção, que resultam em nossas tomadas de decisões. Em última instância, os lobos frontais vão formatar nossa personalidade e, ao que tudo indica, o nosso eu.

No século XIX, o cientista espanhol Santiago Ramón y Cajal descreveu pela primeira vez os neurônios e suas sinapses, dando origem à neurociência. Desde então, esta vem ocupando espaço cada vez maior no estudo da consciência e do psiquismo. Cajal, que ganhou o prêmio Nobel em 1906, enganou-se, entretanto, ao considerar o cérebro como um órgão estático, imutável: acreditava que os humanos nasciam com um número fixo de neurônios, que seriam perdidos progressivamente no decorrer da vida. Esta ideia tornou-se um dogma e persistiu até recentemente. Nas últimas décadas, entretanto, houve uma mudança nesse conceito com a identificação da plasticidade neuronal, que revolucionou a neurociência. O cérebro passou a ser visto como um órgão dinâmico, adaptativo, capaz de mudar sua estrutura e ajustar suas funções às exigências ambientais, produzindo novos neurônios e sinapses. Acredita-se, atualmente, que as crianças nasçam com cerca de 30% de suas conexões já formadas e que as demais se desenvolverão de acordo com as demandas e influências do meio. Por isso, as gerações habituadas desde cedo ao uso de aparelhos eletrônicos e redes sociais terão circuitos e sinapses mais rápidas e eficazes para essas atividades.

Os lobos temporais também são importantes na formação do nosso eu e abrigam duas estruturas fundamentais: os hipocampos e os núcleos amigdaloides. Os primeiros, assim chamados por sua semelhança ao cavalo marinho, encontram-se na porção medial dos lobos temporais e são os principais reservatórios das memórias recentes. Já os núcleos amigdaloides estão relacionados às emoções e memórias afetivas. Assim, são fundamentais para o aprendizado e formação de nossa identidade, pois registram vivências e experiências necessárias para a construção de valores, preceitos e, em suma, o nosso eu. Os lobos temporais funcionam em grande harmonia com os frontais, e é nesses circuitos que se passa a nossa vida psíquica e emocional. Se os núcleos amigdaloides produzem um rompante raivoso, cabe aos frontais contê-lo e impedir que se manifeste. Em relação à memória, frontais e temporais mantêm a parceria, cabendo aos primeiros o papel de arquivador, selecionando os fatos de interesse que devam ser remetidos aos hipocampos, que são os arquivos. Da integração dessas áreas e da influência dos estímulos externos vai se formando nossa identidade e personalidade. John Locke, filósofo inglês do século XVII, dizia que "somos o que lembramos". Um homem com lesão dos hipocampos perde a memória recente e não sabe à tarde o que fez pela manhã. Ele recomeça sua vida, diariamente, sem passado e identidade. Assim, essas estruturas são fundamentais para nossa formação como indivíduos e como pessoas.

Joseph LeDoux, um neurocientista francês, levantou uma série de questões ao falar em neurobiologia da personalidade, que seria a identidade pessoal a partir da configuração neuronal, levando em conta a importância das transmissões sinápticas no funcionamento cerebral. LeDoux concluiu que o eu é sináptico, ou seja, uma síntese de todos os processos plásticos que ocorrem no cérebro. Cada vez é mais evidente que haja uma continuidade entre o neuronal e o mental. Podemos dizer que somos as sinapses que desenvolvemos.

Os humanos, porém, não estão preocupados com esses detalhes biológicos no seu dia a dia. O que eles buscam desde sempre é a fonte da juventude e a imortalidade, por serem o único animal consciente de sua finitude. Ponce de Léon ficou famoso por esta procura, e perdeu a vida, em 1513, embrenhado nas selvas da América Central, sem realizar esse sonho impossível. Ainda assim, a humanidade caminha nessa direção. Em 1900, a expectativa de vida do brasileiro era em torno dos 35 anos, e, no ano 2000, passou a ser acima dos 70 anos. O que não se esperava era encontrar pelo caminho as doenças neurodegenerativas. Destas, o Alzheimer é a mais emblemática, afetando a memória, o raciocínio, a linguagem e as demais funções que são imprescindíveis para a vida cotidiana. Essas alterações, em tese, se devem ao comprometimento das sinapses pelo depósito de proteína beta-amiloide e à morte neuronal pela presença de proteína Tau em seu citoplasma, mas alguns pesquisadores questionam se esses depósitos são realmente a causa ou meras observações. O que fica claro é que as lesões sinápticas levam à degradação, à deterioração progressiva da cognição, da memória e do passado e à perda da individualidade, da personalidade, da identidade e, em última instância, do eu.

Nos jovens, a causa mais comum de mudança da personalidade e morte do eu são os traumatismos craniencefálicos. Por vezes, estes são mais graves que as doenças neurodegenerativas, visto que estas progridem e limitam a vida do paciente, enquanto os sobreviventes de traumatismos cranianos podem se transformar, definitivamente, em outras pessoas. Há um caso famoso na história da neurologia, ocorrido em meados do século XIX, nos EUA. Trata-se de Phineas Cage, um homem de 30 anos, gerente de uma linha de trem, que teve seus lobos frontais atravessados por uma barra de ferro durante uma explosão. Phineas sobreviveu ao acidente, parecia estar normal e retomou suas atividades, mas pouco tempo depois foi demitido. Ele, que era um homem educado, cerimonioso e responsável, tornou-se outra pessoa: irresponsável, incapaz de prever as consequências de suas decisões, que perdeu a censura, passou a usar palavras chulas, e jamais conseguiu se manter em outro emprego. Este caso ajudou a compreender as funções dos lobos frontais, e tanto seu crânio quanto a barra de ferro que o perfurou encontram-se no museu da Universidade de Harvard. Voltando ao início do nosso artigo, não podemos precisar a localização do eu, mas não há dúvida de que se encontra entre os lobos frontais e temporais.

Para encerrar, a filósofa francesa Catherine Malabou (2014, p. 11) escreveu um livro onde discorre sobre o que chamou de plasticidade destrutiva. Em certo trecho, ela diz:

> Em consequência de graves traumatismos, às vezes, mesmo por um nada, o caminho se bifurca e um personagem novo, sem precedente, coabita com o antigo, e acaba tomando seu lugar. Um personagem irreconhecível, cujo presente não provém de nenhum passado, cujo futuro não tem porvir, uma improvisação existencial absoluta. Uma forma nascida do acidente, nascida por acidente, uma espécie de acidente. Uma raça estranha, um monstro cuja aparição nenhuma anomalia genética permite explicar. Um ser novo vem ao mundo uma segunda vez, vindo de uma vala profunda aberta na biografia.

Referências

MALABOU, C. *Ontologia do acidente*: ensaio sobre a plasticidade destrutiva. Florianópolis: Cultura e Barbárie, 2014.

Leituras recomendadas

ALZHEIMER, A. *et al*. An english translation of Alzheimer's 1907 paper, "Uber eine eigenartige Erkankung der Hirnrinde". *Clinical Anatomy*, v. 8, n. 6. p. 429-31, 1995.
CASSIRER, E. *Ensaio sobre o homem*: Introdução a uma filosofia da cultura humana. São Paulo: Martins Fontes, 2012.
DARWIN, C. The expression of the emotions in man and animals (introduction). *In*: WILSON, E. O. *From so simple a beginning*: the four great books of Charles Darwin. New York: W. W. Norton, 2006.
LACAN, J. *Autres écrits.* Paris: Seuil, 2001.
LOCKE, J. *Ensaio sobre o entendimento humano*. São Paulo: Nova Cultural, 1999.
LOCKE, J. Ensaio sobre o entendimento humano: livro II. 27 Da identidade e da diversidade. *Sképsis*, v. 8, n. 12. 2015.
MAURER, K.; VOLK, S.; GERBALDO, H. Auguste D. and Alzheimer's disease. *Lancet*, v. 349, n. 9064. p. 1546-1549, 1997.
NIEMEYER FILHO, P. *No labirinto do cérebro*. Rio de Janeiro: Objetiva, 2020.

Assista à aula sobre o assunto por meio do *QR Code* ao lado.

CAPÍTULO 34
A morte antecipada: o suicídio

Antonio E. Nardi

O suicídio é o ato voluntário de se matar. Apesar da simples definição, o suicídio pode significar inúmeras coisas para diferentes pessoas. Pode trazer a ideia de tragédia, desespero, irritação, mistério, erro, vergonha, pedido de ajuda, alívio, heroísmo, covardia, últimas palavras, protesto, etc. Todos esses significados são muito pessoais e mudam conforme o momento.

Apesar de o suicídio estar muito associado à depressão – 15% dos indivíduos com depressão grave e sem tratamento adequado cometem suicídio –, ele pode ocorrer em várias outras situações. Alcoolismo, dependência de drogas, transtornos da personalidade e transtornos de adaptação são alguns dos diagnósticos psiquiátricos mais associados ao suicídio.

O suicídio é ainda um grande tabu. Por ser pouco comentado e discutido, é comum que as pessoas tenham algum preconceito e várias ideias errôneas sobre ele. Pretende-se descrever um pouco das relações entre pessoas com depressão e o suicídio, trazendo informações epidemiológicas, científicas e tentando acabar com alguns preconceitos.

Nunca existe uma causa única para o suicídio; ele é sempre o resultado de vários fatores que, presentes juntos em um momento, resultam neste ato contra a própria vida.

Diferentes culturas e o suicídio

Nem sempre o suicídio foi considerado algo patológico e de atenção médica. Diferentes sociedades observaram o suicídio por vários prismas. Os *vikings* consideravam uma grande honra morrer numa batalha, de modo que a segunda melhor forma de morrer era o suicídio por meio violento. Aqueles que morriam velhos, enfraquecidos ou doentes não iriam para o paraíso. Algumas tribos nômades da Ásia consideravam o suicídio um sinal de honra, pois a velhice trazia dificuldades para os nômades e o suicídio evitava problemas aos mais jovens. Muitas vezes, o suicídio era motivado por luto, princípios patrióticos e podia servir para evitar a desonra.

O suicídio era tolerado na Grécia antiga. Inclusive, vários gregos famosos se mataram, como o filósofo Sócrates. O suicídio era aceito legalmente como uma condenação em um tribunal, algo impensável atualmente. Evidentemente, não era objeto de culpa ou reprovação. Em nenhum momento a Bíblia condena explicitamente o suicídio, mas ao condenar o homicídio, pode-se incluir de certa forma o suicídio também. No início da Idade Média, um número enorme de suicídios ocorreu devido às promessas de vida e glória após a morte. Apenas no século VI d.C. a Igreja Católica começou a condenar os suicidas, independentemente da justificativa, classe social ou método utilizado, e a negar-se a fazer os rituais religiosos fúnebres.

No Japão, o suicídio já teve não apenas tolerância religiosa como também aprovação do estado. A prática do haraquiri foi iniciada na época feudal japonesa e sempre foi muito rara, mas os filmes de Hollywood a mantêm na mente coletiva com uma certa atmosfera romântica. Nesta prática, samurais ou oficiais militares cortavam o abdômen seguindo um rigoroso código de ética.

Há histórias em que um exemplo de suicídio leva outras pessoas a este ato. Em 1935, no Japão, uma jovem de 24 anos de idade, Mieko Ueki, se atirou em um vulcão após se apaixonar por uma lenda que dizia que quem assim se matasse iria imediatamente para o paraíso, em forma de fumaça. As autoridades foram obrigadas a fechar o acesso ao vulcão porque 940 jovens seguiram o exemplo de Mieko.

Atualmente, a maioria das religiões ocidentais condenam o suicídio. Em alguns países como a Inglaterra, a tentativa de suicídio era crime e uma pena era aplicada, de forma semelhante ao homicídio. Apesar de ter sido proibido pelo governo inglês em 1829, ainda hoje algumas viúvas no interior da Índia se atiram no fogo do funeral do marido para demonstrar devoção ao morto.

Nos Estados Unidos, são oficialmente registrados 30 mil suicídios ao ano, tendo sido em 2021 a terceira causa de morte em adultos jovens (GBD, 2021). Certamente, o número real é maior. Alguns pesquisadores pensam que a maioria dos suicídios não é registrada como tal, o que parece também ocorrer no Brasil. Qualquer que seja a classe social, os suicídios só são registrados se ocorrem em via pública ou quando a intervenção policial não pode ser evitada. Isso ocorre devido à tentativa de médicos, legistas e até policiais em não aumentar o sofrimento da família. O luto, a vergonha, a negação e o estigma são sentimentos comuns nesse momento. A negação faz com que muitas vezes a família prefira interpretar consciente ou inconscientemente o episódio como acidente e não como ato voluntário.

Epidemiologia

As tentativas de suicídio são 8 a 20 vezes mais comuns do que o suicídio. São mais frequentes em jovens (200 tentativas para cada suicídio) do que em pessoas com mais de 65 anos (4 tentativas para cada suicídio). Os homens se suicidam quatro vezes mais do que as mulheres, apesar de as mulheres tentarem três vezes mais o suicídio. Talvez isso ocorra porque elas utilizam meios menos violentos do que os homens, têm menor acesso a armas de fogo e são mais preocupadas com métodos que possam desfigurá-las.

Algumas profissões apresentam um risco maior de suicídio: policiais, médicos, escritores. Fatores como facilidade de contato com arma de fogo ou substâncias letais, associação com depressão e alcoolismo e estresse podem estar envolvidos. Uma pessoa nunca se mata por uma única causa – são sempre vários fatores associados que resultam em um fim trágico.

Todas as pessoas, sem discriminação alguma, podem potencialmente cometer suicídio. Alguns fatores – a presença de religião, família, etc. – diminuem o risco. Outros fatores – doença mental, doenças graves ou fatais, solidão, história de suicídio na família – aumentam o risco. Nenhum fator ou característica abole totalmente o risco.

Há poucos casos de suicídio relatados e descritos entre crianças de até 12 anos de idade, pois a maioria é identificada como acidente. Já entre adolescentes e jovens dos 13 aos 24 anos de idade, há 5 mil casos por ano nos Estados Unidos. Cada vez mais as autoridades públicas e de saúde estão atentas às medidas preventivas de suicídio entre jovens. A depressão nessa faixa etária e o abuso de drogas são fatores muito importantes.

As taxas de suicídio aumentam com a idade e a maior incidência é observada entre os 45 a 55 anos de idade. A partir dos 65 anos, as taxas globais aumentam drasticamente: o sucesso de tentativas é três vezes maior em idosos do que em adultos jovens, apesar de o número de tentativas de suicídio ser menor.

Homens com mais de 65 anos têm um risco maior, principalmente quando apresentam associação de depressão e alcoolismo sem suporte familiar.

Talvez os idosos tenham maior prevalência nas taxas de suicídio devido à solidão, perda de *status* e perspectivas mais pessimistas de saúde, econômicas e de realização profissional ou social. Os idosos têm uma chance maior de solidão por perda do cônjuge e pela pouca atenção dos filhos. Indivíduos que convivem em núcleo familiar estável apresentam menor incidência de suicídio.

A orientação religiosa também é um fator de importância na determinação de comportamento suicida: católicos têm taxas menores de suicídio que agnósticos, protestantes e judeus. A maioria das pessoas têm pensamentos suicidas em um momento de fracasso, desesperança ou desilusão da vida. Quando essas ideias surgem e desaparecem rapidamente, não afetam a vida da pessoa e não há planos específicos para agir no sentido de morrer, causam uma preocupação menor. Mas se retornam frequentemente ou estão sempre presentes e o indivíduo começa a pensar qual a melhor maneira de cometer suicídio, a ajuda médica é essencial.

Alguns mitos sobre suicídio

Existem alguns mitos ou histórias que são ditas sempre que o assunto é suicídio, mas que estão distantes dos fatos reais. Muitas vezes a realidade é o contrário do que a maioria pensa.

"Quem fala que vai se matar tem pouca chance de tentar"

Errado. As pessoas que pensam em suicídio tentam, e muitas vezes conseguem, se matar. Quase sempre falam sobre isso antes e, em 60% dos casos, pedem ajuda médica. Muitas pessoas tentam o suicídio impulsivamente, sem planejar. Outros planejam com muita antecedência, às vezes com vários detalhes. As pessoas que planejam dão vários sinais antes de tentarem: falam mais de morte, mostram-se sem esperanças, arrumam documentos, testamentos e heranças e alguns chegam até a fazerem "despedidas", que às vezes passam incompreendidas.

"Quem usa um método com poucas chances de morrer ou com socorro fácil, é porque não quer morrer"

Errado. Da mesma forma que existem ideias erradas sobre suicídio, existem sobre o que pode matar. Esse livro não pretende dar explicações sobre o que mata ou não, mas todo e qualquer método, por mais banal que seja, quando utilizado com intenção de suicídio, deve ser considerado seriamente. Uma pessoa também pode tentar se matar "facilitando" o socorro. Isso não deve ser desprezado ou interpretado como algo que diminui o risco da próxima tentativa. A falta de coragem de hoje pode desaparecer amanhã.

"Quem já tentou inúmeras vezes, nunca vai se matar"

Errado. Quem já tentou mais vezes tem maior chance de se matar do que quem nunca tentou. Raramente alguém se mata na primeira tentativa se esta não for com arma de fogo. Quando se tenta várias vezes, acaba-se acertando.

"O tempo nublado, chuvoso, induz mais à depressão e aumenta o número de suicídios"

Errado. O maior número de suicídios nos países de estações do ano bem definidas é durante a primavera. Mas este é um dado apenas estatístico; a chance de suicídio de um indivíduo não pode ser avaliada pela estação do ano.

"O suicida quer morrer"

Nem sempre. Muitos se sentem ambivalentes em relação à vida. Procuram o suicídio como uma tentativa de escapar de um problema ou como um grito de socorro na falta de visão de outra solução mais saudável. A maioria das pessoas que tentaram o suicídio e foram salvas estão felizes de não terem morrido, e reconhecem que a vida pode encontrar suas próprias soluções.

"O suicídio é genético"

Errado. Não existe um gene para o suicídio. A depressão tem uma influência genética importante, mas o suicídio recebe claramente influências psicológicas, sociais e biológicas. Nenhum fator é único ou principal.

Observa-se que, em algumas famílias, o suicídio é mais frequente. Parentes de alguém que se suicidou têm uma chance maior de se suicidarem. Estudos em autópsia de pessoas que cometeram suicídio encontraram níveis baixos de serotonina, um neurotransmissor cerebral. Esses dados correspondem ao que se observa em pacientes depressivos. A importância dessa observação ainda é desconhecida. Mesmo aí, todos os fatores acima citados estão certamente presentes.

"A Escandinávia é a região com maior taxa de suicídio"

Provavelmente está errado. Em primeiro lugar, é verdade que as taxas de suicídio nos países escandinavos são altas (29,2 em cada 100.000 habitantes na Finlândia, 21,4 na Dinamarca, 18 na Suécia, 15,5 na Noruega). Isto se deve em parte a análises estatísticas bem realizadas. São países ricos, de população pequena, onde é fácil de contabilizar dados para qualquer análise epidemiológica. A Rússia e alguns países europeus têm taxas maiores.

Outros países também têm altas taxas, como a Hungria (40/100.000 hab.) e o Japão (15,8/100.000 hab.). Nos Estados Unidos, estas taxas se situam em torno de 12/100.000 hab., enquanto Irlanda, Itália, Espanha e Holanda apresentam as menores taxas: 10/100.000 hab. Muitos países não têm estatísticas confiáveis ou obtêm seus dados em uma pequena parte da população (uma cidade, um hospital psiquiátrico ou mesmo os dados de um órgão médico-forense) e generalizam.

No Brasil, estima-se uma taxa de 7,2/100.000 habitantes. Conforme foi dito no início, a taxa deve ser mais elevada, talvez o dobro, já que a maioria dos casos de suicídio é reportada como morte natural. Apenas um exemplo: um senhor de 58 anos se atirou de uma janela no décimo andar. Não morreu imediatamente e foi transferido para um hospital, onde faleceu após 2 dias no CTI. Sua *causa mortis* registrada foi insuficiência respiratória.

"O risco diminui em pessoas com depressão e ideia de suicídio quando começam o tratamento médico"

Errado. Muitas pessoas com depressão e ideias de suicídio, apesar de planejarem o ato, não têm pragmatismo, concentração e até disposição física para se matarem. Ao começarem o uso de um antidepressivo, qualquer que seja esse medicamento, têm um risco maior de suicídio nas primeiras semanas de uso. Os antidepressivos melhoram inicialmente a disposição física, a psicomotilidade e o pragmatismo. O pensamento depressivo e suicida demora um pouco mais para melhorar. Assim, com o pragmatismo melhorado, o paciente ainda com ideias suicidas pode facilmente cometer o ato.

Os episódios de depressão, de qualquer gravidade, devem ser tratados por psiquiatras especializados em depressão. Clínicos gerais, médicos de outras especialidades e mesmo psiquiatras sem prática no manejo de antidepressivos devem ser treinados a identificar a depressão e encaminhar a um especialista.

"Falar sobre suicídio com alguém deprimido pode dar a ideia de se matar"

Errado. Ninguém pensa em se matar porque o médico ou um familiar pergunta se a pessoa está tendo essa ideia. Quem não pensa em se matar não começa a pensar devido a uma pergunta. Pelo contrário, quando o assunto é abordado, os indivíduos que estão pensando em se matar e não comentam suas ideias ou planos podem se sentir compreendidos.

Muitos pensam que ter ideias de suicídio é criticável, vergonhoso ou um pecado. Ao serem interrogados, podem sentir que seus sentimentos são compreendidos, que há pessoas dispostas a ajudá-los. Podem falar sobre seus medos e planos, permitindo que medidas de prevenção e terapêuticas sejam tomadas.

A postura de quem escuta a ideação ou o planejamento de tentativas de autoaniquilação é de grande importância para o paciente controlar seus impulsos suicidas. O paciente precisa de um ouvinte-profissional que possa compreendê-lo, orientá-lo e ajudá-lo. Reprimendas morais, apelos à responsabilidade, ameaças de condenação religiosa e críticas à "covardia" representada pelo ato suicida só servirão para convencer o paciente de que seu pleito de ajuda não foi entendido; a incompreensão e a intolerância reforçarão suas intenções, convencendo-o que sua morte é realmente a única solução.

Por que alguém comete suicídio?

Para aqueles que já perderam um ente amado dessa maneira, esta é uma pergunta que permanece para sempre. São descritas aqui as principais causas, mas, como já citado, todo suicídio é resultado de uma série de fatores (psicológicos, biológicos e sociais). Não existe resposta para um caso específico, mas seguem abaixo fatores que podem estar presentes na maioria dos casos.

Fatores psíquicos

Depressão – Não se trata de uma tristeza ocasional. É uma doença complexa e que envolve todo o organismo, inclusive os pensamentos. Entre os inúmeros sintomas da depressão, como perda do interesse, dificuldade de concentração e alteração do apetite e do sono, podem estar presentes ideias pessimistas e de suicídio. Como citou William Styron, é "o desespero além do desespero".

Os pacientes deprimidos que se suicidaram, principalmente os que se utilizaram de meios violentos, apresentavam diminuição de concentrações cerebrais de serotonina. Indivíduos que fizeram tentativas de suicídio têm uma baixa concentração de ácido 5-hidróxi-indol-acético (5-HIAA) no líquido cerebrospinal, evidenciando diminuição da atividade fisiológica de serotonina. O significado de tais achados para a prevenção de suicídio não está ainda determinado, evidenciando a total ausência de marcadores biológicos preditivos do impulso suicida. Consequentemente, o médico, na presença de ideias prevalentes de suicídio ou de fantasias de autoaniquilação, é obrigado a se orientar pelos fatores de risco anteriormente descritos.

Pode-se incluir aqui a sensação de desesperança. Apesar de ser um sintoma da depressão, pode surgir subitamente e quase que sem outros sintomas depressivos. Todos já se sentiram sem esperança em um determinado momento, em um aspecto ou outro de suas vidas. Felizmente, a maioria ultrapassa esse sentimento de alguma forma. Para outros, esse sentimento é uma armadilha. A manutenção do sentimento de desesperança é um sinal de que é necessário procurar ajuda especializada.

Transtorno mental – Não apenas a depressão destacada acima, mas o alcoolismo, transtornos da personalidade, esquizofrenia, entre outras doenças mentais podem comprometer o juízo ou tirar a motivação para viver. As doenças mentais têm uma proximidade grande com o ato suicida. Pessoas com doença mental se matam mais do que pessoas que nunca procuraram ajuda psiquiátrica. Entretanto, é difícil dizer se todos os atos suicidas envolvem alguma doença mental ou comprometimento, mesmo que breve e agudo, do juízo.

O álcool pode induzir ao suicídio de diferentes maneiras. O alcoolismo crônico, suas complicações físicas, mentais, sociais e familiares, sua associação com problemas financeiros e com a própria depressão associada são fatores fortes para o suicídio. Há ainda a intoxicação aguda ou embriaguez. Esse é um estímulo ao humor depressivo e um lubrificante para a coragem. Estudos demonstram que 90% dos alcoólatras e mais do que um terço dos não-alcoólatras consumiram álcool antes de se suicidarem.

Doenças físicas e incapacitação – Pacientes com dor crônica, limitação física, doenças com prognóstico fatal e em estado terminal encontram no suicídio uma resposta para o seu sofrimento. Algumas pessoas chegam a pedir à família para lhes tirar a vida. A preocupação com custo financeiro, desgaste emocional e sofrimento familiar está sempre presente nesses casos.

Vingança, ódio e punição – "Se você não fizer isto, eu me mato". Esta frase, dita muitas vezes em tom de brincadeira, às vezes é levada a sério. Algumas pessoas se matam após o término de um relacionamento amoroso, uma perda financeira, ou para castigar uma pessoa próxima (colocando em outrem a culpa pelo suicídio).

A perda de alguém que se ama por morte ou separação pode levar ao suicídio. Sempre há relatos de suicídio na imprensa após a morte de um artista famoso jovem ou de um atleta no auge de sua carreira. Também é possível incluir nesse grupo pessoas que, por pressão social, não veem saída para o seu sofrimento, como minorias, vítimas de escândalos públicos ou torturas.

Sacrifício para uma comunidade – Alguns idosos se matam para diminuir a despesa ou o peso para seu sustento pela família. Em momentos de escassez, esquimós idosos ou doentes se separam do grupo para morrer e aumentar a chance de sobrevida do grupo. Em alguns países asiáticos ainda ocorrem autoimolações, principalmente colocando fogo no próprio corpo, por questões políticas ou protestos. Os aviadores japoneses chamados de *kamikaze* e os carros bombas trazem a ideia de lutar por uma comunidade e por um ideal.

Como ajudar a evitar o suicídio

Uma vez que não há fator preditivo confiável para o impulso suicida, o tratamento de seu risco é feito pelo ajuste das doses dos medicamentos que estão sendo utilizados e com a associação de doses eficazes de antidepressivos. Sempre que for detectado o risco de suicídio, o paciente deverá estar constantemente acompanhado e/ou vigiado e sua rede de apoio social deve ser imediatamente acionada.

Existem algumas variáveis indicadoras de comportamento suicida (**Quadro 34.1**) que podem orientar a postura do médico-assistente. De acordo com este autor, o paciente pré-suicida apresenta: ódio de si mesmo, com sentimentos de culpa e autoacusação, agitação psicomotora com elevado grau de tensão, estreitamento da percepção e limitação de suas capacidades intelectivas, o que o levará à conclusão que a situação existencial presentemente intolerável só pode ser resolvida com autoaniquilação.

Quadro 34.1 Sinais de alerta para um possível risco de suicídio

- Frases soltas, tais como: "Vou me matar", "Não há solução", "Assim é melhor morrer".
- Preocupação com a morte, desesperança, abandono e baixa autoestima.
- Tentativas prévias de suicídio.
- Depressão, com seus sintomas: alteração do apetite, falta de prazer, desinteresse, insônia, piora dos sintomas pela manhã, dificuldade de concentração, etc.
- Problemas no trabalho, na escola e em casa.
- Abuso de álcool ou outras drogas.
- Solidão.
- Mudanças de comportamento e/ou comportamento estranho.
- Doação de objetos estimados ou valiosos.
- Comportamento de "colocar a vida em dia", como arrumar documentos, herança e seguros.
- O surgimento súbito de uma aparência de calma e certa tranquilidade com algumas das características acima citadas, após um período de intenso sofrimento.

A hospitalização pode ser indicada, apesar de um percentual razoável de pacientes cometerem suicídio dentro do ambiente hospitalar em ocasiões onde a vigilância é relaxada: de madrugada ou em horários de refeição ou de recreação. Quando existe ideia prevalente de suicídio ou na vigência de tentativa de suicídio, desde que as condições clínicas do paciente o permitam, deve-se instituir a eletroconvulsoterapia, e, se possível, manter o tratamento medicamentoso já em vigor.

Sem dúvida o tratamento mais eficaz é a prevenção da tentativa de suicídio. É importante divulgar que a depressão é uma doença; que tem suas complicações, dentre elas o risco de suicídio; que o uso de álcool traz danos; e que há tratamento. Uma população melhor informada pode procurar ajuda ou levar um amigo até um setor especializado. A divulgação desses conceitos deve ser feita por autoridades, professores, médicos e líderes comunitários.

Qual é o impacto do suicídio em uma família?

É sempre devastador. Famílias inteiras sofrem para sempre pelo suicídio de um de seus membros. Algumas acabam se desfazendo devido à culpa e ao remorso que se segue. Outras se unem mais, tentando dar um suporte maior para diminuir a dor e o luto. Outras, ainda, permanecem em silêncio, como se nada diferente tivesse acontecido, apenas uma morte acidental.

O suicida deixa para a família uma sensação de abandono, culpa, tristeza por não ter outra chance para ajudar, vergonha, egoísmo e pena por não ter sido possível dizer adeus.

Referências

ALVES, V. M. *et al*. Evaluation of the quality of life and risk of suicide. *Clinics*, v. 71, n. 3, p. 135-139, 2016.

ALVES, V. M. *et al*. Genetic polymorphisms might predict suicide attempts in mental disorder patients: a systematic review and meta-analysis. *CNS & Neurological Disorders Drug Targets*, v. 14, n. 7, 2015.

ALVES, V. M. *et al*. Suicide attempt in mental disorders (MeDi): association with 5-HTT, IL-10 and TNF-alpha polymorphisms. *Journal of Psychiatric Research*, v. 91, 2017.

GBD 2021 Risk Factors Collaborators. Global burden and strength of evidence for 88 risk factors in 204 countries and 811 subnational locations, 1990-2021: a systematic analysis for the Global Burden of Disease Study 2021. *Lancet*, v. 403, n. 10440, p. 2162-2203, 2024.

LAGE, R. R. *et al*. Suicidal ideation in bipolar disorder: the relation with clinical and sociodemographic variables. *Psychiatric Quartely*, v. 93, n. 2, p. 453-461, 2022.

LOPES, F. L. *et al*. Polygenic risk for anxiety influences anxiety comorbidity and suicidal behavior in bipolar disorder. *Translational Psychiatry*, v. 10, 2020.

MARTINY, C. *et al*. Factors associated with risk of suicide in patients with hemodialysis. *Comprehensive Psychiatry*, v. 52, p. 465-458, 2011.

NASCIMENTO, E. R. *et al*. Predictors of suicidal ideation in coronary artery disease. *Comprehensive Psychiatry*, v. 57, p. 16-20, 2015.

Assista à aula sobre o assunto por meio do *QR Code* ao lado.

CAPÍTULO 35
A morte do amanhã: a depressão

Betina Mariante Cardoso
Flávio Kapczinski

Poucos são os indivíduos que retratam as emoções humanas com tal exatidão que parecem conhecer o espírito do sofrimento, e estes são, em grande maioria, os escritores. Sobretudo quando os temas são a depressão e outras doenças, a fúria e os males do amor, quem é capaz de decifrar com mais sensibilidade tais condições? Suas obras nos revelam, em minúcias descritivas, a dor em seus vários figurinos; ela se veste de personagens, vilões e mocinhos, cenários e mundos possíveis. Por inúmeras vezes, a dor traduz o humano em palavras. E o que é a palavra escolhida se não o próprio sentimento que encontra uma linguagem para se expressar?

Nós, médicos, muito temos a escutar sobre as dores dos nossos pacientes, que têm seu próprio vocabulário para expressar a forma como sentem suas dores físicas e emocionais. As humanidades médicas, área recente e em progressiva evolução global, promovem a interface entre as humanidades e a medicina, nos mostrando que, quanto mais lermos as manifestações da humanidade na literatura, mais saberemos "decifrá-la" através da escuta médica.

Refletindo sobre o registro de sintomas depressivos em fragmentos literários

Assim, convidamos você a um passeio por trechos literários que nos fazem ver a depressão em suas várias formas, tendo como pano de fundo a avassaladora percepção, por uma miríade de realidades, da "morte do amanhã".

> Em certas ocasiões, o destino se assemelha a uma ′pequena tempestade de areia', cujo curso sempre se altera. Você procura fugir dela e orienta seus passos noutra direção. Mas então, a tempestade também muda de direção e o segue. Você muda mais uma vez o seu rumo. A tempestade faz o mesmo e o acompanha. As mudanças se repetem muitas e muitas vezes, como num balé macabro que se dança com a deusa da morte antes do alvorecer.

Isso acontece porque a tempestade não é algo independente, vindo de um local distante. A tempestade é você mesmo. Algo que existe em seu íntimo. Portanto, o único recurso que lhe resta é se conformar e corajosamente por um pé dentro dela, tapar os olhos e ouvidos com firmeza a fim de evitar que se encham de areia e atravessá-la passo a passo até emergir do outro lado. É muito provável que lá dentro não haja sol, nem lua, nem norte e, em determinados momentos, nem hora certa. O que há são apenas grãos de areia finos e brancos como osso moído dançando vertiginosamente no espaço. Imagine uma tempestade de areia desse jeito. [...]

E você vai atravessá-la, claro. Falo da tempestade. Essa tempestade violenta, metafísica e simbólica. Metafísica e simbólica mas ao mesmo tempo cortante como mil navalhas, ela rasga a carne sem piedade. Muita gente verteu sangue dentro dela, e você mesmo verterá o seu. Sangue rubro e morno. E você vai apará-lo com suas próprias mãos em concha. O seu sangue é também o de outras pessoas.

E quando a tempestade passar, na certa lhe será difícil entender como conseguiu atravessá-la e ainda sobreviver. Aliás, nem saberá com certeza se ela realmente passou. Uma coisa porém é certa: ao emergir do outro lado da tempestade, você já não será o mesmo de quando nela entrou. Exatamente, este é o sentido da tempestade de areia (Murakami, 2008, prólogo).

E não será este também o sentido da depressão? Quem somos nós quando saímos dela? Que fenômenos provocou em nossa existência? Quantos amanhãs "matou" dentro de nós, até que a atravessássemos? Essa dor da tempestade de areia que nos rasga e nos faz sangrar não é a mesma dor que o sofrimento provoca, nos fazendo duvidar se realmente vamos um dia sair de dentro dela (tempestade ou depressão)? Para quem sente a ausência de esperança, de vontade, de cor no mundo, de cheiros, de sabores, de paisagens, o amanhã será o mesmo, será um "tanto faz". O amanhã morreu para quem não sente nem sequer o hoje. A pele está anestesiada, o dia passa em branco como a tempestade de areia da qual não sabemos se vamos um dia sair. Acordar no dia seguinte, seja a hora que for, não é diferente de "morrer um pouco" para o dia porque, para quem está em um episódio depressivo, o escuro do quarto e a proteção do cobertor são maiores do que o sol que não entra pela janela: ela permanece tão fechada quanto o sujeito que sofre. E esta é a compreensão que nós, médicos e profissionais da saúde, precisamos ter sobre o fenômeno da depressão: o indivíduo está no meio da tempestade, uma tempestade apenas sua. Precisamos escutar seu silêncio, seu choro, seu olhar como a voz que grita: "Eu não sei o caminho para sair daqui, não sei viver fora dessa tempestade. O amanhã é igual ao hoje, estou vivo por fora, mas morto por dentro. Então, entre estar vivo e morrer, tanto faz". Noite e dia se alternam em vai-e-vem, e o que existe é a falta de luz dentro de si; a morte já é não sentir vida, é um dar de ombros. No escuro do quarto, há essa morte particular. De onde mostrar vida para quem não aceita a luz do sol pela veneziana? Desesperança, paralisia, escuridão. O amanhã será igual, e os dias seguintes também, na visão de quem sofre.

O que nos cabe, como médicos e profissionais da saúde, enquanto o paciente narra? Escutar. Qualquer atitude diferente dessa, enquanto ele nos apresenta seu mundo, seria invadir sua perspectiva. É preciso saber quando agir, e é essencial que, em dado momento, o paciente possa perceber que precisa de fato de ajuda profissional; que possa entender que não está nesta condição por escolha ou, como muitos dizem, "preguiça". Trata-se de uma doença e, como tal, precisa do modelo biopsicossocial na abordagem. Mostrar isso ao paciente, muitas vezes comparando com outras patologias "físicas", como diabetes ou outras condições médicas, o ajuda a entender: "estou doente". É nesse momento que ele consegue pedir ajuda. Murakami (2008) nos dá uma grande lição com sua "tempestade de areia", mostrando o quanto ela é interna, perseguindo o sujeito por onde ele vá, pois está dentro dele. E o que fazer quando a escuta nos leva ao mundo sombrio das ideias de morte, como no caso do trecho de William Styron (1992, p. 188, tradução nossa), em *Darkness visible: a memoir of madness?* (*Escuridão visível: uma memória de loucura*).

> O psiquiatra perguntou-me se eu era um suicida e eu relutantemente disse que sim. Não fui específico, uma vez que parecia não haver necessidade – não lhe contei que na verdade muitos dos utensílios domésticos de minha casa tinham se tornado potenciais artefatos para minha destruição: as vigas do sótão, bem como as árvores do jardim, meios para meu enforcamento; a garagem, um lugar para inalar monóxido de carbono; a banheira, um vaso para receber o fluxo de minhas artérias perfuradas. As facas da cozinha tinham uma única utilidade para mim. Morte por ataque cardíaco parecia particularmente atraente, já que livrar-me-ia de toda culpa [...]. Tais fantasias assustadoras, que fazem pessoas saudáveis estremecerem, são para a mente gravemente deprimida o mesmo que sonhos lascivos para as pessoas sexualmente ávidas.

Ao ouvir um relato semelhante a este, o psiquiatra precisa atuar mostrando ao paciente a gravidade de sua condição e avaliando o risco de suicídio, com seus critérios e condutas compatíveis. Mas a questão que deve ser levantada, neste contexto, é a da contratransferência. Se estamos falando na medicina da pessoa no século XXI, é importante também incluirmos a pessoa do psiquiatra que, com toda sua experiência profissional, é o interlocutor de narrativas como esta, de Willian Styron. Qual o sentimento humano envolvido quando a fala do paciente expressa um sentimento de "morte do amanhã" ou o desejo da própria morte? Para além das condutas médicas pertinentes, o desejo de ajudar, de demover o paciente da ideação, tentativa ou plano de agir contra a própria vida, o sentimento de muitos é, possivelmente, o de impotência. Não há como "mostrar" que a vida importa, para aquele que assim não a enxerga. Podemos iniciar esquemas farmacoterápicos, indicar procedimentos com evidências cientificas consolidadas, recomendar internação psiquiátrica, todas as medidas de acordo com nossa formação médica. Do ponto de vista pragmático, é provável que tais medidas nos deem o alento de que estamos fazendo o suficiente, o necessário. Mas devemos lembrar de algo fundamental, que Italo Calvino, em *As cidades invisíveis* (1990, p. 30), escreveu:

> Assim – dizem alguns – confirma-se a hipótese de que cada pessoa tem em mente uma cidade feita exclusivamente de diferenças, uma cidade sem figuras e sem formas, preenchida pelas cidades particulares.

Quando avaliamos o risco de um paciente, devemos atentar aos conceitos de individualidade e de respeito, que são como uma faca de dois gumes. É aceitável deixar sua autonomia prevalecer, provocando autodestruição ou má adesão ao tratamento, quando sabemos que seu juízo crítico está prejudicado? Estas cidades particulares de Calvino (1990) são o mundo interno de cada indivíduo, e não podemos impor a ele que "abra as venezianas para a luz do dia entrar". Podemos, isto sim, protegê-lo de si mesmo, com uma internação psiquiátrica, "invadindo" sua cidade particular (ou seja, sua identidade e autonomia), em casos severos. Mas há outros caminhos, prévios a este: podemos, passo a passo, propor alternativas, mostrar os benefícios, ensiná-lo a viver. E isso se dá através das condutas médicas indicadas nos algoritmos baseados em evidências, mas também através das psicoterapias e intervenções psicossociais indicadas, quando a circunstância exige. E, se devemos respeitar sua autonomia do ponto de vista bioético para tomar as próprias decisões, também é verdade que nosso compromisso como médicos abrange os demais princípios bioéticos, o que inclui protegê-lo da autodestruição. Comunicar a importância das etapas do tratamento, promovendo psicoeducação para a doença, pode ajudar o indivíduo a perceber que a melhora também depende de seu empenho, comprometendo-o com os resultados positivos de cada um de seus esforços.

É tarefa do psiquiatra ajudar o paciente a compreender que a "morte do amanhã" é uma escolha não saudável, que não aceita outra possibilidade senão "morrer em vida", acatando a depressão como única forma de existência. Entretanto, é essencial mostrar a ele que há uma parte de si que pode escolher o caminho de colaborar com a ajuda médica, renovar esperanças, aderir ao tratamento e, sim, aliviar o episódio depressivo. Assim como na "tempestade de areia" de Murakami (2008), podemos mostrar ao paciente que ele não sairá do episódio da mesma forma que entrou, pois é disso que se trata a depressão, mas que ele poderá, sim, com a ajuda médica e a própria cooperação, sair da "tempestade" melhor do que estava quando entrou nela.

A "morte do amanhã" fala sobre desesperança, sobre um caminho sem sentido e sem propósito, sobre "não ter para onde ir" e, assim, aceitar a própria condição. Não abre rotas paralelas para a esperança e coloca o indivíduo em um hoje que se repete, em padrão diário, sem uma porta de saída que não pareça a morte em si, e sim uma fuga possível de um espaço sem janelas e portas metafóricas. Assim, ele não vê saída e quer fugir, desaparecer, não enfrentar. Às vezes, deseja isto mais até do que a morte concreta. E o psiquiatra, na escuta dessa dor, deve compreender quando a busca do paciente é pela fuga de uma realidade insustentável.

Dessa forma, o indivíduo se coloca em posição de dependência, de redução da própria autonomia, pelas incapacidades temporárias que a depressão lhe impõe. Em seu romance *A montanha mágica*, Thomas Mann (2016) aborda com maestria essa percepção de eternidade do indivíduo que, acamado por uma doença física, vê o infinito passar através da sopa que lhe é trazida, tirando dele a possibilidade de buscar o próprio alimento. Com a condição depressiva não é diferente.

> Por enquanto basta que todos se lembrem da rapidez que decorre uma "longa" série de dias para o doente que passa acamado. É o mesmo dia que se repete uma e outra vez; mas justamente por se tratar sempre do mesmo dia parece no fundo pouco adequado o termo 'repetição'. Melhor seria falar de invariabilidade, de um presente parado ou de eternidade. Trazem-te a sopa à hora do almoço, assim como a trouxeram ontem e a trarão amanhã. E ao mesmo tempo te sentes presa de uma sensação singular que vem não sabes de onde nem por quê: és invadido por uma espécie de vertigem, enquanto a

sopa se aproxima de ti; os tempos confundem-se, misturam-se no teu espírito, e o que se te revela como verdadeira forma de existência é um presente sem extensão, no qual eternamente te trazem a sopa. Seria, entretanto, paradoxal falar em fastio quando se trata de eternidade? (Mann, 2016, p. 208).

E não é justo deste "presente sem extensão" que falamos quando a reflexão é sobre a "morte do amanhã"? Estamos, afinal, abordando a redução da autonomia que acomete os pacientes em condições depressivas. A este propósito, o fenomenologista alemão Karl Jaspers (2000) compreendeu as manifestações psíquicas tendo como base elementos da fenomenologia. Desse modo, a autonomia resultaria de um conjunto de fatores que, em bom funcionamento, determinariam sua adequada manutenção. O neurocientista Antonio Damasio (2000, p. 177), em contrapartida, em suas pesquisas neurobiológicas sobre o fenômeno da consciência, aponta a relevância do núcleo da "consciência de si". Nesta, estaria o cerne para a autonomia.

A escolha e a independência, parâmetros que estão associados a esta capacidade, necessitam que haja, no ser humano, em primeiro lugar, a consciência e, nesta, a consciência de si. A escolha e a decisão acontecem no domínio do pensamento, mas envolvem também as emoções (representadas pelo afeto e pelo humor) e o juízo crítico. Por fim, a escolha se realiza através de uma ação, expressa pela conduta. Todos esses elementos são fenômenos psíquicos que compõem a capacidade de autonomia de um indivíduo. Quando esta se apresenta reduzida por algum dos parâmetros indicados, avalia-se a presença ou a ausência de normalidade; por conseguinte, avalia-se a existência de psicopatologia. Os outros fenômenos – atenção, orientação, memória, sensopercepção, inteligência e linguagem – estão presentes na avaliação do estado mental do indivíduo, compondo, também, sua autonomia; no entanto, apresentam-se em grau de menor relevância para seu desenvolvimento.

Além de escolha, independência, consciência de si e decisão, outras expressões podem ser associadas ao exercício da autonomia: liberdade, individualidade, vontade, *self,* eu. Em termos etimológicos, a palavra "autonomia" procede de um termo em latim que, por sua vez, tem raiz no grego, gerando um significado que aponta para a noção de autonomia como "leis para si mesmo", ou seja, as leis que o próprio indivíduo define para sua vida.

Entretanto, considerando a autonomia como capacidade humana, é necessário apontar que, em casos de sofrimento psíquico, ela apresenta-se muitas vezes reduzida, pois o sofrer acaba por reduzir a possibilidade de o indivíduo sentir-se livre para as próprias escolhas. Até que ponto esse quadro representa uma circunstância normal, e a partir de qual se torna patológico? O sofrimento pode resultar de uma crise vital, com duração por um período esperado e surgimento de sintomas dentro da normalidade, ou pode resultar no adoecimento do indivíduo, com sintomas presentes em intensidade maior e por período mais longo. A restrição da liberdade e, portanto, da autonomia, ocorrerá de acordo com o tipo e com a duração deste sofrimento.

Neste sentido, ressaltamos que a "morte do amanhã" apresenta também uma relação com a restrição da autonomia, da liberdade e da consciência de si, na medida em que o sujeito acometido se vê temporariamente incapaz de discernir sua identidade, suas capacidades e que caminhos poderá formar em sua vida para criar esperanças para um novo amanhã.

Considerações finais

Esta é a "tarefa" do psiquiatra ou do profissional de saúde responsável por atender esses indivíduos: escutar sua narrativa com a atenção e o respeito humano que esta merece e, ao mesmo tempo, oferecer dados de realidade que lhe mostrem que há outros caminhos a seguir que não a "morte do amanhã". Talvez o melhor caminho seja mostrar o amanhã como um nascimento, com suas tarefas, o desenvolvimento progressivo da autonomia e a aceitação da ajuda, para que, começando com o engatinhar, o paciente passe aos primeiros passos e assim volte a caminhar com as próprias pernas. Não recebendo a sopa na cama, em perene dependência, como no caso apresentado por Thomas Mann (2016), mas indo buscá-la, por si mesmo, exercendo a autonomia compatível com sua recuperação de saúde.

Referências

CALVINO, I. *As cidades invisíveis*. São Paulo: Companhia das Letras, 1990.
DAMASIO, A. *O mistério da consciência*. São Paulo: Schwarcz, 2000.
JASPERS, K. *Psicopatologia generale*. 7.ed. Roma: Il Pensiero Scientifico Editore, 2000.
MANN, T. *A montanha mágica*. São Paulo: Companhia das Letras, 2016.
MURAKAMI, H. *Kafka à beira-mar*. São Paulo: Alfaguara, 2008.
STYRON, W. *Darkness visible*: a memoir of madness. New York: Vintage Books, 1992.

Leituras recomendadas:

NHO, S. *Confissões*. Londres: Penguin-Companhia, 2017.
ALIGHIERI, D. *A divina comédia*. São Paulo: Editora 34, 2017.

CAPÍTULO 36
A morte da visão: a cegueira

Rubens Belfort Jr.

Lidar com a morte – a própria e a dos pacientes – é uma questão que está intimamente ligada à necessidade da humanização da medicina, tão relevante na atualidade. Assim, serão aqui apresentadas algumas considerações atuais sobre as diversas mortes, entre elas, a perda da visão, considerada uma forma de morte pelos oftalmologistas.

É preciso lembrar que as únicas coisas piores que a morte são o medo de morrer e a impotência perante ela, ainda mais intoleráveis para os que se acreditam empoderados pela medicina e por seu próprio conhecimento, principalmente quando desprovidos de valores religiosos ou culturais. Maior que a ignorância sempre pode ser a arrogância dos médicos, tratando de esconder a impotência. Na realidade, sabe-se muito pouco sobre a morte e muito menos a verdade sobre ela, sendo a arte ainda muito maior que a ciência.

Essa discussão se insere na medicina humanitária e de cuidados paliativos, e é necessário que estes conceitos sejam estendidos a todas as especialidades da medicina e, mais ainda, aos diversos integrantes das equipes de saúde.

Conforme previsto e anunciado, mudanças em toda a sociedade estão acontecendo com velocidade cada vez maior, assim como na ciência da medicina. O fascinante desenvolvimento tecnológico é impactante, mas vai muito além disso, pois não é apenas na medicina e no relacionamento com os pacientes que as mudanças acontecerão. A vida também mudou. De fato, as pessoas vivem de forma diferente, por muito mais tempo, em dimensão qualitativa distinta e com algumas doenças novas e complexas, além de maior interação com drogas lícitas e ilícitas. O ser humano nunca viveu tanto, de forma tão intensa e sob o bombardeio contínuo de informações e pressões de diferentes expectativas e frustrações.

Há novos grupos sociais, gêneros e populações de epidemiologia nova, ao lado de superpopulação e mudanças culturais radicais. O conceito e definição da família estabelecidos no século XIX, com a Revolução Industrial, que pareciam cristalizados, apresentam novos paradigmas, envolvendo muito o cuidado interpessoal na saúde. O reconhecimento e aceitação de diferentes grupos familiares, com pais ausentes ou do mesmo sexo, conhecidos ou não, com ou sem inseminação artificial, trouxeram mudanças estruturais, reforçando a necessidade da manutenção e concentração do relacionamento médico-paciente naquilo que permanece: a humanidade, tanto do paciente quanto do médico. Isso porque os sentimentos básicos de compaixão e de ajuda ao próximo se mantêm como prioritários, na esperança de que o avanço tecnológico tenha sempre o objetivo de auxiliar o médico a ser mais humano.

O inter-relacionamento das profissões pode ser percebido também pelo enorme número de atividades e funções na área da saúde. Os médicos foram treinados para atuar em um mundo que muitas vezes não existe mais, e os currículos, conceitos e a prática não foram adaptados adequadamente aos novos tempos. As novas turmas não estão sendo preparadas para 2030 e além, para enfrentar as mudanças.

A geração de 1940 termina por agora, mas muitos dos seus conceitos imobilistas de saúde, família e sociedade, trazidos ainda do século XIX, apesar de superados, continuam presentes na nova geração. No século XIX, alguns culparam o estetoscópio e sua tecnologia, que afastaria e prejudicaria o relacionamento médico-paciente, pois o médico passaria a ouvir e analisar os pulmões, o coração e o abdômen sem encostar mais o rosto no enfermo, deixando assim de ouvir a alma. No entanto, não é o desenvolvimento tecnológico que causa os problemas, mas seu não entendimento, a incorporação inadequada e a falta de relacionamento humanizado.

A expectativa da bipolaridade estável no relacionamento médico-paciente mudou. O médico, antes único da família, às vezes por mais de uma geração, passou a ser parte da equipe multidisciplinar de suporte e tomada de decisão, que, muitas vezes, inclui profissionais que assumem situações antigamente limitadas ao cirurgião ou médico clínico. Sem dúvida, o médico foi afastado do paciente e perdeu o poder, agora fracionado, a família e o paciente estão cada vez mais bem informados e participantes e, além disso, há todos os intermediários do complexo público e privado da saúde.

A humanização da medicina, assim, não é um conceito abstrato e limitado apenas ao médico. Todos os profissionais de saúde precisam estar treinados para conhecer, reconhecer e atuar preventivamente frente aos perigos da desumanização. No entanto, essa questão infelizmente ainda é discutida em âmbito muito limitado e afastada do grande número de diferentes especialidades médicas e subáreas da saúde, cada uma com suas peculiaridades.

A questão da morte é um dos pontos mais importantes da humanização da medicina, envolvendo sentimentos, impotência, comunicação, compartilhamento, respeito e cuidados paliativos. Por fim, a humanização constitui até mesmo uma antítese da medicina, que deixa de combater a morte ou mesmo antecipá-la, pois implica lidar com a morte e oferecer os cuidados paliativos adequados.

A ciência ainda não consegue provar exatamente quando surge o instinto de preservação individual e da espécie, mas, sem dúvida, este já é presente em praticamente todos os animais, inclusive invertebrados. Está presente em quase todas as sociedades e explicaria também, ao lado dos fatores culturais, as dificuldades do médico, mesmo em circunstâncias especiais, em contribuir para a morte do paciente.

Contudo, o significado da morte nas especialidades médicas varia: há diferentes mortes, e a morte da visão é uma delas. Os biomarcadores definidores da morte são limitados, pois a morte é assimétrica e assíncrona em diferentes tecidos e órgãos. Não é todo o corpo humano que morre ao mesmo tempo: algumas partes morrem antes, outras depois e algumas sobrevivem indefinidamente, como células em cultura e tecidos e órgãos transplantados. Assim, o limite entre a vida e a morte na medicina moderna não é preciso nem absoluto e esse conceito é distinto nas diferentes atividades profissionais. Para o oftalmologista, a cegueira é a morte; há dezenas de definições, que vão desde a incapacidade de ler até a não percepção da luz. O cego com frequência não vive no escuro, mas mergulhado em cinzas de diferentes intensidades, na neblina total.

A cegueira e o medo dela levam geralmente ao desespero. Os olhos, pela capacidade de comunicação, de fazer sentir, são muito relacionados à morte. Frente a ela, com frequência o piscar diminui, tentando aproveitar o máximo da visão que resta, e as pupilas permanecem dilatadas, como que para deixar entrar toda a luz possível. Depois, os olhos com frequência não se fecham, permanecendo tristes e embaçados.

Já a cegueira pode muitas vezes ser antevista pelo oftalmologista, e lidar com esta situação com o paciente e com a família sempre implica grande esforço, além de tempo. Há tempo para entender, conversar, deixar amadurecer a ideia e retomar o contato, respeitando-se o padrão de resposta e o quanto de informação o paciente quer receber naquele momento. O médico não pode deixar de assumir este papel, transferindo a comunicação das informações covardemente para um assistente ou outro especialista.

De fato, se observa com frequência, pela falta de preparo, inclusive psicológico, a indicação de procedimentos inúteis e muitas vezes deletérios que prestigiam a vaidade do médico. Isso ocorre porque este não encara a impotência – sua e da medicina – e a necessidade de se comunicar adequadamente com o paciente, sendo solidário na dor do fracasso.

Por serem diferentes, os marcadores da cegueira visual precisam ser explorados e adaptados às diversas necessidades e situações por meio da oftalmologia paliativa, uma abordagem médica concentrada no cuidado e alívio dos sintomas relacionados às doenças terminais, para os quais não há possibilidade atual de recuperação. Nesta abordagem, o oftalmologista tem o objetivo de melhorar a qualidade de vida dos pacientes, não apenas encaminhando para a reabilitação, realizada por técnicos, mas participando também como integrante primário do processo.

Assim, na oftalmologia paliativa, se trabalha em conjunto com outros profissionais de saúde, e o oftalmologista continua sendo necessário para melhorar a qualidade de vida, proporcionando conforto físico, emocional e espiritual aos pacientes e seus familiares.

Se, por um lado, não se pode deixar de dar esperanças, também não se deve transmitir falsidades, com procedimentos tentativos ou ruins não só para o paciente, mas para todos os envolvidos, com chances zero de melhora e que podem levar a olhos atróficos, dolorosos e esteticamente piores. Deve-se tomar cuidado com essa atitude não apenas na clínica, pela mercantilização dos cuidados, mas também em ambientes universitários e de ensino, onde professores envaidecidos acabando passando uma impressão de onipotência aos alunos.

A dificuldade do oftalmologista de assumir sua impotência e aceitar essa realidade levam com frequência a procedimentos desnecessários e sem chance de sucesso. Seria de Sir John Suckling, poeta do século XVII, a frase "por favor devolva meus olhos, uma vez que não consegues me devolver a visão". Ao contrário de quem morre, quando o enterro ou a cremação simbolicamente encerram a vida e o ciclo, os mortos cegos seguem vivos, assim como a visão perdida: a cegueira é lembrada a cada momento e sua dor inaceitável é permanente no paciente e na família.

Sentimentos de ansiedade, reinvindicações, depressão e culpa por parte do paciente, da família e da equipe médica levam com frequência à peregrinação a diferentes centros médicos, em cortejo fúnebre infindável à procura da ressureição. Cabe ao médico, assim, constatar e aceitar a cegueira, em comunicação adequada e humana, evitando sofrimento ainda maior. É muito importante, portanto, continuar transmitindo a esperança e deixando claro os limites temporais e a diferença entre ser cego e estar cego.

Sem dúvida, o futuro está ao nosso lado e a medicina e a tecnologia já trouxeram grandes melhorias na prevenção e cura de cegueiras e na substituição e ampliação da visão residual, mas o paciente – e, no caso das crianças, seus responsáveis –, precisam entender os limites temporais para, inclusive, se disporem a enfrentar o dificílimo trabalho de habilitação e reabilitação visual.

Novas possibilidades surgiram, com telas de ampliação digital, sistemas de interpretação de imagens e transmissões auditivas decodificadas. Já há possibilidades de hologramas em que formas e expressões corporais serão montadas e palpadas, com recursos multissensoriais, talvez até com algoritmos que possam transformar e escamotear a realidade, substituindo a visão. É um avanço possível, mas em um futuro remoto pode ser que se adote a projeção de imagens e sons em áreas cerebrais e surjam novos patamares na comunicação, a partir dos quais os próprios olhos passem a ser menos necessários.

A pesquisa avança para alcançar um dos grandes objetivos da medicina, que sempre foi o de aniquilar a morte e promover a ressureição. O oftalmologista aspira erradicar a cegueira e recuperar a visão. Sartre lembrava que a morte é inconcebível e com ela é impossível lidar. Schopenhauer complementou: "morrer é inaceitável". Mas, para o bem do paciente, temos de aceitar e viver a realidade do presente.

Leituras recomendadas

BECKER, E. *The denial of death*. New York: Free Press, 2007.

BROOKS, A. C. *From strength to strength*: finding success, happiness, and deep purpose in the second half of life. New York: Penguin, 2022. *E-book*.

Assista à aula sobre o assunto por meio do *QR Code* ao lado.

CAPÍTULO 37

A morte da esperança é a soma de todas as mortes

J.J. Camargo

Fomos concebidos para esperar e, dependendo do nosso teor de credulidade, passamos a vida fazendo isso – alguns, apenas isso.

Esperamos que tudo dê certo, que a dor passe, que o amor volte (e, voltando, que não se arrependa) e que o filho nasça sadio, cresça com boa cabeça, faça sucesso, fale dos pais com orgulho, aprenda a amar a quem lhe ame, e nunca, mas nunca, morra antes da gente.

Esperamos que o nosso time seja campeão, o país melhore, os hipócritas e os omissos se cansem, e que a indignação seja retomada. Que, por favor, envelheçamos com saúde e, quando não for possível evitar a biópsia, a lesão seja sempre benigna.

Esperamos com angústia que o motor não apague na avenida alagada e que os dois tipos que se aproximam da janela quando estacionamos o carro sejam apenas brasileiros honestos em busca de uma informação inocente.

Esperamos que Deus use critérios mais compreensíveis de seleção de quem merece viver e nos poupe da perplexidade de ver pessoas maravilhosas morrendo de acidentes estúpidos enquanto os canalhas envelhecem com cabelos de uma cor que não existe na natureza.

É difícil quantificar o significado da esperança na vida de alguém, mas dependendo das circunstâncias, pode ser o mais poderoso dos nossos frágeis sustentáculos que, quando todo o resto se esvai, se transforma apenas numa tênue fibra que mantém o alento balançando sobre o precipício, entre o improvável e o delirante, e que na doença grave, muitas vezes, se apoia no nosso último baluarte do socorro: o milagre divino.

A esperança ante a ameaça de morte

Os comportamentos diante de condições clínicas que constituem ameaças objetivas de morte são surpreendentes e imprevisíveis. E provavelmente nenhuma doença é capaz de provocar reações tão inesperadas, e às vezes incongruentes, quanto o câncer. Os médicos mais experientes não cansam de se surpreender com as reações paradoxais dos pacientes diante, por exemplo, da revelação de informações estatísticas, uma prática muito usada em centros internacionais de oncologia por médicos insensíveis que ignoram que, para o paciente, não existem valores intermediários entre o 0 e o 100%.

Afora essa desumanidade, é curiosa e imprevisível a reação dos pacientes diante de números, que em geral mais assustam que consolam. Já consolei uma paciente desesperada com a informação de que tinha 70% de chance de sobrevida depois de uma cirurgia, que ignorava que poucos projetos da nossa vida pessoal têm um percentual tão alto de sucesso e chorava copiosamente, aterrorizada com a ideia de que pudesse cair no bloco infeliz dos 30%. No outro extremo, um homem jovem, portador de um tumor raro e agressivo, voltou de uma consulta com um especialista americano que lhe dissera que, com a combinação de quimioterapia associada à moderna imunoterapia, ele tinha uma chance de 8% de estar vivo em cinco anos. Ele me confessou que estava constrangido "porque andei choramingando por aí, imaginando que a minha chance era zero".

A esperança preservada pela parceria

A oncologia, mais que outras especialidades médicas, ensina que a esperança deve ser preservada mesmo quando a expectativa do paciente parecer irracional.

Certa vez, um professor de filosofia sentou-se à minha frente com um calhamaço de exames e um ar terrificado, e foi didático: "Tenho a impressão de que o caranguejo me pegou". O choro que se seguiu materializou o desespero, e por não saber como interrompê-lo, contornei a mesa e sentei-me a seu lado. Apontei o tumor gigante na tomografia, e disse: "É por aqui que vamos começar a tratá-lo". Imediatamente suas lágrimas secaram e a voz voltou: "Mas então eu tenho tratamento?!". Este episódio confirma que o temor do abandono é maior que o medo da morte. Com a parceria assegurada, foi um excelente paciente, determinado e estoico, e encantou a equipe que o assistiu nos cuidados paliativos por sua resiliência. Poucos dias antes da morte, sereno e agradecido, foi comovente: "Todos foram maravilhosos no meu cuidado, mas vou levar comigo a lembrança daquela primeira consulta em que você fez a volta na mesa para sentar-se ao meu lado". Confiar que se terá uma parceria confiável em qualquer que seja a circunstância é uma alavanca emocional de inestimável valor.

A esperança que sustenta o candidato ao transplante

De outra parte, a consciência permanente da finitude que acompanha a vida diária dos candidatos ao transplante é prova da incrível gama de materiais de que somos feitos. Como não há prazos a estipular, a ansiedade, nua de certezas, se multiplica nas infindáveis madrugadas insones em que a vida se arrasta, tendo como único suporte um frágil fio de esperança.

Um exemplo foi a odisseia compartilhada por Argeu e Cipriano, dois parceiros na doença que destruiu os seus pulmões que o destino reuniu no mesmo quarto de hospital com um propósito idêntico: esperar. Eram iguais na idade, na insuficiência respiratória, no tamanho do tórax e no tipo sanguíneo; diferentes na necessidade do lado a ser transplantado e na cor da pele. Enquanto Argeu, um homem branco, necessitava de um pulmão direito, Cipriano carecia de um pulmão esquerdo, e era preto retinto. A justa expectativa era de que ambos pudessem ser transplantados com os dois pulmões de um mesmo doador.

Depois de nove meses compartilhando alojamento, medo e esperança, foram informados de que surgira um doador compatível, mas apenas Argeu poderia ser transplantado, porque o pulmão esquerdo, com um grande hematoma, não tinha condições de ser utilizado. Foi uma experiência inesquecível conviver com o desamparo, a tristeza e a reativação dos fantasmas atávicos da discriminação racial que retumbavam no silêncio constrito de Cipriano, que não moveu um músculo da face ouvindo, outra vez, as explicações da inviabilidade do seu transplante, como se a morte da esperança dele tivesse começado pelo ouvido. E então ele começou a chorar. Chamado para iniciar o transplante de Argeu, tive que abandonar Cipriano, sem ter conseguido interromper o seu choro.

Quando voltei, antes que a madrugada tivesse terminado, trazia a notícia alvissareira de que um outro doador recém-anunciado tinha as características exigidas. Enquanto eu explicava a sorte que tivéramos, Cipriano ria e chorava e, com o dorso da mão, secava as lágrimas que escorriam daquela cara muito preta. Já deitado na maca que o levaria ao bloco cirúrgico, pediu que esperassem um pouco. Nesse momento, ele fez um pedido inesquecível:

> Doutor, o senhor não imagina o quanto eu sofri nesses nove meses vendo a minha esperança encolher a cada dia, e toda noite lembrando que a minha vida dependia da generosidade de uma família que nem sabia que eu existia. Então, eu queria lhe pedir que, se o meu transplante não der certo, o senhor use todos os meus órgãos para transplantar em outras pessoas, porque eu não quero que ninguém passe o que passei. Agora já posso ir.

Nos trinta anos que se seguiram nunca mais encontrei alguém que, em um momento de máxima aflição, fosse capaz de pensar em outras pessoas.

A experiência bem-sucedida de uns restabelece a esperança de outros

Testemunhar a diversidade de sentimentos que ora anima, ora deprime um candidato a transplante é um dos mais densos exercícios de humanismo, e talvez não haja mesmo em toda a medicina uma área tão dependente de esperança. A consciência da morte sempre rondando por perto, o medo livre e solto, na expectativa de um procedimento de risco, a sensação permanente de estar correndo contra o tempo e a dependência de uma imprevisível doação de órgãos expõem o paciente ao convívio diário com o inabalável desejo de viver, se contrapondo ao temor da morte extemporânea.

É impressionante como a exigência presencial e de disponibilidade afetiva do médico, que deve cuidar desses pacientes, mantendo-os animados, acaba espantando aqueles profissionais mais rígidos que se sentem desconfortáveis no enfrentamento de situações tão dramáticas de dependência emocional. Nessa condição de espera indeterminada, há uma necessidade constante de reforçar continuamente o elo de esperança entre a equipe médica e os pacientes que aguardam ansiosamente. Por isso, no final de cada ano, uma cerimônia é programada para o congraçamento da equipe médica e os pacientes da lista de espera. Para esse encontro são convidados alguns pacientes já transplantados, com a intenção de estimular os candidatos, mostrando-lhes a maravilha da vida recuperada na sua plenitude. Para uma dessas sessões convidou-se Anísio, um humilde pescador transplantado há 14 anos.

A fala de Anísio foi comovente: começou dizendo que tinha ido caminhar na praia quando a secretária ligara para convidá-lo a falar para os candidatos ao transplante, e o convite o deixara assustado "porque sou homem de poucas palavras, mas agora, ao ver vocês pendurados nesses tubos de oxigênio, pensei que eu podia pedir que sigam todas as recomendações dos doutores, e dizer que vocês vão conseguir transplantar e quem sabe um dia desses, todos juntos, ainda vamos poder correr lá na minha praia!".

A emoção foi tão grande que ninguém mais soube o que dizer, e pela mais definitiva das razões: a promessa de correr numa praia era a vida disfarçada de esperança. Como advertiu Rubem Alves (1987, p. 159-160): "O otimismo tem suas raízes no tempo. A esperança tem suas raízes na eternidade. O otimismo se alimenta de grandes coisas. Sem elas, ele morre. A esperança se alimenta de pequenas coisas. Nas pequenas coisas ela floresce..."

Quando a esperança dá sentido para continuar vivendo

O convívio com seres humanos no limite do desespero exige dos médicos grande maturidade e controle das próprias emoções que, muitas vezes, humanos que somos, nos escapam.

NR era um grande empresário de 62 anos com uma história de tabagismo pesado durante quatro décadas, que resultara na incomparável agonia da falta de ar do enfisema terminal. Fora arrastado pela filha única, parceira e testemunha de sua via-crúcis, para, segundo ela me confidenciou depois, uma última opinião, depois de várias consultas realistas e desanimadoras com outros colegas.

Ele, arfante e visivelmente desconfortável, não conseguia disfarçar o enfaro diante das pretensas novidades que eu tinha a lhe oferecer. Diante do desconforto do paciente, o constrangimento da filha e a minha escassa afeição ao convívio submisso com a impotência, acabei avançando o sinal com uma promessa temerária, diante dos poucos dados disponíveis: "Se nada disso funcionar, ainda podemos transplantar o seu pulmão". Contrastando com o desânimo massacrante, um entusiasmo incontido encheu a sala, e nos despedimos com um abraço demorado, num desses pactos que algemam parceiros comprometidos.

Dias depois ele internou para realizar a bateria de exames que deveria ter precedido a indicação de um transplante. O primeiro e mais importante deles era uma avaliação das coronárias, frequentemente comprometidas em fumantes pesados. Quando saí da sala de exames, completamente frustrado, e contei à filha que o nosso projeto ruíra, porque ele não tinha mínimas condições cardiológicas, ela desabou no choro angustiado. Quando conseguiu falar, confessou: "Agora não sei mais o que fazer, porque nesses últimos dias assisti à ressurreição emocional do meu pai, embalado pela esperança do transplante. Não consigo imaginar o que será dele agora, quando souber que tudo era só uma ilusão".

Quando tentava explicar à filha que sempre há o que fazer para melhorar a qualidade de vida de um paciente como ele, recuperando a musculatura atrofiada pelo sedentarismo imposto pela falta de ar, me ocorreu que ele passaria a conviver com os candidatos verdadeiros ao transplante de pulmão, que obrigatoriamente passam pelo mesmo processo de reabilitação muscular. E então, nada impediria, se a filha autorizasse, que o colocássemos em uma lista de espera fictícia.

Preservada a esperança, ele foi um paciente exemplar, um dínamo na preservação do ânimo dos colegas de fisioterapia, e até participou, entusiasmadamente, de programas de rádio e TV, estimulando a doação de órgãos. Sem jamais desesperançar, ele viveu 11 meses, e morreu no dia em que morreu. Nem um dia antes.

A maior razão para preservar a esperança

Um dos aprendizados do convívio com pacientes crônicos é a previsibilidade da expectativa de vida a partir de um determinado ponto da evolução da doença. Esses parâmetros são utilizados para definir o momento mais adequado para que aqueles pacientes potencialmente transplantáveis sejam colocados em lista de espera. Estas variáveis, por seguirem obrigatoriamente modelos matemáticos, estão naturalmente imunes às influências afetivas como amor, reciprocidade de afeto, esperança e desilusão.

Uma lição que se aprende cedo na vivência com esses pacientes é o quanto ajuda ou atrapalha ter ou não ter amor para dar e amor para receber. José Luís era um homem negro de 45 anos, com um rosto muito bonito e um enfisema severo, com menos de 20% da capacidade pulmonar prevista. Com sobrevida projetada menor que seis meses e um tipo sanguíneo raro, foi colocado em lista de espera com uma remota esperança de que vivesse o tempo necessário para obter um doador.

Dois anos e meio depois, tendo sobrevivido a quatro passagens complicadas pela UTI, incluindo três intubações, ele conseguiu, finalmente, ser transplantado. Às vésperas da alta hospitalar, eu quis saber qual o seu segredo para essa capacidade incomum de contrariar todas as perspectivas ruins e sobreviver, e ele resumiu: "É que a Ana Maria me prometeu que, enquanto eu vivesse, ela esperaria por mim o tempo que fosse".

Ficou fácil entender a força dessa esperança, que tinha até patrocinadora.

O desespero de preservar a esperança

Os médicos, deslumbrados pelos fantásticos avanços da tecnologia moderna, foram tornando-se progressivamente menos tolerantes às derrotas que algumas condições clínicas impõem fragorosamente. Essa incapacidade de conviver com o inevitável mina a confiança, que é a essência da relação com o paciente, que, sentindo-se excluído, tem a tragédia da doença somada à desgraça da solidão. O médico, com frequência, se vê no meio desse turbilhão, em que se conflitam solidão, abandono e esperança.

Eduardo, um ex-residente tão generoso que tinha dificuldade de dar notícias ruins, fez o primeiro contato reportando a situação trágica de uma mulher de 39 anos, esposa de um colega oftalmologista e portadora de um lúpus severo, com destruição do pulmão, do rim e do coração. Definida a irreversibilidade do quadro, fui contatado pelo marido no dia seguinte e, desconfortável por ser o porta-voz de uma notícia tão desesperadora, cometi a grosseria de perguntar se o Dr. Eduardo ainda não lhe tinha explicado sobre a inviabilidade do transplante. E o marido respondeu: "Isto eu já entendi, doutor, mas estou ligando para lhe pedir um enorme favor. Gostaria que o senhor recebesse a minha esposa em Porto Alegre, realizasse exames que não lhe causassem nenhum sofrimento e a colocasse numa lista de espera só dela, porque não aguento mais conviver com o desespero de quem sabe que está morrendo e mantém no olhar a acusação de que eu não estou fazendo nada para impedir que isso aconteça. O que eu queria lhe pedir, doutor, é um transplante de esperança!".

Esta situação desesperadora, em que o paciente, na falta de um bote de resgate, implora por uma tábua solta no mar, exige do médico uma escolha judiciosa das palavras do que pode significar apenas a oferta da luz tênue de uma vela que, se quase não ilumina nada, serve ao menos para mostrar quanta escuridão existe ao redor dela. Como seria cruel, nesta situação, que alguém se dispusesse a soprá-la.

A morte da esperança é a mais definitiva de todas as mortes

Quando aquela senhora, elegantemente vestida, com olhar triste e olheiras profundas, sentou-se à minha frente, eu já sabia que o paciente era seu filho, de 21 anos. Com uma volumosa sacola de exames, ela se antecipou: "Eu viajei basicamente para lhe fazer uma pergunta: sei que o senhor tem uma grande experiência com transplante de pulmão, então antes que veja os exames eu gostaria de saber se os senhores aceitam pacientes com fibrose cística colonizados por *Aspergillus*".

Respondi que não há consenso sobre essa questão, e que nos filiávamos à escola que considerava que, se não houvesse contaminação dos seios da face pelo fungo, ou havendo, se ela pudesse ser controlada, isso não caracterizaria uma contraindicação absoluta ao transplante pulmonar.

A pausa que se seguiu foi para dar tempo ao choro e à explicação dele. Desde o diagnóstico de fibrose cística, feito aos 2 anos de idade, seu filho começou a ser tratado pelo famoso grupo de Boston, para onde viajavam três a quatro vezes por ano para revisões e, muitas vezes, curtos períodos de internação para antibioticoterapia. Quando completou 18 anos, foi encaminhado a outro grupo americano, porque o serviço de origem limitava o atendimento a pacientes pediátricos. Assim, o ritual de visitas apenas mudou de endereço.

Há cerca de 2 meses tinham viajado para nova revisão, no centro para adultos, e lá receberam a notícia de que ele seria retirado da lista de espera porque, por conta de um maior risco de infecção, eles não transplantavam pacientes com pulmões contaminados por fungos.

A mãe, não contendo mais o choro, contou que, diante da insistência do filho de que assumiria o risco, ouviu o impensável: "Como coordenador do grupo, não posso permitir que o senhor comprometa a estatística do serviço que tem o mais alto índice de sobrevida em transplante nos Estados Unidos!".

Sem espaço para "*I am so sorry!*", a consulta terminou. E, com ela, terminou também a esperança. Voltaram para casa, e ela assistiu ao filho desistir da vida. Recusando banho, comida ou fisioterapia, morreu em 3 semanas. A desesperança fora muito mais rápida do que um mísero fungo poderia ser. E a pobre mãe viajara sozinha para, numa dolorosa retrospecção, descobrir como as coisas talvez poderiam ter sido e multiplicar a dor da perda do seu único filho, que já não podia ser maior.

Considerações finais

A condução da esperança exige uma grande sensibilidade do médico e uma disponibilidade afetiva e empática, sem as quais a relação médico-paciente se transformará num pesadelo para ambos. Uma regra elementar é: só conseguirá ajudar um ser humano em sofrimento quem estiver em paz consigo mesmo.

Em contrapartida, ter a consciência de que ajudou a aliviar a dor e a angústia de alguém é uma sensação tão gratificante, que não só conforta o médico, mas o estimula a continuar indefinidamente, mostrando o quanto pode ser viciante conviver com a alegria do outro, que invariavelmente desperta o mais nobre dos sentimentos humanos: a gratidão.

A pretensão deste capítulo era mesmo revisar o significado da esperança em diferentes situações, incluindo aquelas em que os alienados dos sentimentos de quem sofre considerariam irracionais.

Isso porque a que a esperança é, em sua essência, um estado emocional e mental positivo que envolve a crença de que algo desejado pode acontecer no futuro, mesmo diante de circunstâncias adversas. É um sentimento de otimismo e confiança em relação ao que está por vir que motiva as pessoas a persistirem em busca de seus objetivos e a enfrentarem desafios com resiliência. Preservar a esperança é indispensável para justificar a continuidade da vida, dando-lhe um sentido mesmo quando isso pareça irracional.

Referência

ALVES, R. *Da esperança*. Campinas: Papirus, 1987.

Leituras recomendadas

CAMARGO, J.J. *Do que você precisa para ser feliz?* Porto Alegre: L&PM, 2015.
CORADAZZI, A. L. *Pancadas na cabeça:* as dificuldades na formação e na prática da medicina. São Paulo: MG, 2018.
GROOPMAN, J. E. *A anatomia da esperança*: a descoberta pela medicina moderna do poder da emoção no combate às doenças. Rio de Janeiro: Objetiva, 2004.
LOWN, B. *A arte perdida de curar.* São Paulo: Peirópolis, 2008.

Assista à aula sobre o assunto por meio do *QR Code* ao lado.

CAPÍTULO 38

Por que os médicos fogem do paciente terminal?

J.J. Camargo

É fundamental reconhecer que a formação médica contemporânea e, em especial, na civilização ocidental, que é focada na doença, tem uma visão equivocada da finitude humana. Além disso, ainda que a morte seja nossa única certeza, por uma conveniência meio infantil distorcemos a realidade como se fôssemos viver para sempre. Essa atitude, em completo descompasso com a realidade, cria muitas vezes comportamentos conflitantes com os sentimentos dos familiares, que são os mais atingidos pela eminência da perda. Isso explica por que o médico que conviveu com uma família durante meses, por exigências de enfermidade prolongada, ao ser constatada a morte, frequentemente permita ou estimule que a comunicação chegue à família por meio de um terceiro, completamente desprovido do afeto solidário que caracteriza a parceria em um período marcado pelo sofrimento.

A maioria das pessoas tem dificuldade de conviver com o clima que envolve o fim da vida. Certamente esta é a mais pesada das relações sociais, o que justifica que tantos se sintam aliviados quando há uma desculpa plausível para se omitir. Alguns conseguem até elaborar com bom humor essa situação, ainda que isso pareça muito improvável, como fez Woody Allen: "Eu não tenho medo de morrer, só não gostaria de estar lá quando isso acontecer". De qualquer modo, apesar de sua inevitabilidade, nunca nos sentiremos confortáveis com a morte, mesmo quando ela significar o fim de um sofrimento sem redenção.

Nem a família, que representa a companhia mais valiosa no fim da vida, tem um comportamento uniforme nessa situação, mostrando o quanto somos diferentes diante de perdas idênticas. Tanto é assim que, quando um paciente terminal está internado, é comum a pressão familiar para que ele seja levado para a UTI, apesar da irracionalidade desse pedido, visto que a terapia intensiva é um lugar ótimo para se lutar pela vida, mas somente enquanto houver a esperança de sobreviver com dignidade. Porém, é um lugar desumano e terrível para quem tem a consciência de que está no umbral da morte. Condenar um paciente ainda lúcido a morrer rodeado de máquinas barulhentas e pessoas emocionalmente descomprometidas é cruel.

Ainda que a resistência em admitir que estamos perdendo uma pessoa querida possa ser considerada uma atitude egoísta, ela é, muitas vezes, a expressão de um amor incondicional dos familiares, e a perda lhes dilacera o coração e rompe a racionalidade requerida para elaborar o irreversível. Que os familiares ajam assim é justificado ainda por uma premissa indiscutível: nunca estamos prontos para perder.

Contudo, com racionalidade sutil e realismo solidário, os médicos devem arbitrar essa situação, evitando o sofrimento inútil que define o que se convencionou chamar de terapia fútil. A tendência do médico imaturo é seguir ofertando os recursos tecnológicos que parecem oportunos de forma a escapar da impotência que assalta a quem acha que ser médico é poder curar. Muitas vezes, o olhar fixo nos aparelhos é só uma expressão da incapacidade de encarar o paciente com suas dores e angústias.

Essa deficiência grosseira na formação médica é cultural, em grande parte devido à falta de orientação na faculdade, em que os jovens são treinados para diagnósticos brilhantes e tratamentos exitosos, ou seja, para a grande festa da vida. Condicionados ao sucesso, eles não são preparados para essa situação dramática e, mesmo com boas intenções, consideram mais fácil acatar a posição dominante na família sem questionar, prolongando a agonia ao protelar a morte, mesmo que por um único dia.

Marilu, uma jovem com doença terminal, quando lhe perguntei como havia sido a noite, confessou: "Foi sobressaltada, porque eu tenho sonhado muito com a minha própria morte e neste sonho eu sempre morro à noite. Então, foi um alívio quando começou a clarear, e eu soube que tinha ganho pelo menos mais um amanhecer".

Com a morte rondando, a negação é um modesto antídoto para o desespero.

A inevitabilidade da morte

Ainda que a morte seja a nossa única certeza desde o dia que nascemos, viver para sempre é a fantasia mais antiga da humanidade. Ao longo dos séculos, estivemos empenhados na busca de uma longevidade ilimitada e, apesar da consciência que os nossos órgãos não foram programados para esses exageros, continuamos anunciando com entusiasmo a perspectiva de nos tornarmos centenários. Questões elementares como a manutenção da qualidade de vida, a preservação da utilidade e a – até agora – inexorável perda da vida cognitiva na velhice são ignoradas na busca fantasiosa da infinitude.

É ainda menos provável a aceitação de que a morte não é apenas natural, mas desejável. No seu livro *As intermitências da morte*, José Saramago (2005), em sua genialidade, cria uma situação hipotética em que um rei, na iminência de perder sua mãezinha longeva, determina por decreto que ninguém mais morrerá naquele reino. Depois de uma euforia inicial, começaram os problemas: impedidas de morrer, as pessoas continuavam adoecendo e, como se pode imaginar, rapidamente se esvaiu a capacidade física dos hospitais, que não tinham mais condições de alojar a legião crescente de moribundos, condenados a não morrer. Quando o Ministério da Saúde determinou que esses pacientes voltassem para casa e passassem a ser cuidados por suas famílias, a ideia foi rejeitada. Por uma razão curiosa: todos estavam dispostos a cuidar dos nossos amados em processo de recuperação, mas consideravam inconcebível o convívio com o transtorno familiar do cuidado definitivamente inútil. Os desdobramentos dessa vivência hipotética tornam imperdível este maravilhoso livro de Saramago.

A atitude médica e a terminalidade

O fim da vida é um tema complexo e desafiador que desperta diversas emoções nas pessoas. Enfrentar as etapas finais da vida requer uma reflexão cuidadosa e uma abertura para compreender a irracionalidade de negar essa realidade inevitável.

A formação do médico é toda dirigida para o sucesso no enfrentamento da doença, mas não o prepara para essa fase tão difícil quanto intransferível da vida. Atul Gawande (2015), no seu livro *Mortais*, destacou que a medicina nos prepara para a vida, não para a morte. Nesse descompasso entre o treinamento e a realidade, e diante da exigência e demanda afetivas muito intensas, é fácil entender por que o médico instável emocionalmente não consegue conviver com a terminalidade, já que a obsessão por "salvar o paciente" retirou-lhe a naturalidade da morte. Como consequência previsível, ele tem dificuldade de assimilar a noção indispensável de que o atendimento médico não se encerra com a irreversibilidade do quadro clínico.

O primeiro desafio do principiante diante do moribundo é que o paciente terminal sempre sabe que vai morrer e, nessa condição, não tolera o discurso do entusiasmo esperançoso, que é mais ou menos automático na maioria dos encontros médicos, quando o objetivo comum é "vencer a doença".

A obra *Morte de Ivan Ilitch*, de Liev Tolstoi (1997) – que deve ser um livro de cabeceira de quem pretende ser reconhecido como médico – trata disso com maestria ao desnudar a terrível sensação de solidão que toma conta do doente, vendo a si mesmo como um morto ambulante (há um momento dramático em que Ivan se vê desnudo diante de um espelho, como a imagem da morte) e condenado a conviver com familiares e médicos que, por inépcia, comodidade ou covardia, só fazem mentir.

Enquanto a maturidade não chega, é importante que o jovem médico atente para os sinais de linguagem corporal que muitas vezes o paciente usa para "dizer" o que está pensando da fala do doutor. Como a maioria dos moribundos não tem mais energia para afrontas e protestos, a manifestação de desagrado costuma ser mais sutil: se o paciente fechar os olhos, ele virou a chave dessa conversa. Então, faça o mesmo.

Como sempre, o mais fascinante do relacionamento humano é a imprevisibilidade das reações humanas, atribuível à encantadora originalidade das pessoas, o que torna a nossa profissão tão rica e deslumbrante. Essa diversidade aparece muitas vezes em situações inesperadas, de risco e de ameaça de morte. Isso pode ser observado na reação diante de uma pergunta banal como "Como o senhor está hoje?", em que o paciente responde "Um pouco melhor, doutor". Além de exercer o irremovível direito à negação, o paciente está poupando o médico de discutir o desagradável aspecto da morte.

Contudo, quando o paciente decide debater a tristeza de estar para morrer, muitas vezes assumindo que a família não está preparada para a sua falta, essa situação representa um teste importante para a maturidade médica, ao exigir uma atitude realista e solidária.

Sempre considerei que o fim da vida é como um muro demasiado alto para ser escalado e muito comprido para ser contornado, uma barreira intransponível. Essa imagem metafórica, proposta por Ana Claudia Arantes (2016) no seu *best-seller A morte é um dia que vale a pena viver*, representa bem essa contingência que, associada à morte do futuro, anuncia o único movimento possível: o da retrospecção onde prevalece sempre a necessidade do perdão.

Um médico, reconhecendo que nunca estamos prontos para a partida e que sempre existem arestas para aparar, ao se oferecer como parceiro nessa intermediação que dará ao pobre paciente a chance única de morrer em paz, alça voo em direção ao ápice que essa maravilhosa profissão pode oferecer: a disponibilidade total para o cuidado integral do ser humano no seu limite máximo de vulnerabilidade e carência afetiva.

Considerações finais

Aceitar e reconhecer as etapas do fim da vida são atitudes racionais e compassivas que permitem que os indivíduos vivam plenamente até o fim. Negar essa realidade inevitável apenas aumenta o sofrimento e impede a oportunidade de crescimento pessoal de quem cuida. Além disso, ao negar o fim da vida, a sociedade desperdiça recursos preciosos que poderiam ser direcionados para cuidados paliativos eficazes. Portanto, é essencial banir a irracionalidade de tentar negar as etapas do fim da vida e, em vez disso, promover um diálogo aberto e compassivo sobre a morte, a vida e o seu significado em nossas jornadas finais.

Referências

ARANTES, A. C. Q. *A morte é um dia que vale a pena viver.* Rio de Janeiro: Sextante, 2016.
GAWANDE, A. *Mortais, nós, a medicina, e o que realmente importa no final.* São Paulo: Objetiva, 2015.
SARAMAGO, J. *As intermitências da morte.* Porto: Porto, 2005.
TOLSTOI, L. *A morte de Ivan Ilitch.* Porto Alegre: L&PM Pocket, 1997.

Leitura recomendada

CORADAZZI, A. *De mãos dadas.* São Paulo: MG, 2021.

CAPÍTULO 39
Prioridades no cuidado do paciente terminal

Ana Coradazzi

Desde os primórdios da arte médica, cuidar de pessoas com situações de saúde graves e que culminam em óbito tem sido um grande desafio. Os avanços tecnológicos indiscutíveis das últimas décadas, no entanto, têm sido muito mais direcionados à resolução de problemas biológicos do que ao cuidado das pessoas e, no cenário da terminalidade, esse desequilíbrio pode resultar numa assistência inadequada, insuficiente e até cruel. É frequente que médicos e outros profissionais da saúde invistam seu tempo e esforços para oferecer tratamentos, procedimentos e estratégias que pouco estão alinhados à realidade dos pacientes terminais, muitos deles inclusive incompatíveis com os valores e expectativas dessas pessoas. O passo essencial para lidar com essas armadilhas da medicina atual é a compreensão das prioridades de quem está vivenciando este momento delicado que antecede a morte, seja este tempo longo (semanas a meses) ou extremamente restrito (horas a dias). Para isso, muito mais do que intuição ou boa vontade, é preciso capacitação.

A medicina dos séculos passados era caracterizada pela proximidade dos médicos com seus pacientes. O quadro *The Doctor* (*O médico*), pintado em 1871 por Samuel Luke Fildes, é um retrato fiel da realidade daqueles tempos: o médico é representado sentado ao lado da criança que está partindo numa postura meditativa e dedicada, rodeado por unguentos e compressas, tendo os pais da criança como pano de fundo e a luz de um abajur colocando o foco na proximidade do médico com seu paciente. É ainda mais impactante a história por trás do quadro: o pintor inspirou sua obra em sua tragédia pessoal, ocorrida poucos anos antes, quando o filho Felipe faleceu na noite de Natal. A imersão do médico Dr. Murray nos cuidados ao menino naquela noite impactou profundamente o pintor, que decidiu homenageá-lo retratando-o como um símbolo da devoção dos médicos aos seus pacientes.

Eram, é claro, outros tempos. Na falta de um conhecimento mais profundo sobre a fisiopatologia das doenças e de tratamentos eficazes para doenças corriqueiras, os médicos se dedicavam ao cuidado do dia-a-dia, em especial nas situações de terminalidade. Muitos mudavam-se para a casa dos pacientes moribundos, permanecendo ao seu lado até os momentos finais. O processo da morte era vivenciado não apenas pelos médicos, mas por toda a família. Esta configuração permitia uma grande familiaridade com o processo de morrer. Não era difícil reconhecer a proximidade do final, seus sinais, os desconfortos e que tipo de cuidado promovia alívio. Hoje, a morte foi transferida para os hospitais, em especial para Unidades de Terapia Intensiva, nas quais o processo de morrer é em geral opacificado por aparelhos, exames e rotinas que esterilizam a vivência, isolando as pessoas da família e dos profissionais de saúde. Desaprendeu-se a reconhecer seus sinais, suas nuances, sua delicadeza. A morte passou a ser estranha e assustadora para as pessoas.

Mesmo entre profissionais da saúde, o incômodo e a estranheza ante os sinais da proximidade da morte são muito mais frequentes do que se imagina. Durante os anos de faculdade ou depois dela, não existe nenhuma disciplina voltada para o processo ativo do morrer. Não se aprende a reconhecer seus sinais, seu cheiro, seus paradoxos. Se tiverem sorte, os profissionais da saúde esbarrarão pelo caminho com alguém que se debruce um pouco mais sobre o tema e se mostre disposto a apontar esses sinais, guiando seus sentidos para reconhecê-los. De maneira geral, tudo o que se aprende é a constatar um óbito, buscando o pulso que já não se pode palpar, auscultando o coração que já não bate, iluminando pupilas que não mais reagem à luz. Mas o processo não depende da capacidade de reconhecê-lo, e, mesmo sem que se perceba, ele se anuncia bem antes do final.

Sinais que antecedem a morte

Alguns sinais antecedem a morte em dias a algumas semanas, e esses, muitas vezes, são os mais difíceis de identificar, porque o olhar do profissional de saúde é treinado para identificar problemas específicos, e não contextos amplos, como é o processo de morrer. Uma fraqueza severa e progressiva, por vezes inexplicável e frequentemente responsável pela limitação da pessoa ao leito, é um desses sinais. É como se um pequeno gesto – pegar um copo de água na cabeceira da cama, por exemplo – exigisse esforço equivalente ao de levantar uma geladeira sozinho. O sono começa a ficar irresistível, e passar longos períodos dormindo pode se tornar rotina. Os assuntos do dia a dia passam a não despertar mais interesse. Líquidos e alimentos perdem o apelo, incapazes de despertar o desejo da pessoa que está partindo, e mesmo quando aceitos, a dificuldade de deglutir pode torná-los desconfortáveis ou até dolorosos. Sintomas relacionados à doença, como dor e falta de ar, podem começar a piorar depressa, exigindo ajustes mais frequentes nas medicações (Coradazzi; Santana; Caponero, 2019).

Todos esses sinais exigem observação e tempo. Às vezes, basta ficar alguns instantes à beira do leito, olhando para o paciente. Mesmo a contemplação de seu corpo por uma fresta de porta entreaberta pode trazer informações importantes. Enxergá-lo (e não apenas olhar para ele) pode despertar uma compreensão aguçada do processo. Outra dica é conversar com a equipe de enfermagem sobre a percepção deles. Enfermeiros lidam com os pacientes num contexto muito mais próximo que o dos médicos, e presenciam a morte com muito mais frequência. Além disso, têm um olhar mais voltado para o cuidado, enquanto o dos médicos é mais voltado para a resolução de problemas.

Hildegarda de Bingen, religiosa, médica, poeta e compositora que viveu na Alemanha do século XII, avaliava o que denominou a *viriditas* de seus pacientes. A palavra é latina e significa algo como vitalidade, energia ou força vital. Victoria Sweet, médica americana que estudou a vida de Hildegarda, escreveu que, assim como em seu caso, a primeira e mais importante ferramenta de Hildegarda era observar o paciente. Ficava fazendo isso enquanto o paciente entrava, sentava e contava sua história. Ela analisava sua aparência, o rico ou pobre parecia, se estava sujo ou limpo, a coloração de sua pele, o estado de ânimo e o brilho dos olhos e estimava o "verdor" de sua *viriditas* (Sweet, 2012). Em outras palavras, a médica medieval usava suas percepções pessoais para determinar o grau de vitalidade que os pacientes ainda guardavam dentro de si. Hildegarda não dispunha das ferramentas tecnológicas que se tem hoje. Nem mesmo imaginava o que viria a ser um termômetro ou estetoscópio. Utilizava seus próprios sentidos – visão, olfato, audição, tato e até paladar – para traduzir a linguagem do corpo e compreender o que acontecia na alma. Mais do que isso, costumava ouvir atentamente sua intuição. Tendo tido anos de observação de pacientes com as mais diversas doenças e tantas evoluções diferentes, Hildegarda conseguia compreender quando o fim da vida chegaria em poucos minutos.

A intuição e a prática podem realmente ser fortes aliadas para o reconhecimento da proximidade da morte, mas não é necessário depender exclusivamente de recursos tão difíceis de medir e padronizar. Dispõe-se de ferramentas eficazes e baseadas em evidências para aumentar a acurácia da avaliação prognóstica, como o Palliative Prognostic Score (PPS, Escore de Prognóstico Paliativo) e o Palliative Prognostic Index (PPI, Índice de Prognóstico Paliativo) (Chen *et al.*, 2015; Glare; Eychmueller; Virik, 2003). Uma maior clareza a respeito do que se pode esperar de um paciente torna os profissionais mais sensatos e compassivos, permitindo um cuidado mais proporcional às suas necessidades.

Os sentimentos do paciente, dos familiares e do médico

Vivenciar o processo de deterioração do próprio corpo ou presenciar esse processo em alguém que se ama pode ser angustiante e doloroso. Dilemas pessoais sobre a terminalidade, o sentido da vida e o que realmente importa começam a surgir por todos os cantos, a qualquer momento. O ímpeto resolutivo entra em choque com o que se está presenciando: uma situação em que não se deve buscar uma solução, mas manejo e cuidado. É comum se sentir numa espécie de pêndulo, ora canalizando todas as energias na busca de algum tratamento ou intervenção que ainda possa interromper o declínio, ora acalentando a ideia de que é impossível desrespeitar a lei da natureza.

Victoria Sweet fala justamente da raiz dessas angústias dos médicos ao descrever a medicina como atividade mais próxima da jardinagem do que se imagina, e a analogia é ainda mais valiosa no cenário atual (Sweet, 2017). Bons jardineiros observam cuidadosamente cada planta, o lugar onde está acomodada, o clima do dia, o estado do solo. Tocam as folhas, sentem a umidade da terra, observam a presença de insetos, dedicam algum tempo a apenas olhar o jardim. Em vez de definirem uma estratégia a longo prazo, determinando com antecedência a quantidade de sol ou água que será necessária, observam cada planta em seu contexto, identificando o que lhes falta naquele momento e adequando o cuidado a isso. Em vez de se preocuparem em eliminar logo todos os problemas, dedicam-se a cultivar as plantas, com paciência e zelo, respeitando sua natureza e seu tempo. Eles sabem, até, quando é hora de deixá-las partir. Aqui, na fase de terminalidade, aptidões comportamentais semelhantes às dos bons jardineiros podem fazer uma diferença impressionante. Aprender a observar, sem a pressa de agir.

Aprender a ler os sinais do corpo e da alma, para que guiem até as necessidades únicas daquela pessoa, naquele momento. Aprender a prever o sofrimento que está por vir e antecipar-se a ele, minimizando seu impacto. Essa postura atenta e compassiva transforma o cuidado em atitude de contínua reverência, respeito e acolhimento às necessidades. Em última instância, é a postura sem pressa que dará as ferramentas necessárias, porque há muito o que fazer pela frente. É preciso mudar o olhar.

A atuação do médico na terminalidade

Há alguns pontos que precisam ser considerados absolutamente prioritários e inegociáveis nesta fase: manejo impecável dos sintomas físicos, reconhecimento e acolhimento do sofrimento psicológico, suporte espiritual, acolhimento das necessidades do cuidador, reconhecimento de eventual refratariedade dos sintomas e, claro, uma comunicação adequada e empática. Embora à primeira vista estes pontos pareçam óbvios, na prática essa obviedade passa longe de ser a regra. Médicos tendem a subestimar e subtratar os sintomas físicos, têm pouca ou nenhuma habilidade para reconhecer o sofrimento psicológico e/ou espiritual, não se sentem responsáveis pelas necessidades do cuidador e, com frequência, pioram sua capacidade de comunicação quando estão diante do desconforto da morte. Mais uma vez, é preciso mudar o olhar.

Algumas estratégias práticas extraordinariamente simples e úteis costumam ser negligenciadas. A revisão contínua das estratégias adotadas é uma delas: checar frequentemente os medicamentos prescritos para avaliar se permanecem úteis/necessários, avaliar as vias de acesso de tais medicamentos tentando simplificá-las e torná-las mais confortáveis, otimizar a posologia dos medicamentos (administrando-os em menos horários, por exemplo, para causar menos desconforto), pensar criticamente sobre a solicitação de exames (restringindo os pedidos aos exames que realmente trarão benefício ao paciente). Revisar continuamente o plano de cuidados também é importante, em especial se o paciente tem Diretivas Antecipadas de Vontade ou Testamento Vital. É comum que os desejos do paciente, ainda que lavrados em cartório, sejam desrespeitados em nome das rotinas hospitalares ou das crenças da família e dos profissionais de saúde. Revisar tais planos pode ajudar a dar um passo atrás e devolver autonomia ao paciente. A prevenção do sofrimento é outro aspecto que costuma ser negligenciado. Evitar o surgimento de lesões de pele (úlceras de pressão, ressecamento, hematomas) pode proporcionar uma camada a mais de conforto na fase final de vida. A higiene diária, adequada à realidade do paciente, também. Cuidados com o ambiente (odores, ventilação, temperatura) podem aumentar a sensação de alívio e conforto tanto para o paciente quanto para a família. São detalhes assim que permeiam a memória de quem vivenciará o luto em breve, evitando a angustiante impressão de descaso relatada por muitos familiares após o óbito de seus entes queridos.

Existem, ainda, detalhes que vão além do cuidado que se entende como "de saúde", mas que tornam o processo de terminalidade menos sofrido. O respeito a hábitos pessoais (programas de televisão, manias pessoais, o jeito de colocar as cobertas, o ódio a colocar meias, coisas assim) é um destes detalhes. O acolhimento a crenças pessoais, por mais bizarras que possam parecer, também. Organizar as visitas ao paciente também pode ajudar, seja liberando a permanência de mais pessoas, seja aumentando o horário de permanência, ou mesmo proibindo visitas, se este for o desejo expresso da pessoa. Viabilizar a presença de animais de estimação e crianças também é um "detalhe" que não tem nada de insignificante: podem ser essenciais para o processo de despedida.

O processo ativo de morte

Inevitavelmente, em algum momento, se chega à fase final do processo, chamada processo ativo de morte. É quando é preciso parar de sonhar e, de algum modo, partir. Da mesma forma que se aprende a reconhecer os sinais precoces do processo de morrer, é necessário aprender a identificar os sinais de que a morte é questão de apenas poucos dias ou horas (Coradazzi, 2021). A desorientação no tempo, percebida na confusão de datas e horários, é um destes sinais. Às vezes, mesmo parecendo lúcidas, as pessoas não conseguem lembrar em que ano estão, há quanto tempo estão no hospital, nem mesmo se é dia ou noite, e esse estado de confusão tende a piorar rápido. A pressão arterial, até em hipertensos graves, começa a ficar mais baixa. O pulso, antes perceptível ao simples toque, pode se mostrar frágil e difícil de tomar, acelerado e irregular. O volume de urina diminui dia após dia. Alucinações são frequentes, em especial envolvendo pessoas já falecidas (na verdade, essas visões são tão comuns que enfermeiros costumam considerá-las o sinal mais contundente de que a partida está muito próxima). Também são comuns pedidos insistentes para voltar para casa ou "ir logo embora", e podem ocorrer períodos de agitação ou torpor. A respiração começa a se modificar, com períodos de inspirações progressivamente mais rápidas e profundas podendo se alternar com momentos de apneia (cessação momentânea da respiração). É um padrão denominado respiração de Cheyne-Stokes, comum quando se está em processo já bem adiantado de falência dos órgãos, sobretudo do coração e do sistema nervoso central. Na fase mais terminal do processo, em geral a algumas horas da partida, a respiração pode se tornar ruidosa, como se os pulmões estivessem tomados por secreções ou líquidos, causando desconforto a quem presencia. Essa respiração ruidosa é chamada de sororoca, e ela é outro sinal frequente de que resta muito pouco tempo até o final. A queda da mandíbula durante o ciclo respiratório, mantendo a boca permanentemente entreaberta, também pode acontecer nessa fase, assim como as extremidades frias e pálidas, às vezes até azuladas. Longas pausas respiratórias, entremeadas de raros suspiros superficiais, mostram que o processo chegou ao fim. É questão de minutos.

Reconhecer o processo ativo de morte é uma capacidade importante para que sejam tomadas medidas proporcionais. A morte, lembre-se, não é uma urgência. Ela é o desfecho inevitável que se vinha prevendo, e o momento chegou. Não é preciso desespero, não é necessária correria. Mais do que tudo, é preciso presença e atenção, cuidado e suporte. A presença de membros da equipe de saúde que estejam familiarizados com o processo de morrer pode ser especialmente útil, porque seus olhos treinados conseguem identificar sinais de desconforto que possam ser aliviados e suas palavras esclarecedoras são capazes de diminuir as muitas dúvidas que surgem no decorrer do processo. Explicações simples podem trazer alívio imenso e ter grande impacto na ansiedade da família, como a de Coradazzi (2021, p. 183)

> "Sim, esse ruído na respiração dela é normal, porque os pulmões já estão completamente relaxados. Não causa desconforto, apenas nos mostra que ela está prestes a nos deixar." "Os dedos assim, frios, mostram que a circulação dele já está entrando em colapso. É normal no fim da vida das pessoas e não é doloroso para ele." "Veja como o corpo dela está totalmente relaxado na cama, sem as contorções que costumava fazer quando tinha dor. Isso mostra que está confortável, sem nenhum sinal de sofrimento. Ela está indo embora em paz."

O luto

A morte precipita as reações emocionais e psicológicas mais intensas, sobretudo quando acontece de súbito, como num acidente ou infarto fulminante. Quando se está falando de uma morte que decorre de lento processo de adoecimento – como é em geral o caso do câncer, por exemplo –, talvez não ocorra a mesma intensidade e transbordamento de sentimentos, mas estão ali as mesmas forças emocionais, espirituais e mentais, esperando o momento para emergir. Preparar-se para a morte de alguém pode afetar a forma como se vivencia o momento da morte, mas aquelas forças que permanecem latentes precisam ser levadas em conta. Dentro dos hospitais, onde o convívio com a morte é frequente e próximo, o fim da vida de um paciente com câncer avançado pode ser considerado mais fácil de lidar, um "desfecho esperado", e reações intensas dos familiares são às vezes estigmatizadas como dramáticas ou motivadas por remorso. A verdade é que as reações humanas à morte são imprevisíveis e pouco têm de lógicas. Não são regidas por um fluxograma bem desenhado, em que uma morte anunciada e esperada deve gerar reações tranquilas, sensatas e comedidas. Embora profissionais da saúde possuam grande familiaridade com todo o entorno do óbito e tenham em geral desenvolvido mecanismos psicológicos diversos para lidar com isso, a morte é uma experiência nova e desafiadora para a maior parte dos familiares. A reação a ela vem não do cérebro humano, mas da alma animal (Coradazzi, 2021).

Diante da morte, muitos precisam de tempo. Após o último suspiro, a transição para o novo estado de ausência de vida é relativamente súbita. Num átimo, não há mais ruídos, não há movimento, a pele empalidece, os lábios se tornam arroxeados. Alguns têm a sensação de que o mundo parou de girar por alguns instantes, mantendo a vida em suspenso. São esses os momentos que determinam os próximos. É nesse espaço de tempo um tanto surreal que as almas falam, e delas vem o choro incontido, a reação desesperada, a serenidade profunda, as lágrimas de alívio, o sorriso de gratidão, a fúria revoltada, a indiferença inesperada. Às vezes, em minutos, as reações mais intensas se apaziguam, dando lugar à sensatez e à racionalidade. Ninguém sabe o que vai na alma do outro. É importante que a equipe de saúde se lembre disso e respeite aquele tempo tão necessário e tão individual, garantindo a privacidade e o silêncio. Sem julgamentos, sem contenções e, sobretudo, sem pressa. Embora as rotinas de um hospital precisem ser cumpridas com certa celeridade, não há nenhum motivo técnico para que corram a preparar o corpo e encaminhá-lo à morgue. A pressa vem das questões logísticas e administrativas que envolvem a morte de alguém. Sempre que possível, vale a pena um esforço conjunto para que o tempo de despedida seja preservado. Os momentos que se seguem à morte costumam ser carregados de certa incredulidade, uma incerteza sobre o que aconteceu. Tais sensações podem ser manejadas por meio desse tempo valioso, no qual a família pode verbalizar a despedida, telefonar para avisar outras pessoas, tocar o corpo daquele que se foi. A alma precisa se despedir também.

Referências

CHEN, Y.-T. *et al.* Objective Palliative Prognostic Score Among Patients With Advanced Cancer. *Journal of Pain and Symptom Management*, v. 49, n. 4, p. 690-696. 2015.
CORADAZZI, A. *De mãos dadas.* São Paulo: MG, 2021.
CORADAZZI, A. L.; SANTANA, M. T.; CAPONERO, R. (org.). *Cuidados paliativos:* diretrizes para melhores práticas. São Paulo: MG, 2019.
GLARE, P.; EYCHMUELLER, S.; VIRIK, K. The use of the palliative prognostic score in patients with diagnoses other than cancer. *Journal of Pain Symptom Manage*, v. 26, n. 4, p. 883-885. 2003.
SWEET, V. *God's Hotel:* a doctor, a hospital, and a pilgrimage to the heart of medicine. New York: Riverhead, 2012.
SWEET, V. *Slow medicine*: the way to healing. New York: Riverhead Books, 2017.

CAPÍTULO 40
Conceito de morte digna

J.J. Camargo

Um velho professor, numa conferência magistral na Clínica Mayo, depois de discorrer sobre os fantásticos avanços da medicina que tinha testemunhado nos últimos 65 anos, concluiu dizendo que podia sintetizar tudo em duas lições: "Como está difícil morrer!" e "A maioria das pessoas não está mais conseguindo na primeira tentativa".

Reconhecido que o senso de humor do velho decano estava intacto, o que é provavelmente o mais confiável sinal de saúde mental, temos que admitir que essa visão eivada de magia da medicina moderna tem contribuído para a perda da naturalidade da morte adiada por recursos artificiais, numa postergação sofrida e inútil. Aqui entra a discussão de morte digna, que é baseada em princípios éticos e respeito aos direitos humanos.

A noção de morte digna reconhece que cada pessoa tem o direito de morrer com dignidade, preservando a sua autonomia e integridade. Esses conceitos têm sido atropelados e caminham na direção inversa, numa época em que se busca a longevidade a qualquer custo.

O primeiro grande confronto com a realidade é que os nossos órgãos não foram programados para os 100 anos de funcionalidade que vêm sendo subentendidos e anunciados com entusiasmo nas últimas duas décadas.

Todavia, o conceito de morte digna é muito mais amplo, porque envolve a garantia de cuidados paliativos adequados para aliviar a dor e o sofrimento físico, assim como o cuidado emocional e psicológico, não apenas para os pacientes, mas também para os seus entes queridos durante o sofrido processo de morrer.

A ideia de morte digna reconhece a importância de dar oportunidade para as pessoas expressarem suas vontades antecipadamente, seja por meio de diretivas antecipadas ou testamentos vitais.

A frequência com que a morte é tratada como um tabu entre nós, apesar da sua inevitabilidade, impõe dificuldades para o entendimento das preferências individuais – como, por exemplo, a decisão de não prolongar o sofrimento através de tratamentos fúteis ou invasivos quando não houver chance de recuperação.

A terapia chamada fútil se caracteriza pelo desperdício de recursos materiais e também pela imposição ao pobre paciente de uma via-crúcis de sofrimento. É importante, nessa discussão, salientar que a morte digna não se trata de apoiar o suicídio assistido ou a eutanásia em todas as situações, mas de garantir que o processo de morrer seja tratado com respeito e compaixão e esteja em conformidade com os valores de cada paciente.

Em todos os casos, o objetivo central é assegurar que todo indivíduo tenha uma morte respeitosa, de acordo com a suas vontades pessoais e dispondo da devida à assistência médica e emocional.

Conceitos básicos

Ortotanásia

Deriva de duas expressões gregas: *orthos* (correta) e *Thánatos* (morte). Denomina-se *ortotanásia* a ocorrência de morte natural, com suporte médico ético e sem interferências artificiais que a abreviem ou retardem.

A morte com apoio médico ético é aquela em que é garantido o conforto e alívio ao sofrimento do paciente, sem que, com isto, se acelere ou prolongue artificialmente e de modo desvantajoso a sequência natural dos eventos finais de sua vida.

Eutanásia

É a interrupção não natural da vida, de forma ativa, priorizando a dignidade e a redução do sofrimento, mas abreviando por ação do médico o tempo de vida do paciente.

Distanásia

Neste caso, o prefixo "dis" corresponde a "mal". Consiste na prática de prolongar a vida futilmente, com o uso de aparelhos ou fármacos, muitas vezes em prejuízo do conforto do paciente. Assim, a *distanásia* é entendida como a manutenção ou extensão do tempo de vida do paciente, por ação ativa do médico, através de tratamentos sem impacto na sobrevida com qualidade, como se o tempo de vida fosse seu único fim.

As circunstâncias da morte

Dependendo das circunstâncias em que a morte ocorreu, a reação individual e familiar é completamente diferente. Certamente, não se pode comparar a morte súbita, de origem traumática, com a morte anunciada por sofrimento crônico e arrastado, e nessas duas condições a idade da vítima terá um significado peculiar.

Acompanhar o sofrimento de uma família que perdeu um filho jovem é um teste incomparável para a maturidade emocional do médico, que só será útil na medida em que entender que, na falta de palavras, quando não há o que dizer, nada é mais adequado do que um abraço silencioso.

Por estas razões, a naturalidade com que se aceita a morte do idoso contrasta com a perda de um jovem, que nem viveu o tempo suficiente para dar significado à sua vida. É claro que essas circunstâncias não justificam a desconsideração e a falta de empatia com uma família, que poderia ser a nossa, após a perda de um avô querido, por exemplo. Isso porque, para quem ama, a morte é sempre dolorosa, cruel e extemporânea, não importando o tempo que o seu amado tenha vivido.

Mas, sem dúvida, a doença arrastada com sofrimento crônico é capaz de produzir uma condição em que a morte é desejada. Frente a isso, o médico inexperiente convivendo com a família nesta situação pode ser levado a considerar esse desejo como desamor. No entanto, ele é, na verdade, uma forma de expressar compaixão. A agonia prolongada sem nenhuma perspectiva de redenção certamente funciona como um tempo de preparação para o desenlace.

Quando se insere a noção de morte digna neste contexto, a primeira prioridade é evitar toda e qualquer forma de sofrimento físico. Com os avanços da terapia antiálgica, se pode afirmar que um paciente internado e gemente de dor é uma grosseira capitulação da medicina moderna.

O segundo aspecto consiste em manejar, com delicadeza, o sofrimento emocional com seus desdobramentos familiar e espiritual, e compreender que esse é o tempo de reconquistas apressadas, de restaurações afetivas urgentes e de confissões intransferíveis. Esse é o tempo em que se percebe que nunca estamos prontos, e sempre haverá a necessidade de perdoar ou ser perdoado para se morrer em paz.

É também o tempo em que se revela espontaneamente a qualidade das relações afetivas na família, com dois comportamentos diferentes e opostos: de um lado, os filhos bem amados, que souberam reconhecer o afeto oferecido e puderam retribuir, e, a partir desse ponto, aceitam a morte com a naturalidade de quem viveu bem e agora chega ao fim da vida sem remorsos e sem culpa. De outro lado, aqueles filhos que negligenciaram o afeto dos pais e que agora se revoltam com a iminência da perda, porque se deram conta de que não há mais tempo para usufruir do afeto que desperdiçaram ou demonstrar gratidão. Os médicos inexperientes podem ingenuamente atribuir essa revolta ao sofrimento de um filho amoroso, quando na verdade está ocorrendo o desespero do amor negligenciado que ele carregará pelo resto da vida, como um fardo de ingratidão e remorso.

Considerações finais

Propiciar a alguém que está morrendo que viva estes instantes finais sem dor, sem falta de ar, sem remorso e sem culpa, e rodeado das pessoas que de fato vão sentir a sua falta, é o mais próximo que podemos chegar do que se pode definir como morte digna.

Leituras recomendadas

AGS. Measuring quality of care at the end of life: a statement of principles. *Journal of the American Geriatrics Society*, v. 45, n. 4, p. 526–527, 1997.
ARANTES, A. C. Q. *A morte é um dia que vale a pena viver.* Rio de Janeiro: Sextante, 2016.
BLUMENTHAL, D. Quality of care-what is it? *New England Journal of Medicine*, v. 335, n. 12, p. 891–894, 1996.
BOOKBINDER, M.; COYLE, N.; THALER, H. Implementing national standards for cancer pain management. *Journal of Pain and Symptom Management*, v. 12, n. 6, p. 334–347, 1996.
CAMPBELL, M. L. Breaking bad news to patients. *Journal of the American Medical Association*, v. 271, n. 13, 1994.
CORADAZZI, A. *De mãos dadas.* São Paulo: NG, 2021.
INVASÕES bárbaras. Diretor Denys Arcand. [S. l.]: Flach Pyramide International, 2004. 1 DVD (99 min).
KÜBLER-ROSS, E. *On death and dying.* New York: MacMillian, 1969.